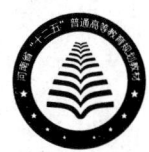

河南省"十二五"普通高等教育规划教材

经河南省普通高等教育教材建设指导委员会审定

审定人　　方家选

内外科

护理 I

主编　　林爱琴

**NEIWAIKE
HULI**

I

郑州大学出版社
郑州

图书在版编目(CIP)数据

内外科护理 I / 林爱琴主编. —郑州:郑州大学出版社,
2015.7

河南省"十二五"普通高等教育规划教材

ISBN 978-7-5645-2271-1

Ⅰ.①内…　Ⅱ.①林…　Ⅲ.①内科学-护理学-高等职业教育-
教材②外科学-护理学-高等职业教育-教材　Ⅳ.①R473

中国版本图书馆 CIP 数据核字(2015)第 088182 号

郑州大学出版社出版发行

郑州市大学路 40 号　　　　　　　　邮政编码:450052

出版人:张功员　　　　　　　　　　发行部电话:0371-66966070

全国新华书店经销

郑州龙洋印务有限公司印制

开本:787 mm×1 092 mm　1/16

印张:14.25

字数:346 千字

版次:2015 年 7 月第 1 版　　　　　　印次:2015 年 7 月第 1 次印刷

书号:ISBN 978-7-5645-2271-1　　　定价:32.00 元

本书如有印装质量问题,由本社负责调换

编审委员会名单

作者名单

主　编　林爱琴

副主编　余晓齐　邓双全　秦　超

编委名单(按姓氏笔画排序)

邓双全　林爱琴　余晓齐

郑　蔚　胡　倩　秦　超

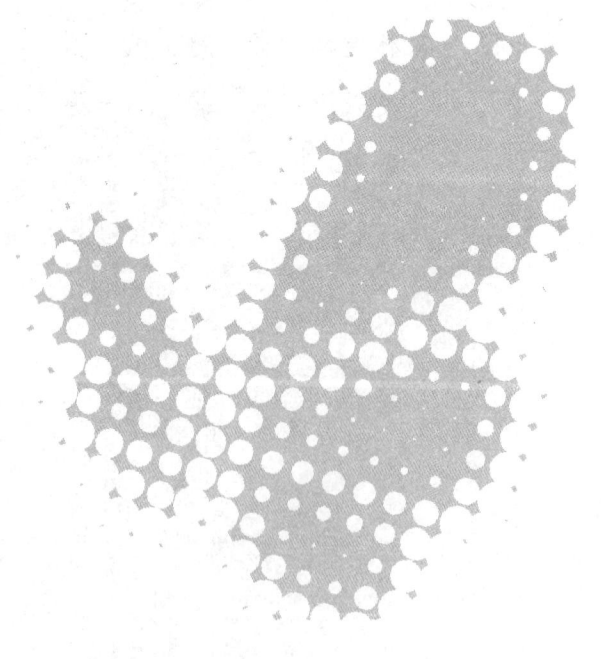

序

　　根据《教育部关于"十二五"职业教育教材建设的若干意见》、《国家中长期教育改革和发展规划纲要(2010-2020年)》等文件精神,郑州铁路职业技术学院牵头,按照国家卫生和计划生育委员会优质护理工程的要求,结合医院专业分类与科室融合的现状,在临床护理专家指导下,学校与医院专家共同设计、共同开发了本套高职护理课程改革创新教材,符合职业教育规律和技术技能型人才成长规律,能对接护理职业标准和岗位要求,注重吸收行业发展的新知识、新技术、新工艺、新方法,2013年被评为河南省第一批"十二五"普通高等教育规划教材。同时,我们积极开发相关的精品资源共享课程、虚拟仿真实训平台等多种形式的数字化教学资源,建立动态、共享的课程教材资源库。经过两年的教学实践,进行修订再版。本套教材主要供高职高专护理专业、助产专业的学生使用,也可供其他层次护理教学及临床护理工作者参考。

　　教材是教学改革的重要载体,教材建设是教育教学改革顺利实施的重要保证,也是深化教育教学改革的重要途径,应以职业标准作为改革专业课程教材的依据,贴近岗位实际工作过程,更新教材的结构和内容,更好的适应学生的认知特色。护理对象包括主体人群(成人),也包括特殊人群(妇儿、心理精神疾患及急重症病人),护理岗位的典型工作任务是执行以病人为中心的各科常见病、多发病的整体护理。我国从2009年开始允许在校护理专业学生参加国家护士执业资格考试,过去的国家护士执业资格考试大纲是按传统的内科、外科等课程中的章节来设置。为适应临床护理发展的需要,2011年开始,国家护士执业资格考试内容归纳为两类,分别为专业实务和实践能力,考试内容编排形式由学科到系统,由原来的内、外、妇、儿、护理学基础五门学科变为基础护理知识和技能、循环系统疾病病人的护理、呼吸系统疾病病人的护理、消化系统疾病病人的护理等,共21章内容。故临床课课程重构中将护理学基础及内、外科护理学以系统为单位整合,课程的优化重构既符合学生的学习规律和国家护士执业资格考试大纲内容,更符合临床护理工作的要求。

　　本系列教材包括《精神健康护理学》、《护理学导论》、《护理基本技术》、《内外科护理Ⅰ》、《内外科护理Ⅱ》、《内外科护理Ⅲ》、《内外科护理Ⅳ》等,是基于护理专业核心能力分析,结合国家护士执业资格考试大纲内容的最新改革,院校专家共同研讨重构的课程创新教材。突出专业理念和职业理念,淡化学科意识,也符合新的培养模式和教学模式(校企结合、工学交替)需要。本系列教材将《医学心理学》与《精神科护理》融合为《精神健康护理学》,突出心理健康的维护与促进,强化人体整体护理。将护理学基础分为《护理学导论》和《护理基本技术》;《护理基本技术》除传统基础护理操作外,增加内外科护理基本技术如围手术期护理、手术室护理工作、外科无菌技术、手术基本技术、胸腔穿刺的护理等,将基础操作与专科护理有机整合。根据临床内外科特点和内在联系,将传统的内科护理学、外科护理学和老年护理整合为以病种、以系统为单位的课程体系——《内外科护理Ⅰ、Ⅱ、Ⅲ、Ⅳ》,将内科护理、外科护理、老年护理等内容有机融合,改变了过去同一病种部分内容重复讲解,与临床脱节的现象。

在编写和修订过程中,我们得到了较多护理老师和临床护理专家的大力支持与指导,在此表示衷心的感谢!尽管我们已尽了最大努力,但由于时间仓促,水平和能力有限,书中难免有疏漏与不足,敬请专家、同行及读者对本教材提出宝贵意见,使之不断完善。

倪 居

2015 年 6 月

前言

内外科护理是高职高专护理专业、助产专业的主干专业课程,体现医院专业分类与科室融合,把卫生职业教育教学计划、教材内容与职业岗位标准对接起来,既符合学生的学习规律和国家护士执业资格考试大纲内容,更符合临床护理工作岗位的要求。本教材既适合各校采用传统课堂教学方法,也适合各校采用仿真实训教学和模拟教学、项目教学、案例教学等适合职业教育的教学方法。

内外科护理Ⅰ至Ⅳ四个分册,包括呼吸、循环、消化、泌尿、血液、内分泌代谢性疾病、风湿病、神经系统疾病病人的护理等。每个系统或每类疾病的各章第一节均为概述,每个疾病的编写内容大致包括病因及发病机制、临床表现、实验室检查或辅助检查、诊断要点、治疗要点、护理评估、主要护理诊断/问题、护理目标、护理措施和健康教育等。每个系统疾病护理的最后均专题介绍该系统常见现代诊疗技术及护理。根据高职教育特色,每章后有思考与练习,便于学生及时复习,理解运用知识,培养学生分析问题及解决问题的能力。课程的开设次序兼顾了本专业前续课程内容的连续性和后续课程内容的递进性,同时又充分考虑学生的认知规律与接受能力,理论与技能由浅入深,帮助学生循序渐进式地接触临床护理实境。

本分册共分三章,第一章为绪论,主要介绍了内外科护理的发展以及如何学习好这门重要专业课,其他两章内容为呼吸系统和循环系统疾病病人的护理,重点是这两个系统常见症状与体征的护理,各系统常见病、多发病的病因、临床表现、实验室检查或辅助检查、诊断要点、治疗要点、护理评估、主要护理诊断/问题、护理措施和健康教育等。

本教材体现了整体护理理念,突出"以人为本,以护理程序为框架"的编写模式,侧重于应用性、实用性和发展性,有利于推进讨论式、探究式、协助式和自主学习,强化实践教学方式的工作过程导向,适量恰当的思考与练习以及部分案例资料,增强教学环境和过程的操作性。在编写时充分考虑护士资格证考试大纲的考核内容和章节设置,为学生在校参加护士资格考试奠定了良好的基础。

在本教材的编写过程中,得到护理界同仁和郑州铁路职业技术学院护理学院的大力支持,在此表示诚挚的谢意。由于编者水平有限,书中难免有错误和疏漏之处,恳请使用本教材的师生、同仁和读者谅察并惠正。

林爱琴

目录

▶▶▶ 第一章
绪　论

第一节　内外科护理的概念及发展

一、内科护理的概念及发展

　　内科护理是研究内科病人生物、心理和社会等方面健康问题的发生发展规律,运用护理程序诊断和处理病人的健康问题,以达到恢复和保持病人健康的一门临床护理学科。内科护理所阐述的内容在临床护理的理论和实践中具有普遍意义,是临床各科护理的基础。它与各门临床护理课程,其中包括新兴的社区护理、老年护理均有着密切的关系。随着医学模式从"生物医学模式"向"生物-心理-社会医学模式"的转化,整体护理观的形成,护理实践范围从医院向社区、从人的疾病向患病的人到所有的人,从个体向群体扩展。随着高新医学技术的蓬勃发展,内科护理的内容也在不断地更新和发展。

　　生物-心理-社会医学模式和现代护理观的形成,促进了内科护理的发展。随着人类文明和科学技术的进步,人民生活水平的提高,疾病谱发生了很大变化。在我国,原有的一些传染病、寄生虫病已基本得到控制,某些地方病的发病率明显降低,而心脑血管疾病、恶性肿瘤、慢性支气管炎、糖尿病等与生活方式、环境因素有关的疾病,以及某些传染疾病则呈上升趋势。人民群众对卫生保健服务的需求,表现在不仅要求治疗疾病,更重要的是促进和保持健康,预防疾病。这些变化促使生物-心理-社会医学模式取代了原有的生物医学模式,以整体的人的健康为中心的现代护理观也相应地取代了原有的以疾病护理及以病人护理为中心的护理观。这些观念的转变使内科护理已不再局限于医院内病人的护理,而是把护理工作的任务扩展到促进健康、预防疾病、协助康复、减轻痛苦的全过程护理,着眼于整体的人的生理、心理、社会、精神需求;把护理工作的场所从医院扩展到家庭和社区。

近年来,临床医学发展迅速,对许多疾病病因和发病机制的认识已日趋明确,新的诊断检查技术及治疗方法不断涌现,如在检查和诊断技术方面,心、肺、脑的电子监护系统用于持续的病情监测,能连续记录并显示各项监测指标,在检测指标超出设定范围时及时报警;内镜技术的改进使其用途不断扩大,通过直接观察、摄影摄像、采集脱落细胞和活组织检查等方法,有效地提高了消化道、呼吸道、泌尿道、腹腔内一些疾病的早期诊断和确诊率。在治疗技术方面,器官移植技术及术后有效的免疫治疗,使脏器功能严重衰竭病人的生命得以延长;埋藏式人工心脏起搏器向微型、长效能源、程序控制和多功能化发展;心导管诊断和治疗技术的进展,使一些心脏病的疗效大为改善。上述列举的各项新的诊疗方法,都需要护理人员参与和配合,协助医生共同完成。现代医学的进步和发展拓宽了内科护理的领域和内容,对护理人员知识层次要求也越来越高。护理专业的学生应该勤奋、钻研和创新,为内科护理的发展做出贡献。

二、外科护理的概念及发展

外科护理是护理学的一个重要组成部分,是研究如何以人为中心对于外科患者进行整体护理的临床学科,涉及医学基础理论、外科学基础理论和护理学基础理论和技术。外科护理以创伤、感染、肿瘤、畸形、梗阻、结石、功能障碍等需要外科治疗的病人为研究对象。在现代医学模式和护理观的指导下,由外科护士与外科医生协同在病房、手术室根据病人的身心健康状况、社会家庭文化需求,以人的健康为中心,应用护理程序,向外科病人提供整体护理,以达到去除病灶、预防残障、促进康复的目的。

虽然早在远古时代人们已认识并建立了外科学,但由于社会生产力等因素的限制,仅限于浅表疮、疡和外伤的诊治,几乎未认识到"护理"一词。19 世纪 40 年代,消毒灭菌技术、止血输血和麻醉镇痛技术的问世,解决了长期困扰外科学发展的三个问题——伤口感染、手术出血和手术疼痛,也开始有了现代外科学。与此同时,南丁格尔和她的同事们在克里米亚战争中成功地应用清洁、消毒、换药、包扎伤口、改善休养环境等护理手段使伤员的病死率从 50% 下降到 2.2%,首次以无可辩驳的事实显示了护理在外科发展中的重要作用。护理工作的重要性得到了广泛的认同,南丁格尔以此为起点,创建了护理专业。

社会的迅猛发展和健康需求的改观,现代护理理念的逐步改变、人类对新生事物的认识不断加深和各学科间的交叉、诊治手段的不断更新,极大地丰富了外科护理的内涵,使护理人员被赋予了更多的历史使命。现代医学对外科护理提出了更高的要求,外科护理工作者要为外科患者提供全方位的服务,从单纯地为患者提供身体和生理的照顾扩展到为患者、家庭和社区人群提供生理护理、心理咨询与疏导、健康指导与教育。近年来,ICU建立日趋专业化,抢救了许多器官功能衰竭的病人,大医院的网络化、微机化、智能化发展,对外科护士提出了更高的要求,科学有效的护理使越来越多的危重病人闯过生死关,返回社会和家庭。

进入 21 世纪后,生命科学的高精尖技术不断引入外科领域,尤其是医学分子生物学和基因研究的不断深入,为外科学和外科护理提供了新的机遇和挑战。外科护理工作者应不断认清形势,看到自身的不足之处以及与世界发达国家之间的差距,加强与各国外科护理人员的交流,吸取国外的先进理念,推出自己成功的经验,承担起时代赋予的历史重任,遵照以人为本的原则,不断提高自身素质,为外科护理的发展做出贡献。

第二节 如何学习内外科护理

一、内外科护理的范围、结构和内容

内外科护理涉及的范围广,内容丰富,知识体系的整体性强。本系列教材的第一章为绪论,介绍了内外科护理的范围、本书的结构和内容、本学科的展望,以及临床护士的职责和素质。其余各章的内容包括呼吸、循环、消化、泌尿、血液、内分泌代谢性疾病、风湿病、理化因素所致疾病、传染病、神经系统疾病病人的护理。本书的基本结构是,每个系统或每类疾病的各章第一节均为概述,简要地复习该系统的解剖生理,或简述该系统疾病的共同特点,列出该系统或该类疾病病人带有共性的常见症状体征,并按护理程序的格式对常见症状的护理分别进行阐述。每个疾病的编写内容大致包括概述、病因及发病机制、临床表现、实验室及其他检查、诊断要点、治疗要点、护理评估、护理诊断、护理目标、护理措施和健康教育。其中护理措施又分为病情观察、生活护理、用药护理、对症护理和心理护理几部分。由于护理程序是一种体现整体护理观的临床思维和工作方法,学生在学习了各章概述中对该组病人常见症状护理的基础上,应能应用护理程序这种思维和工作方法,对各种疾病的病人实施整体护理。

二、内外科护理的学习目的、方法和要求

通过本课程的学习,学生应树立"以人的健康为中心"的护理理念,理解整体护理的科学内涵,能运用临床护理的知识和技能,以护理程序的方法为病人提供身心健康服务和具有向个体、家庭、社区开展健康教育的能力。通过课堂讲授、病例讨论、电教、临床见习和实习等方法,使学生在理解和掌握内外科常见病的临床过程和这些疾病带给病人的健康问题的基础上,学会如何判断和处理病人现存的和潜在的健康问题。通过本课程的学习,要求学生能够掌握以下几方面的知识。

1. 了解内外科常见病的疾病过程、常用辅助检查、主要治疗措施及其对人体健康的影响。

2. 运用护理程序,对内外科病人进行资料收集,做出护理评估,确定护理诊断,制订护理计划,按计划实施护理活动并不断进行评价反馈。

3. 了解常见急危重症病人的急救原则,在教师指导下,能对急危重症病人进行初步应

急处理和配合抢救。

4. 按操作规程,进行内外科常用护理技术操作。

5. 运用人际沟通技巧,对内外科病人及其家属进行健康教育。

6. 树立全心全意为服务对象服务的思想,关心、爱护、尊重护理对象,养成认真、严谨、热情、勤快的工作作风。

7. 保持良好的学习态度,刻苦勤奋学习专业知识,为做好临床护理工作打下必备的基础。

三、现代护士的职责和素质

护理工作是一个助人的职业,投身于这个事业的人应富于爱心、耐心、细心、热心、同情心和责任心。传统的观点认为医生在医疗中占主导地位,护士只是助手,这是非常片面的。目前的趋势是医疗和护理分工合作,相辅相成,缺一不可。医生和护士只是关注点不同,医疗是诊断和处理人类健康问题的科学,护理是诊断和处理人类对现存的或潜在的健康问题所产生反应的科学。医生的主要职责是治疗,次要职责是照顾;而护士的主要职责是照顾,次要职责是治疗。有了亲切周到、细致入微的照顾,治疗才能发挥更大的效果。在完成这些基本功能的过程中,护士担当基本护理活动的提供者,病人安全和利益的维护者,人类健康的咨询者,医护工作的协调者,病房工作的管理者,年轻护士的教育者,护理科学的研究者等重要职责。

护理是健康所系、性命所托的崇高事业。临床护士是人类健康的保护神,其工作涉及面广,专业性强,具有复杂性、连续性、继承性和服务性等特点。护士素质不仅与医护质量息息相关,而且每一个细节都关系着病人的生命安危,维系着人们健康生存和千家万户的幸福。因此,不断提高自身素质,是做一名合格的临床护士的重要任务。现代护士应具备的基本素质包括以下几项。

(一)政治思想素质

临床护士要热爱祖国、热爱护理专业,具有高尚的道德情操,有正确的人生观、价值观,以追求人类健康幸福为己任,具有自尊、自重、自强不息的奋斗精神和一丝不苟的责任心,具有为护理事业而献身的远大目标和为护理学科的进步而勤奋学习,努力钻研的刻苦精神。护理工作是高尚平凡的职业劳动,护士要不为名利所诱惑,不受世俗所干扰,要端正从业动机,服从事业和社会需要,坚持正确的行为准则,严谨认真、正直无邪,以高尚的人格忠实维护病人的利益。

(二)文化业务素质

临床护士要具备一定的基础文化知识及人文、社会科学、医学、护理理论知识。基础文化知识是深入学习和理解医学、护理学理论的必备条件。护士必须学会尊重人、理解人,进而才会真诚的关心人、照顾人。护士要懂得爱、懂得美,懂得社会道德规范和具有与人交流思想的技能,所以护士要掌握心理学、伦理学、哲学、美学等人文、社会科学知识。

医学、护理学等专业理论知识是护士从事临床护理工作的理论基础,切实掌握、理解这些知识是解决临床护理工作的重要理论依据。护士要孜孜不倦地学习,以强烈的求知欲,摄取知识营养,不断提高自己的知识品位。

(三)身体心理素质

临床护士要有良好的体魄、开朗的性格和健康的心理素质。临床护理工作繁重,有时会有大批病人出现,需要立即投入诊疗和护理,工作负担骤然加重,如果没有强健的体质,便不能适应工作。护士还要有良好的心理素质,待人热情开朗、宽容豁达。知识、技术、情感的综合运用是临床护理工作的特色。护士情感的核心是"爱",对生命的爱心和对事业的热爱而铸就的美好、细腻的情感是对病人进行心理治疗的良药,同时也是实施护理使命的心理基础。

(四)操作技能素质

熟练的操作,娴熟的技术是做好护理工作,满足病人需要的重要条件。临床护理所有的技术操作都是临床护士必须掌握的基本功。而娴熟的技术是在深刻理解其原理、目的、操作步骤的基础上,正规训练,反复实施才能掌握的。在临床护理实践中,细致入微的观察能力,稳重冷静的应变能力,准确果断的判断能力,有条不紊的处置能力是护士技能素质的重要表现。合格的临床护士应将培养和提高自身的优良素质作为执着追求的目标努力实践。

(林爱琴)

第二章
呼吸系统疾病病人的护理

呼吸系统疾病是危害我国人民健康的常见疾病,多数疾病呈慢性病程,肺功能逐渐损害,最终使病人致残甚至危及生命。据2009年全国部分城市及农村主要疾病的统计结果显示,呼吸系统疾病在城市及农村人口的死亡原因中均居第四位,仅次于恶性肿瘤、脑血管疾病和心血管疾病。由于大气污染、吸烟、人口老龄化等因素,呼吸系统疾病的流行病学已发生了改变,慢性阻塞性肺疾病(COPD)、支气管哮喘等发病呈增高趋势,肺结核在我国仍呈高流行,肺血栓栓塞症已构成了重要的医疗保健问题。

第一节 概　　述

一、呼吸系统的解剖生理

呼吸系统主要包括呼吸道和肺。

(一)上呼吸道

从鼻腔开始到环状软骨称为上呼吸道,包括鼻、咽、喉。除作为气体通道外,还有湿化和净化空气的作用。

(二)下呼吸道

环状软骨以下的气管、支气管至终末呼吸性细支气管末端为下呼吸道。气管从喉开始至气管分叉处,在第4胸椎水平分为左右主支气管。右主支气管较左主支气管粗短且与气管的夹角陡直,故而气管插管、误吸物更易进入右侧主支气管。

(三)终末呼吸单位

终末细支气管远端称为终末呼吸单位,内含三级呼吸性细支气管,管壁肺泡数逐级增多,再接肺泡囊和肺泡。肺泡的上皮细胞包括Ⅰ型细胞、Ⅱ型细胞和巨噬细胞。Ⅱ型细胞产生表面活性物质,维持肺泡表面张力,防止其萎缩。

(四)肺的血液供应

肺有两组血管供应,即肺循环的动静脉和体循环的支气管动静脉,前者为气体交换的功能血管,后者为气道和脏层胸膜的营养血管。肺与全身各器官的血液系统及淋巴相通,故而肺部病变可向全身播散,而全身性疾病也可累及肺部。

(五)胸膜

胸膜分脏层和壁层,正常情况下胸膜腔中有少量体液起润滑作用。壁层胸膜分布有感觉神经末梢,脏层胸膜无痛觉神经。因此,胸痛是由壁层胸膜发生病变或受刺激引起。

(六)肺的呼吸功能

肺与外环境的气体交换称为肺通气,肺泡与血液之间的气体交换过程称为肺换气,吸入 O_2 排出 CO_2 称为气体交换,是肺最重要的功能。

(七)呼吸系统的防御功能

呼吸系统的防御功能包括物理(鼻部加温过滤、喷嚏、咳嗽、黏液-纤毛运输系统、支气管收缩)、化学(溶菌酶、乳铁蛋白、蛋白酶抑制剂、抗氧化的谷胱甘肽、超氧化物歧化酶等)、细胞吞噬(肺泡巨噬细胞、多形核粒细胞)及免疫作用(B 细胞分泌 IgA、IgM 等,T 细胞介导的迟发型反应,杀死微生物和细胞毒作用)等。当各种原因导致防御功能下降则可引起呼吸系统的损伤及病变。

(八)呼吸的调节

呼吸调节的目的是为机体提供 O_2、排出 CO_2 和稳定内环境的酸碱度。呼吸的调节是通过中枢神经控制、神经反射性调节和化学反射调节来完成的。

二、呼吸系统疾病常见症状体征的护理

呼吸系统疾病常见症状有咳嗽、咳痰、呼吸困难、咯血。

(一)咳嗽与咳痰

咳嗽(cough)是机体的一种保护性反射动作,借咳嗽以清除呼吸道分泌物和异物。咳痰(expectoration)是借助支气管黏膜上皮纤毛运动、支气管平滑肌的收缩及咳嗽反射,将呼吸道分泌物从口腔排出体外的动作。咳嗽无痰或痰量很少,称干性咳嗽;伴有咳痰的咳嗽

称湿性咳嗽。引起咳嗽、咳痰的病因很多,常见的有:①气道疾病,如急、慢性咽炎、气管-支气管炎、支气管肺癌等;②肺实质和胸膜疾病,如肺炎、肺结核、肺脓肿、肺水肿、胸膜炎等;③其他,如食管反流性疾病、精神性咳嗽、服用某些药物如血管紧张素转换酶抑制剂等,以及某些物理化学因素如异物、灰尘、吸烟、刺激性气体、过冷的空气刺激等。

1. 护理评估

(1)健康史 评估咳嗽的诱因,咳嗽发生急缓、性质、程度、出现及持续的时间,是否与体位、气候变化有关以及有无咳嗽无效或不能咳嗽等。评估痰液的颜色、性质、量、气味以及有无肉眼可见的异物等。评估有无其他伴随症状,如有无发热、胸痛、呼吸困难等。目前是否采用祛痰止咳治疗及效果等。

(2)身体评估 评估病人生命体征、意识状态。咳嗽时有无痛苦表情,是否有强迫体位,如端坐呼吸等。胸部评估有无呼吸速率、节律和深度的异常,胸廓两侧运动是否对称,有无桶状胸,呼吸音是否异常,有无干、湿啰音等。

(3)实验室及其他检查 血液常规检查有无白细胞总数增高等;痰液检查有无致病菌;血气分析结果;肺功能测定有无异常以及 X 射线检查结果等。

(4)心理及社会评估 评估病人有无焦虑等不良情绪反应;是否对日常生活及睡眠造成很大影响以及对治疗和护理的需求。评估病人家属、社会支持系统对病人的关心程度。

2. 常见护理诊断/问题 清理呼吸道无效 与分泌物增多、痰液黏稠有关,或与胸痛、意识障碍导致咳嗽无效及不能或不敢咳嗽有关。

3. 护理目标 ①病人能显示出有效咳嗽;②能正确运用咳嗽、体位引流排出痰液。

4. 护理措施

(1)病情观察 密切观察咳嗽、咳痰情况,记录痰液的颜色、量和性质。正确收集痰标本,及时送检。

(2)生活护理 保持环境的整洁、舒适,保持室内空气清新,维持适宜的温度(18 ~ 20℃)和湿度(50%~60%)。饮食宜给予高蛋白、高营养、高维生素、清淡饮食。鼓励病人多饮水,每天饮水量应保持在 1 500 ml 左右,以保证呼吸道黏膜的湿润,利于痰液稀释和排出。

(3)用药护理 遵医嘱给予有效抗生素、止咳、祛痰药物等。痰液黏稠不易咳出时,用生理盐水超声雾化吸入,稀释痰液、湿润呼吸道,以利于排痰。不滥用药物,如排痰困难者勿自行服用强镇咳药。

(4)对症护理 促进病人有效排痰,除按医嘱应用抗生素、止咳祛痰药物外,还应协助病人采取以下有效排痰方法。

1)指导病人深呼吸有效咳嗽 适用于神志清醒能够配合的病人,有助于气道远端分泌物的排出。病人最好取坐位,每 2 ~ 4 h 进行深而慢的呼吸 5 ~ 6 次,吸气后屏气 3 ~ 5 s,然后从胸腔进行 2 ~ 3 次短促有力的连续咳嗽,使痰到咽部附近,再用力咳嗽将痰排出。

2)胸部叩击 适用于长期卧床、久病体弱、排痰困难的病人。方法:病人侧卧位或在他人协助下取坐位,叩击者两手的手指指腹并拢拱成杯状,以手腕的力量,从肺底由外向内、由下向上,迅速而有节律叩拍胸壁,震动气道。边拍边鼓励病人咳嗽,每侧肺叶反复叩击 1~3 min,每分钟 120~180 次,叩击力量适中,每次叩击时间以 5~10 min 为宜。操作后病人休息,协助做好口腔护理。

3)吸入疗法　适用于痰液黏稠而不易咳出者,包括湿化和雾化吸入疗法。湿化疗法是通过湿化器装置,将水或溶液蒸发成水蒸气或小水滴,以提高吸入气体的湿度,达到湿润气道黏膜、稀释痰液的目的。雾化疗法又称气溶液吸入疗法,常用超声波雾化吸入疗法;即利用超声波使水分和药液形成气溶胶的液体微粒,由呼吸道吸入,既可湿润气道稀释痰液,又有助于提高治疗效果。使用中应避免降低吸入氧浓度,湿化时间不宜过长,一般以 10~20 min 为宜。

4)体位引流　体位引流是利用重力作用,使肺、支气管内分泌物排出体外,又称重力引流。适用于有大量痰液排出不畅的病人,如支气管扩张、肺脓肿等疾病。禁用于呼吸衰竭、有明显呼吸困难和发绀者、近 1~2 周内曾有大咯血史、严重心血管疾病或年老体弱不能耐受者。具体方法见本章第五节。

5)机械吸痰　适用于意识不清或分泌物黏稠无力咳出的病人。在无菌操作下可经病人的口、鼻腔、气管插管或气管切开处进行负压吸痰。注意事项:在操作中,动作应轻柔,左右旋转,边吸边提,每次吸痰不超过 15 s,两次抽吸间隔时间应大于 3 min。在吸痰前、中、后适当提高吸入氧气的浓度,避免吸痰引起低氧血症。

(5)心理护理　与病人多沟通,了解病人感受,给予心理上的安慰和支持,以缓解紧张不安情绪。

5.评价　病人能进行有效咳嗽,呼吸道通畅;病人咳痰次数减少或消失,痰量减少或无咳痰。

(二)肺源性呼吸困难

呼吸困难(dyspnea)是呼吸时有异常的不舒适感,病人主观上感到空气不足、呼吸费力,客观上可有呼吸频率、节律的改变及辅助呼吸肌参与呼吸运动等体征。肺源性呼吸困难根据其临床特点分为 3 种类型。①吸气性呼吸困难:即吸气时呼吸困难显著,其发生与大气管的狭窄和梗阻有关,多见于喉头水肿、气管炎症、肿瘤或异物引起的上呼吸道机械性梗阻。重者可出现"三凹征",即胸骨上窝、锁骨上窝和肋间隙在吸气时凹陷。②呼气性呼吸困难:表现为呼气费力及时间延长,常伴哮鸣音,其发生与支气管痉挛、狭窄和肺组织弹性减弱影响了肺通气功能有关,多见于支气管哮喘和 COPD。③混合性呼吸困难:是由于肺部病变广泛使呼吸面积减少影响了换气功能所致,常见于重症肺炎、重症肺结核、广泛性肺纤维化、大量胸腔积液和气胸等。

1.护理评估

(1)健康史

1)评估呼吸困难发作的急缓,是突发性的还是逐渐加重的。如在数分钟或数小时内发生呼吸困难很可能是支气管哮喘、肺水肿、气胸等引起;数天或数周出现呼吸困难常与胸腔积液等有关;呼吸困难时间超过数月或数年且逐渐加重者,常与慢性阻塞性肺部疾病等有关。

2)评估呼吸困难的发生有无诱因,呼吸困难的发生是否与时间、环境有关等。支气管哮喘与接触过敏原有关;心脏病与活动有关;自发性气胸与过度用力有关。询问年龄情况,青年人多为肺结核、胸膜疾病;老年人多为肺癌、COPD、冠心病等。

3)评估伴随症状,有无咳嗽、咳痰、胸痛、发热、神志改变等。

4)评估呼吸困难的严重程度,依据呼吸困难与活动关系可分为Ⅰ、Ⅱ、Ⅲ、Ⅳ、Ⅴ度。Ⅰ度:日常活动不受限制,中、重度体力劳动时出现气促;Ⅱ度:能与同年龄的健康人同样地行走,但登高或上台阶出现气促;Ⅲ度:与同年龄的健康人同样地行走时出现呼吸困难;Ⅳ度:按自己的步速行走,数分钟即有呼吸困难,步行中需要休息;Ⅴ度:说话、穿衣也感到呼吸困难,不能外出活动。

(2)身体评估 评估神志有无烦躁不安、谵妄或昏迷;面容与表情有无痛苦、张口呼吸、鼻翼扇动;有无口唇发绀;呼吸频率、节律、深浅的改变;胸廓是否为桶状,双肺呼吸音是否减弱或消失,有无干、湿啰音等,注意面色和意识的变化。密切注意胸部体征,有无哮鸣音、湿啰音及呼吸音减弱。

(3)实验室及其他检查 重点了解动脉血气分析,根据动脉血气分析结果可以判断缺 O_2 和 CO_2 潴留的程度;了解胸部 X 射线检查以判断病情。肺功能测定了解肺功能的基本状态,明确肺功能障碍的程度和类型。

(4)心理及社会评估 评估病人有无焦虑、恐惧、情绪紧张等不良心理反应。

2. 常见护理诊断/问题

(1)气体交换受损 与气道狭窄、肺部呼吸面积减少、换气功能障碍有关。

(2)活动无耐力 与缺 O_2、CO_2 潴留、胸闷、气促有关。

3. 护理目标 病人自述呼吸困难程度减轻;能进行有效的休息和活动,活动耐力逐渐提高。

4. 护理措施

(1)病情观察 观察生命体征变化,2~4 h 监测一次并详细记录,重点动态观察病人呼吸状况。有条件可监测血氧饱和度、动脉血气分析,及时发现和解决病人的异常情况。

(2)生活护理 提供安静舒适、空气洁净的环境,湿度和温度要适宜。哮喘病人应避免湿度过高及有鲜花等过敏原存在的环境。呼吸困难病人宜采取半卧位或端坐位,尽量减少活动和不必要的谈话以减少耗氧量。饮食宜给予高蛋白、高营养、高维生素、易消化无刺激清淡食物。补充足够营养,促进体力恢复。张口呼吸者应注意口腔卫生,并根据需要补充因呼吸加快所丧失的水分。病情严重者应置于重症监护病房,以便于及时观察病情变化。

(3)用药护理 遵医嘱给予抗炎、解痉平喘、祛痰镇咳药物等,注意观察药物疗效和不良反应。

(4)对症护理 呼吸困难和发绀明显的病人,应立即给予氧气吸入;气道分泌物较多病人,应积极采取保持呼吸道通畅的手段,及时清除痰液。

(5)心理护理 焦虑、恐惧等不良情绪可加重呼吸困难,应多陪伴安慰病人,以缓和其紧张不安情绪,增强安全感。

5. 评价 病人呼吸平稳,无发绀;日常活动量增加,不感到疲劳。

(三)咯血

咯血(hemoptysis)是指喉部以下呼吸道或肺部组织出血经口腔咯出,大多由呼吸和循环系统疾病所致。呼吸系统疾病中常见致咯血的有肺结核、支气管扩张、肺炎、肺脓肿、支气管肺癌,循环系统疾病中常见有风湿性心脏病二尖瓣狭窄等。咯血量的多少因病因和病变性质而不同,临床将咯血分为痰中带血、小量咯血(出血量<100 ml/24 h)、中等量咯血(出血量在100~500 ml/24 h)、大量咯血(一次出血量>300 ml/或出血量>500 ml/24 h)。

1.护理评估

(1)健康史 主要评估病人咯血的病因及诱因,咯血性状、量,有无伴随症状,如咳嗽、咳痰、发热、胸痛等。观察咯血时病人的神志和面色,若大咯血时突然出现咯血不畅、面色苍白、躁动不安,提示窒息前兆。病情进一步恶化,病人出现表情恐怖、张口瞪眼、意识丧失,提示发生窒息,以上情况均应积极抢救。

(2)身体评估 评估病人生命体征、意识状态,胸部检查有无干、湿啰音等。

(3)实验室及其他检查 血液、痰液检查情况,胸部X射线检查等。

(4)心理及社会评估 评估病人有无焦虑、恐惧、绝望等不良心理反应,评估病人家属对疾病的了解和对病人的关心程度。

2.常见护理诊断/问题

(1)有窒息的危险 与咯血不畅阻塞气道、喉头痉挛有关。

(2)恐惧 与大咯血有关。

3.护理目标 呼吸平稳,无窒息征象;能说出引起咯血的诱因,情绪稳定。

4.护理措施

(1)病情观察 随时观察咯血病人的病情变化,定时测量呼吸、脉搏、血压,准确记录咯血次数、咯血量。注意观察病人面色、心率、神志的变化,做好抢救准备,如吸痰器、气管切开包、气管插管等。

(2)生活护理 大量咯血者暂禁食,小量咯血者宜进少量凉或温的流质饮食,多饮水、多食富含纤维素食物,以保持大便通畅,避免排便时腹压增高而导致再次咯血。室内环境保持安静,限制探视,避免不必要交谈。大咯血时应绝对卧床休息,减少翻动,协助病人取患侧卧位,以利于健侧通气。

(3)用药护理 遵医嘱使用镇静、止血等药物,观察止血效果。使用垂体后叶素药物止血者,应注意冠心病、高血压及妊娠者禁用。

(4)对症护理 咯血时嘱病人勿屏气,指导其轻轻将血咯出。窒息时,立即置病人于头低足高位或抱起病人双腿呈倒立位,及时清除口、鼻腔内血凝块,用手指套上纱布将咽喉、鼻腔血块清除,或用鼻导管接吸引器插入气管内将分泌物和血液吸出。严重者立即做气管插管或气管镜直视下吸取血块,保持呼吸道通畅,并给予高流量吸氧。对大量出血者,尚需备血以供发生循环功能障碍时所需。

(5)心理护理 大咯血时,病人常伴有烦躁不安、焦虑、紧张、恐惧的心理,往往使病情加重,护士应守护床旁安慰病人,使病人产生安全和信任感。解释咯血有关问题,劝告病人身心放松、安静休息,有利于咯血减轻。

5.评价　病人咯血停止,呼吸平稳,无窒息征象;病人能说出引起咯血的常见诱因,情绪逐渐稳定。

(邓双全)

第二节　急性呼吸道感染

一、急性上呼吸道感染

急性上呼吸道感染(acute upper respiratory tract infection)是指鼻、咽、喉部急性炎症的总称,是呼吸道常见的一种传染病,70%~80%由病毒感染所致,细菌感染占20%~30%,患者没有年龄、性别、职业和地区差异,免疫力低下者易患。该病发病率高,具有一定的传染性,有时可引起严重的并发症,应积极防治。本病全年皆可发病,冬春季节多发。

【病因及发病机制】

急性上呼吸道感染大多数由病毒感染引起。主要有鼻病毒、流感病毒、副流感病毒、埃可病毒、腺病毒、麻疹病毒、柯萨奇病毒等。少数由细菌直接感染或继发于病毒感染之后,主要为溶血性链球菌,其次为流感嗜血杆菌、肺炎链球菌、葡萄球菌等。

正常情况下健康人的鼻、咽部有病毒、细菌存在,一般不会致病。当有受凉、淋雨、过度劳累等诱发因素,使机体全身或呼吸道局部防御功能降低时,原已存在于上呼吸道或从外界侵入的病毒、细菌可迅速繁殖引起本病。尤其是老幼体弱,免疫力低下或有慢性呼吸道疾病如鼻旁窦炎、扁桃体炎者,更易发病。病原体主要通过飞沫传播,也可由被污染的手和用具传播而发病。

【临床表现】

1.症状与体征

(1)普通感冒　俗称"伤风",又称急性鼻炎或上呼吸道卡他炎。以鼻咽部炎症为主,最常见的病原体是鼻病毒。起病较急,初期有咽干、咽痒或烧灼感,发病同时或数小时后,可有喷嚏、鼻塞、流清水样鼻涕,2~3 d后变稠。可伴咽痛、流泪、味觉迟钝、呼吸不畅、声嘶,有时由于咽鼓管炎使听力减退等。一般无发热及全身症状,或仅有低热、不适、轻度畏寒和头痛。检查可见鼻腔黏膜充血、水肿、有分泌物,咽部轻度充血。一般经5~7 d痊愈。

(2)急性病毒性咽炎和喉炎　急性病毒性咽炎由鼻病毒、腺病毒、流感病毒、副流感病毒以及肠病毒、呼吸道合胞病毒等引起。临床表现为咽痒和灼热感,咽痛不明显。合并链球菌感染时,常有咽痛,并伴有发热、乏力。体检可见咽部充血、咽后壁淋巴滤泡增生,颌下淋巴结肿大和触痛。急性喉炎多为流感病毒、副流感病毒及腺病毒等引起,临床表现为明显声嘶、讲话困难,可有发热、咽痛或咳嗽,咳嗽时咽喉疼痛加重。体检可见喉部充血、水肿,局部淋巴结轻度肿大和触痛,有时可闻及喉部的喘息声。

(3)细菌性咽-扁桃体炎　以咽、扁桃体炎症为主,多由溶血性链球菌感染引起,起病急,有畏寒发热,体温可达39℃以上。咽痛明显,吞咽时加剧,头痛、全身乏力。体检咽部明显充血、扁桃体充血肿大、表面有黄色点状渗出物,颌下淋巴结肿大、有压痛。

(4)急性疱疹性咽峡炎　多于夏季发作,儿童多见,偶见于成人。常由柯萨奇病毒A引起,表现为明显咽痛、发热,病程约1周。检查可见咽充血,软腭、腭垂、咽及扁桃体表面有灰白色疱疹,有浅表溃疡,周围有红晕。

(5)咽结膜热　常发生于夏季,游泳中传播,儿童多见。主要由腺病毒、柯萨奇病毒等引起。临床表现有发热、咽痛、畏光、流泪,咽及结膜充血明显,病程4~6 d。

2.并发症　一般预后良好,病程常在1周左右。若病情迁延或机体免疫力差,则可并发急性鼻窦炎、中耳炎、气管-支气管炎。部分患者可继发风湿热、肾小球肾炎、心肌炎等。

【实验室及其他检查】

1.血液一般检查　病毒感染时,白细胞计数正常或偏低,淋巴细胞比例升高。细菌感染时白细胞总数及中性粒细胞增加和出现核左移现象。

2.病原学检查　通过对病毒或病毒抗体的检测,可判断病毒的类型,但因病毒类型繁多,且明确类型对治疗无明显帮助,一般无须病原学检查。细菌培养可判断细菌类型和进行药敏试验以指导临床用药。

【诊断要点】

根据病人有受凉等病史,鼻咽部炎症的症状、体征,结合周围血象检查可做出临床诊断,病毒抗体检测、细菌培养可确定病因。

【治疗要点】

目前尚无特异抗病毒药物,多以对症和中医治疗为主。

1.抗感染治疗　细菌感染者合理选用抗生素,如青霉素、红霉素、螺旋霉素或磺胺药物治疗。若单纯病毒感染,一般可不用抗生素。若病情较重或免疫功能低下者可选用金刚烷胺、吗啉呱等抗病毒药物。

2.中药治疗　具有清热解毒和抗病毒作用的中药可选用,有助于改善症状,缩短病程。常用中成药有板蓝根冲剂、清热解毒口服液、银翘解毒丸、桑菊感冒片等。

3.对症治疗　如有发热、头痛,可选用解热止痛片如复方阿司匹林、去痛片等口服。咽痛可用消炎喉片含服,局部雾化治疗。鼻塞、流鼻涕可用1%麻黄碱滴鼻。

【护理评估】

1.健康史 询问有无使全身或呼吸道局部防御功能降低的原因,询问病人上呼吸道感染症状以确认临床类型,询问有无咳嗽、头痛、发热、声嘶、发音困难等。

2.身体评估 观察体温变化,咽喉有无急性充血、咽后壁有无滤泡、扁桃体有无充血肿大等,并注意有无并发症的相关临床表现。

3.实验室及其他检查 周围血象有无异常,淋巴细胞是否升高等。

4.心理及社会评估 询问病人对该病的认知度,避免病人因轻视而不予积极治疗或因过于紧张而过度治疗。

【常见护理诊断/问题】

1.舒适的改变 鼻塞、流涕、咽痛 与病毒和(或)细菌感染有关。

2.知识缺乏 缺乏疾病预防保健知识。

3.体温过高 与病毒、细菌感染有关。

4.潜在并发症 鼻窦炎、中耳炎、气管–支气管炎、风湿热、肾小球肾炎、心肌炎等。

【护理措施】

1.病情观察 观察体温及其他症状之变化,注意发生并发症的相应表现。

2.生活护理 保持室内空气新鲜流通,调节适宜的温度(18～22℃)、湿度(50%～60%),注意休息。饮食应给予高热量、富含维生素、清淡易消化的饮食,鼓励病人多饮水,戒烟酒。

3.用药护理 遵医嘱对发热、头痛者使用解热镇痛药等,注意观察药物的不良反应。对年老体弱者使用解热镇痛药时应注意观察脉搏、血压变化,防止病人因脱水而发生虚脱。

4.对症护理 对发热病人应根据温度高低采取物理降温或遵医嘱使用退热药物。退热时,病人常有大汗淋漓,要及时擦干汗液,更换清洁、干燥衣服和被褥。由于发热病人唾液腺分泌减少,口腔黏膜干燥,机体抵抗能力下降,易引起口腔黏膜损伤或口腔感染,应鼓励多漱口,保持口腔湿润和舒适,口唇干裂时可涂护唇油保护。对有鼻涕、鼻塞者,应注意正确的排鼻涕方法,避免损伤鼻黏膜及增加发生鼻窦炎、中耳炎的可能。

5.心理护理 针对病因做必要的解释,使病人了解上呼吸道感染的有效防治措施。强调多数病人均不需要使用抗生素,避免滥用抗生素。

【健康教育】

1.避免诱发因素 生活规律、劳逸结合,避免受凉、淋雨、过度疲劳等诱发因素,对吸烟者进行劝诫。在流行季节,尽量少去公共场所。并注意室内的对流通风,保持室内空气清新。

2.增强免疫力 积极参与体育活动,加强营养,增强机体抵抗力,增加机体耐寒能力。必要时,注射疫苗预防,如流感疫苗。

3.识别并发症并及时就诊　了解鼻窦炎、中耳炎、心肌炎等并发症的表现,若治疗后症状不缓解;或出现耳鸣、耳痛、外耳流脓等中耳炎症状;或恢复期出现胸闷、心悸、眼睑水肿、关节痛等应及时就诊。

二、急性气管-支气管炎

急性气管-支气管炎(acute tracheo-bronchitis)是由感染或非感染性因素所导致的气管-支气管黏膜的急性炎症。多继发于上呼吸道感染,常在寒冷季节或气候突变时患病,临床主要表现为咳嗽、咳痰。

【病因及发病机制】

1.感染　可由病毒、细菌直接感染,也可由急性上呼吸道感染迁延所致。常见病原体为鼻病毒、腺病毒、流感病毒、呼吸道合胞病毒、流感嗜血杆菌、肺炎球菌、链球菌、葡萄球菌等。多于受凉、劳累等因素引起呼吸道生理防御功能减弱时感染发病,近年来支原体和衣原体感染引起的急性气管-支气管炎有所上升。

2.物理、化学因素　过冷空气、粉尘、刺激性气体或烟雾(如二氧化碳、二氧化氮、氯气、氨气等)的吸入,对气管-支气管黏膜急性刺激等亦可引起。

3.变态反应　吸入花粉、有机粉尘、真菌孢子以及对细菌蛋白质的过敏等可引起气管-支气管的变态反应。寄生虫如钩虫、蛔虫的幼虫在肺移行亦可导致本病。

以上因素导致支气管黏膜的充血、水肿、腺体分泌增多等病理性损害。

【临床表现】

1.症状　起病较急,常先有鼻塞、流涕、咽痛、咽部不适等急性上呼吸道感染症状,当炎症累及气管、支气管黏膜后,则出现咳嗽、咳痰,开始为干咳或少量黏液痰,1~2 d后可转为黏液脓性或脓性,痰量增多,咳嗽加剧,甚可见痰中带血。咳嗽于早晨及晚间或吸入冷空气时明显。气管受累时可在深呼吸和咳嗽时感胸骨后疼痛;若伴支气管痉挛,则可出现程度不等的气促、胸骨后发紧感。全身症状较轻,可有头痛、低或中度发热、乏力、食欲减退,多在3~5 d后消退。而咳嗽、咳痰恢复较慢,可延续2~3周。吸烟者则咳嗽更重、时间更长。

2.体征　胸部听诊可正常或呼吸音粗糙,可有散在干性、湿性啰音。咳嗽后啰音的部位、性质可改变或消失。如有支气管痉挛可闻及哮鸣音。

【实验室及其他检查】

病毒感染时血常规检查白细胞计数和分类多无明显改变。细菌性感染较重时白细胞计数和中性粒细胞可增高。痰涂片或培养可发现致病菌。X射线胸片检查大多数正常或有肺纹理增粗。

【诊断要点】

据受凉等病史、咳嗽及咳痰特点、胸部体征、血常规及 X 射线检查等可做出临床诊断,痰涂片和培养有助于病因诊断。

【治疗要点】

1.抗菌治疗 根据感染的病原体及病情轻重情况,可选用青霉素、磺胺素、喹诺酮类、头孢类抗生素等。以口服药物为主,必要时静脉滴注。

2.对症治疗 剧烈干咳者可用喷托维林、氢溴酸右美沙芬等止咳。痰液黏稠不易咳出者,可选用氯化铵、溴己新、溴环己胺醇等药物,不宜给予可待因等强力镇咳药,也可应用雾化吸入协助排痰。若患者有喘息可用支气管扩张药,如氨茶碱、喘定等。

【护理评估】

1.健康史 询问病人病前有无过度劳累、受凉、吸入有害气体等诱因,有无上呼吸道感染、发热及咳嗽、咳痰及其对工作、学习、睡眠的影响等。

2.身体评估 肺部听诊有无干湿啰音及哮鸣音等。

3.实验室及其他检查 血液一般检查白细胞计数及中性粒细胞是否升高,胸部 X 射线有无肺纹理增粗,痰涂片或培养结果等。

4.心理及社会评估 评估时注意了解病人对疾病的认识程度,是否知晓若病程迁移有转变为慢性支气管炎的可能。有无因剧烈咳嗽或痰中带血等造成的心理影响。

【常见护理诊断/问题】

清理呼吸道无效 与呼吸道感染、痰液黏稠有关。

【护理目标】

病人能进行有效咳嗽,痰液能顺利排出。

【护理措施】

1.病情观察 注意观察咳嗽频度及对工作、睡眠的影响;痰液的性质、痰量等;是否伴有胸闷、喘息、胸痛等症状。发热病人注意观察体温的变化。

2.生活护理 注意适当休息,避免刺激性饮食,多饮水。

3.用药护理 遵医嘱使用抗生素,注意用药后咳嗽、咳痰的变化。

4.对症护理 咳嗽咳痰时,遵医嘱给予祛痰止咳药物,必要时辅以雾化吸入祛痰。发热时可进行物理降温或遵医嘱给少量解热药物等。

5.心理护理 多与病人沟通,对症状重者予以必要的解释,以消除其不安情绪。告知此病虽可治却不可不重视,应积极配合治疗,争取早日痊愈。

【健康教育】

1.增强体质　积极参加适当的体育活动,并加强耐寒锻炼。

2.避免过度劳累、受凉等诱发因素　改善环境,不吸烟,避免吸入有害气体、变应原等。积极预防和治疗上呼吸道感染。

(邓双全)

第三节　肺　炎

一、概述

肺炎是指包括终末气道、肺泡腔及肺间质和肺实质的炎症,可由多种病原微生物、理化因素、过敏因素等引起,其中以细菌性肺炎最多见,是呼吸系统的常见病、多发病。

【病因与分类】

引起肺炎的病因很多,包括各种病原微生物感染、理化因素、免疫损伤、过敏及药物等,其中以感染性肺炎最常见。临床常根据病因、患病环境或解剖部位加以分类。

1.按病因分类　病因学分类对肺炎的治疗有重要的指导意义,为主要的分类方法。

(1)细菌性肺炎　是最常见的肺炎,约占肺炎的80%。病原体包括革兰阳性球菌如肺炎链球菌、金黄色葡萄球菌、溶血性链球菌等;革兰阴性杆菌如肺炎克雷白杆菌、流感嗜血杆菌、埃希大肠杆菌、绿脓杆菌及厌氧菌等。

(2)病毒性肺炎　包括腺病毒、呼吸道合胞病毒、流感病毒、麻疹病毒、巨细胞病毒、冠状病毒等。

(3)非典型病原体所致肺炎　如支原体、衣原体、军团菌等。

(4)真菌性肺炎　如白色念珠菌、曲霉菌、放线菌等。

(5)其他病原体所致肺炎　包括立克次体(如Q热立克次体)、弓形虫(鼠弓形虫)、原虫(如卡氏肺囊虫)、寄生虫(如肺包虫、肺吸虫、肺血吸虫)等。

(6)理化因素等所引起的肺炎　如放射性损伤所致的放射性肺炎;吸入刺激性气体、液体等化学物质所致的化学性肺炎;过敏原引起的过敏性肺炎等,均可表现轻重不一的呼吸道症状。

2.按患病环境分类

(1)社区获得性肺炎(CAP)　也称院外肺炎,是指在医院外罹患的感染性肺实质炎症,包括具有明确潜伏期的病原体感染、而在入院后平均潜伏期内发病的肺炎。常见病原体包括肺炎链球菌、金黄色葡萄球菌、流感嗜血杆菌、需氧革兰阴性杆菌、军团菌、肺炎支原体、肺炎衣原体、病毒等。传播途径常为吸入飞沫、空气或血源传播。

(2)医院获得性肺炎(HAP) 也称医院内肺炎,是指病人在入院时不存在、也不处于感染潜伏期,而于入院48 h后在医院内发生的肺炎,其中以呼吸机相关肺炎最多见。多继发于各种原发疾病的危重病人,耐药菌株多,且革兰阴性杆菌所占比例高,其治疗困难、病死率高。

3.按解剖部位分类

(1)大叶性(肺泡性)肺炎 病原体先于肺泡引起炎症,经肺泡间孔向其他肺泡扩展,累及肺段的一部分或整个肺段、肺叶,主要表现为肺实质炎症,通常并不累及支气管。致病菌多为肺炎链球菌。

(2)小叶性(支气管性)肺炎 病原体经支气管入侵,引起细支气管、终末细支气管及肺泡的炎症。常继发于其他疾病,如支气管炎、支气管扩张、上呼吸道感染以及长期卧床的重危病人。致病菌有肺炎链球菌、葡萄球菌、病毒、肺炎支原体等。

(3)间质性肺炎 以肺间质炎症为主,病变累及支气管壁及支气管周围组织和肺泡壁。由于病变在肺间质,故而呼吸道症状较轻,异常体征较少。可由细菌、病毒或支原体等引起。

【发病机制】

肺炎是否发生取决于两个因素:病原体和宿主因素。如果病原体数量多、毒力强和(或)宿主呼吸道局部和全身免疫防御系统损害,则可发生肺炎。

1.病原微生物的入侵 病原微生物可通过以下途径侵入呼吸道:①空气吸入;②血流播散;③邻近部位的感染直接蔓延到肺;④上呼吸道定植菌的误吸等。

2.机体防御功能降低 机体的防御功能包括上呼吸道局部屏障和清除功能、肺泡巨噬细胞的吞噬功能、机体的正常免疫功能等。当受凉、吸烟、酗酒、年老体弱、患其他慢性疾病(如糖尿病、肺结核等)、长期使用糖皮质激素或免疫抑制剂等机体抵抗力低下时则易患肺炎。

病原体直接抵达下呼吸道,滋生繁殖,引起肺泡毛细血管充血、水肿,肺泡内纤维蛋白渗出及细胞浸润等。

【诊断要点】

1.症状和体征 一般起病急,典型表现为突然出现畏寒、发热,或先有短暂上呼吸道感染史,咳嗽、咳痰或伴胸闷、胸痛。胸部病变区听诊有肺泡呼吸音减弱,或出现管样呼吸音,可闻及湿啰音。

2.胸部X射线检查 胸部X射线检查以肺泡浸润为主,呈肺叶、段状分布的炎性浸润影,或呈片状或条索状影,密度不均匀,沿支气管分布。

3.实验室检查 细菌性肺炎可见白细胞计数和中性粒细胞增高,并可有核左移。病原学检查有助于初步诊断。

若肺炎诊断成立,尚需进行病情严重程度的评估,这对于决定在门诊还是入院甚至 ICU 治疗至关重要。肺炎的严重性取决于 3 个主要因素:局部炎症程度、肺部炎症的扩散和全身炎症反应程度。其他如年龄大小、有无基础疾病等也会影响肺炎的严重程度和死亡危险。

我国制定的重症肺炎的诊断标准为:①意识障碍;②呼吸频率>30 次/min;③$PaO_2<$ 60 mmHg、$PaO_2/FiO_2<300$,需行机械通气治疗;④血压<90/60 mmHg;⑤胸片显示双侧或多肺叶受累,或入院 48 h 内病变扩大≥50%;⑥少尿,尿量<20 ml/h,或<80 ml/4 h 或急性肾衰竭需要透析治疗。

【治疗要点】

抗感染治疗是肺炎治疗的最主要环节。应根据本地区肺炎病原体的流行病学资料,按社区获得性肺炎或医院获得性肺炎选择抗生素进行经验性治疗,再根据病情演变和病原学检查结果进行调整。

抗生素治疗后 48~72 h 应对病情进行评价,治疗有效表现为体温下降、症状改善、白细胞逐渐降低或恢复正常,而 X 射线胸片病灶吸收较迟。

【护理评估】

1.健康史　询问既往身体健康状况,有无劳累、受凉、淋雨及呼吸道防御功能受损等诱因;有无 COPD、糖尿病等慢性病史;有无寒战、发热、咳嗽、咳痰、胸痛及呼吸困难等,咳痰的特点,胸痛与咳嗽、深呼吸及体位的关系。是否使用过抗生素、激素等,目前饮食、睡眠情况,如有无食欲减退、恶心、呕吐等。

2.身体评估

(1)一般状态　意识是否清楚;有无急性病容、鼻翼扇动;有无生命体征异常,如血压下降、体温升高或下降等。

(2)皮肤　有无面颊绯红、口唇发绀等。

(3)胸部　有无三凹征;有无呼吸频率、节律异常;有无叩诊实音或浊音;有无肺泡呼吸音减弱或消失、异常支气管呼吸音、干湿啰音、胸膜摩擦音等。

3.实验室及其他检查

(1)血液一般检查　有无白细胞和中性粒细胞增高、核左移,淋巴细胞增高等。

(2)胸部 X 射线　有无肺纹理增粗、炎性浸润影等。

(3)病原学检查　痰培养有无细菌生长,药敏试验结果如何。

(4)血气分析　是否有 PaO_2 减低和(或)$PaCO_2$ 升高。

4.心理及社会评估　病人和家属对疾病的认识及发生疾病后的反应。

【常见护理诊断/问题】

1.体温过高　与肺部感染有关。

2.清理呼吸道无效　与胸痛、肺部炎症分泌物增多、痰液黏稠有关。

3.疼痛　与肺部炎症累及壁层胸膜有关。

4.潜在并发症　感染性休克。

【护理目标】

1.病人体温降至正常。

2.病人能有效咳出痰液,呼吸平稳,呼吸音清。

3.病人疼痛减轻或消失。

4.发生休克时能被及时发现和得到处理,减轻其危害。

【护理措施】

1.病情观察　监测和记录体温、呼吸、脉搏、血压;观察咳嗽、咳痰的变化;注意病人意识和尿量的改变;重症肺炎不一定有高热,重点观察儿童、老年人、久病体弱者的病情变化。

2.生活护理

(1)休息　急性期病人应卧床休息,以降低机体的耗氧量,缓解头痛、肌肉酸痛等症状。病室应保持安静舒适,室温 18~20℃,湿度 50%~60%。感染性休克病人应协助采取仰卧中凹位,抬高头胸部 20°,抬高下肢 30°,有利于呼吸和静脉血回流。尽量将治疗和护理集中在同一时间内完成,以保证病人有足够的休息时间。

(2)饮食　给予足够热量、蛋白质和维生素的流质或半流质饮食,以补充高热引起的营养物质消耗,膳食要清淡、易消化。鼓励病人足量饮水(1~2 L/d),失水明显者遵医嘱静脉补充液体。

3.用药护理　遵医嘱使用抗生素,观察疗效和不良反应。输液速度应先快后慢,输液量宜先多后少。应用头孢唑啉钠可出现发热、皮疹、胃肠道反应;喹诺酮类药偶见皮疹、恶心等。循环衰竭病人扩容治疗要求达到收缩压大于 80 mmHg,脉压大于 30 mmHg,尿量>30 ml/h,脉率<100 次/min。应用升压药时,根据血压的变化调整滴速。

4.对症处理

(1)保暖与降温　寒战时注意保暖,适当增加被褥。高热时给予物理降温或按医嘱给予小剂量退热剂。退热时需补充液体,以防虚脱。

(2)保持口腔、皮肤清洁　高热引起唾液分泌减少,口腔黏膜干燥,同时抵抗力下降极易引起口唇干裂、口腔炎症、溃疡,应做好口腔护理;饭前、饭后协助病人漱口,或用生理盐水棉球清洁口腔,保持口腔湿润、舒适;口唇疱疹者可涂抗病毒软膏,防止继发感染。病人退热时出汗较多,应帮助病人擦干汗液,更换床单衣服,以保持皮肤干燥清洁。

(3)氧气吸入　气急发绀者应予吸氧,4~6 L/min,纠正组织缺氧,改善呼吸困难。

5.心理护理　了解病人的心理变化,护士应以诚恳、和蔼的态度耐心帮助病人,使病人产生信任感和安全感。对由疾病所引起的躯体痛苦,给予心理上的安慰和疏导,向病人解释通过应用有效抗生素治疗大部分病人预后良好,消除其焦虑。

【健康教育】

1.疾病预防指导　向病人及家属讲解肺炎的病因和诱因,强调劳逸结合,避免过度疲劳。鼓励患者参加体育锻炼,增强体质,避免受凉、淋雨、吸烟、酗酒。慢性病、长期卧床、年老体弱者,应注意经常改变体位、翻身、拍背,咳出气道痰液。

2.疾病知识指导　遵医嘱用药,了解药物的作用、用法、疗程和不良反应。出现发热、咳嗽、咳痰、胸痛等症状时,应及时就诊。

二、肺炎链球菌肺炎

肺炎链球菌肺炎(streptoccus pneumonia)或称肺炎球菌肺炎(pneumococcal pneumonia),是由肺炎链球菌所引起的肺实质的炎症,约占院外获得性肺炎的半数以上。好发于冬季和初春,常与呼吸道病毒感染并行。

【病因及发病机制】

肺炎球菌为革兰阳性球菌,有荚膜,其毒力大小与荚膜中的多糖有关。肺炎球菌经阳光直射1 h,或加热至52℃ 10 min即可杀死,对苯酚等消毒剂也较敏感。但在干燥痰中可存活数月。

肺炎球菌是寄居在健康人上呼吸道的一种正常菌群。当机体免疫功能降低或受损时,如受凉、淋雨、疲劳、酗酒等,有毒力的肺炎链球菌则可侵入下呼吸道致病。有慢性支气管炎、支气管扩张及其他慢性病和免疫缺陷者等易患此病。

肺炎球菌不产生毒素,其致病力是由于有高分子多糖体荚膜对组织侵袭作用,引起肺泡壁充血水肿,继而出现白细胞和红细胞渗出,含菌渗出液经Cohn孔蔓延至几个肺段或整个肺叶。因病变开始于肺的外周,故易累及胸膜,引起渗出性胸膜炎。

病理改变有充血期、红色肝变期、灰色肝变期和消散期。炎症消散后肺组织结构多无破坏,不留纤维瘢痕。因早期使用抗生素治疗,肺炎的充血期、红色肝变期、灰色肝变期和消散期的典型病理分期已很少见。

【临床表现】

由于年龄、病程、免疫功能、对抗生素治疗的反应不同,其临床表现可多样。

1.症状　发病前常有淋雨、受凉、疲劳、醉酒、麻醉、病毒感染等诱因。可有多日上呼吸道感染的前驱症状。典型表现为起病多急骤,寒战、高热、咳嗽、咳痰,痰少,可带血或呈铁锈色。患侧胸痛,咳嗽或深呼吸时加剧,重者可出现呼吸困难。病人常先有寒战,继之高热,体温可高达39~41℃,呈稽留热型。可伴有头痛,全身肌肉酸痛,少数出现恶心、呕吐、腹泻、腹胀。重者出现烦躁不安、神志模糊、谵妄、昏迷等。

2.体征　病人呈急性病容,面颊绯红,呼吸浅快,口角和鼻周可有单纯疱疹。重者有发绀、心动过速。胸部检查早期无明显体征。肺实变时,患侧呼吸运动减弱,语颤增强,叩诊呈浊音,听诊呼吸音减低或有管样呼吸音及湿啰音。

本病自然病程大致1~2周,5~10 d体温可自行骤降或逐渐减退。使用有效的抗生素可使体温1~3 d内恢复正常。同时,其他症状与体征也随之渐失。

3.并发症　并发症已少见,重症病人可并发感染性休克、心肌炎、胸膜炎等。

【实验室及其他检查】

1. 实验室检查　血常规见白细胞计数升高,可达$(10～20)\times10^9$/L,中性粒细胞占80%以上,核左移,胞浆内可见毒性颗粒。

2. 胸部 X 射线检查　早期仅见肺纹理增多,典型表现为受累肺叶或肺段炎症浸润或实变阴影。病变累及胸膜时,可见肋膈角变钝或少量胸腔积液征象。

3. 痰涂片和培养　可找到肺炎链球菌,聚合酶链反应(PCR)检测和荧光标记抗体检测可提高病原学诊断水平。

【诊断要点】

根据突发寒战、高热、咳嗽、胸痛、咳铁锈色痰等典型症状和肺实变体征,结合胸部 X 射线检查可初步诊断。病原菌检测是确诊本病的主要依据。

【治疗要点】

1. 抗菌治疗　首选青霉素 G,用药剂量和途径视病情、有无并发症而定。成人轻者,青霉素 G 40 万～80 万 U,每 4～8 h 肌内注射;严重肺炎须加大青霉素剂量,每日 800 万～1 000 万 U 静脉滴注,并联合应用氨苄西林 4～6 g 静脉滴注。对青霉素过敏者,轻者可用红霉素;重者用广谱、强力的抗菌药或第二代、第三代头孢菌素。疗程一般为 14 d,或在热退后 3 d 停药或由静脉用药改为口服,维持数天。

2. 支持治疗　卧床休息,保证每日热量、维生素及蛋白质摄入量,多饮水。

3. 对症治疗　有明显胸痛,可用少量止痛剂,如可待因 15 mg 以缓解疼痛;有低氧血症或发绀时应吸入氧气;有腹胀可用肛管排气或胃肠减压;烦躁不安者可服小剂量镇静剂,如地西泮;有感染性休克时按感染性休克治疗方法处理。

4. 并发症的治疗　体温 3 d 后不降或降而复升时应考虑肺外感染或其他疾病的可能,应给予相应治疗。

三、革兰阴性杆菌肺炎

革兰阴性杆菌肺炎(gram-negative bacillary pneumonia)多由克雷白杆菌(又称肺炎杆菌)、铜绿假单胞菌、流感嗜血杆菌等引起。多发生在老年人,或有基础疾病,或接受抗生素、激素、细胞毒性药物治疗,或进行气管插管、气管切开、机械通气等治疗者。医院内获得性肺炎多为革兰阴性杆菌所引起,其中,克雷白杆菌是院内获得性肺炎的主要致病菌。

【病因及发病机制】

常见细菌有绿脓杆菌、肺炎杆菌、流感嗜血杆菌、大肠杆菌等。肺部革兰阴性杆菌感染的共同点在于肺实变或病变融合,组织坏死后容易形成多发性脓肿,一般两肺下叶均受累,若波及胸膜,则引起胸膜积液或脓胸。

【临床表现】

多数病人起病隐匿,发热、精神不振。咳嗽、咳痰,咳绿色脓痰见于绿脓杆菌感染;咳红棕色胶冻样痰见于肺炎杆菌感染。若病变范围大时体检可有肺部实变体征,两肺下方及背部可闻及湿性啰音。由革兰阴性杆菌感染引起的肺炎症状较重,早期出现休克、肺脓肿、心包炎等并发症。此肺炎多预后差,病死率高。

【实验室及其他检查】

白细胞升高或不升高,中性粒细胞增多,有核左移。胸部 X 射线显示两肺下方散在片状浸润阴影,可有小脓肿形成。

【诊断要点】

根据发热、咳嗽、咳痰、胸部体征及 X 射线检查可初步诊断肺炎。据痰液、支气管分泌物病原菌检查明确诊断。

【治疗要点】

1. 早期合理使用抗生素是治愈的关键,一经诊断应立即根据药敏试验,给予有效的抗生素治疗。宜大剂量、长疗程、联合用药,以静脉滴注为主。如治疗铜绿假单胞菌肺炎,可选用β-内酰胺类、氨基糖苷类和喹诺酮类;治疗流感嗜血杆菌肺炎,首选氨苄西林;治疗肺炎杆菌肺炎,选取第二、三或四代头孢菌素联合氨基糖苷类。

2. 给予支持疗法及对症治疗,加强营养,充分补充水分,保证痰液引流通畅。

四、其他肺炎

肺炎支原体肺炎

肺炎支原体肺炎(mycoplasmal pneumonia)是由肺炎支原体引起的呼吸道和肺部的急性炎症病变,常同时有咽炎、支气管炎和肺炎,常于秋季发病。好发于儿童和青年人,婴儿有间质性肺炎时应考虑支原体肺炎的可能。

【病因及发病机制】

肺炎支原体是介于细菌和病毒之间、兼性厌氧、能独立生长的最小微生物。肺炎支原体通过呼吸道传播,健康人吸入患者咳嗽、打喷嚏时喷出的口、鼻分泌物而受感染。感染后肺泡壁与间隔有中性粒细胞、单核细胞、浆细胞浸润,支气管黏膜充血,上皮细胞肿胀,有坏死和脱落。肺部病变呈片状或融合性支气管肺炎或间质性肺炎。胸膜可有纤维蛋白渗出和少量渗液。

【临床表现】

肺炎支原体感染潜伏期一般 2~3 周,起病缓慢,常有低热、畏寒、咽痛、乏力、头痛、肌痛等。咳嗽逐渐加剧,呈阵发性刺激性呛咳,咳黏液痰,偶有血丝。肺部体征多不明显,偶有干、湿性啰音,与肺部病变程度不相称。儿童可并发鼓膜炎、中耳炎。

【实验室及其他检查】

白细胞正常或稍高。X 射线显示肺部多种形态的浸润影,呈节段性分布,以肺下野为多见,有的从肺门附近向外伸展,病变可于 3~4 周后自行消散。血清学检查是确诊肺炎支原体感染常用的检测手段。起病 2 周后,约 2/3 的患者冷凝集试验阳性,滴定效价大于1:32,若滴度逐步升高,更有诊断价值。血清中支原体 IgM 抗体的测定有助于诊断。直接检测标本中肺炎支原体抗原,适用于临床早期快速诊断。

【诊断要点】

1. 起病缓慢,常有畏寒、发热、咽痛、乏力、头痛、肌痛、咳嗽、咳痰等临床表现,肺部体征不明显。

2. 结合特异性诊断检查如补体结合试验、酶联免疫吸附试验及间接荧光抗体试验等做出诊断。

3. 直接检测标本中肺炎支原体抗原,利于临床早期快速诊断。

【治疗要点】

本病有自限性,部分病例不经治疗可自愈。治疗首选红霉素,成人每日剂量 1.5~2 g/d,分 3~4 次口服,疗程 2~3 周。亦可使用罗红霉素、阿齐霉素。早期使用适当的抗生素可以减轻症状,缩短疗程至 7~10 d。若继发细菌感染,可根据痰培养结果选用有效的抗生素。

军团菌肺炎

军团杆菌肺炎(legionaires pneumonia)是指由革兰染色阴性嗜肺军团杆菌引起的一种以肺炎为主的全身性疾病。多发生于老年人、患有慢性疾病或免疫受损者,夏季或初秋为多发季节。

【病因及发病机制】

军团菌有多种,其中嗜肺军团杆菌是引起肺炎的主要病菌。该菌存在于水和土壤中,常经供水系统、空调和雾化吸入而侵入人体,引起呼吸道感染,可呈小的暴发流行。

【临床表现】

多起病缓慢,但也可经 2~10 d 潜伏期而急骤发病。出现头痛、寒战、高热、乏力、肌痛、咳嗽、咳痰,痰少而黏稠,可带血,一般不呈脓性,半数病人有明显呼吸困难。肺外症状明显,如恶心、呕吐、腹泻、意识模糊、嗜睡甚至昏迷。

【实验室及其他检查】

白细胞多超过 $10×10^9/L$,中性粒细胞增多,核左移。动脉血气分析可提示低氧血症。X 射线显示肺炎早期为外周斑片状肺泡内浸润,继而肺实变,以下叶较多见,可单侧或双侧发病。病变进展迅速,可伴有胸腔积液。

【诊断要点】

1. 除一般细菌性肺炎的临床表现外,起病缓慢,呼吸系统外症状明显。
2. 支气管抽吸物、胸液、支气管肺泡灌洗液等标本行特异性抗体、抗原测定可助临床诊断。若在特殊的琼脂新型军团菌(PCYE)培养基上培养出军团菌则可确诊。

【治疗要点】

治疗首选红霉素,每日 1～2 g,分 4 次口服,重症给以静脉用药,疗程一般为 2～3 周。可加用利福平,每日 10 mg/kg,一次口服。服用利福平应在餐前 1 h 或餐后 2 h 以利吸收,服药后病人分泌物均为橘红色。应定期检查肝肾功能,氨基糖苷类和青霉素、头孢菌素类抗生素对本病无效。

病毒性肺炎

病毒性肺炎(virus pneumonia)是由于上呼吸道病毒感染向下蔓延,侵犯肺实质而引起的肺部炎症。多发生于冬春季节,可散发流行或暴发。婴幼儿、老年人、免疫力差者易感染发病。

【病因及发病机制】

病毒性肺炎以流感病毒最为常见,其他为呼吸道合胞病毒、腺病毒、巨细胞病毒、麻疹病毒、水痘-带状疱疹病毒等。病毒性肺炎为吸入性感染,病毒可通过飞沫和直接接触,传播广泛而迅速。

【临床表现】

本病好发于病毒流行季节,绝大部分病人前驱症状有咽痛、鼻塞、流涕、发热、头痛及全身酸痛,咳嗽多为干咳少痰,少有胸痛。不同病毒感染临床表现有所不同,如麻疹病毒可引起皮疹,水痘病毒可引起皮肤疱疹等。常伴气管-支气管炎,肺部体征一般不明显,偶可在下肺闻及湿啰音。

【实验室及其他检查】

白细胞计数可正常、稍高或稍低;痰涂片可见白细胞,多为单核细胞;血清抗体可阳性。胸部 X 射线显示,肺纹理增多,呈小片状或广泛浸润阴影。

【诊断要点】

1. 常先有上呼吸道感染症状,而后出现肺部症状,肺部体征不明显。

2. 胸部 X 射线显示病变部位片状浸润阴影或呈间质性病变。因目前分离病毒较难,对病毒性肺炎的诊断多为临床诊断。

3. 恢复期血清抗体较急性期滴度增高 4 倍以上有诊断意义。

【治疗要点】

目前尚无特效抗病毒药物,以对症治疗为主。目前证实有效的病毒抑制药物有:①利巴韦林(病毒唑):具广谱的抗病毒功能。口服每日 0.8 ~ 1 g,分 3 ~ 4 次服用,亦可静脉滴注或雾化吸入。②阿昔洛韦:每次 5 mg/kg,静脉滴注,每日 3 次,7 d 为 1 疗程。另有阿糖腺苷、金刚烷胺等。同时可选用中草药和生物制剂治疗。此外,加强支持治疗,鼓励病人卧床休息,加强营养,多饮水,维持室内空气流通,消毒隔离以避免交叉感染。

第四节 肺脓肿

肺脓肿(lung abscess)是由多种病原菌引起的肺组织化脓性病变,早期为肺组织的感染性炎症,继而肺实质坏死、液化,外周被肉芽和纤维组织包绕形成脓肿。临床特征为急起高热、胸痛、咳嗽、咳大量脓臭痰。青壮年男性及体弱有基础疾病的老人多发。随着防治水平的提高,肺脓肿发病率已明显下降。

【病因及发病机制】

肺脓肿的致病菌常为口腔和上呼吸道的定植菌,包括需氧、兼性厌氧和厌氧细菌,其中以厌氧菌感染占多数。常见的厌氧菌有胨链球菌、消化球菌、核粒梭形杆菌、口腔内杆菌等;常见需氧和兼性厌氧菌为肺炎球菌、金黄色葡萄球菌、溶血性链球菌、克雷白杆菌、大肠杆菌、铜绿假单胞菌等。根据不同病因和感染途径,肺脓肿可分为以下 3 种类型。

1. 吸入性肺脓肿 又称原发性肺脓肿,是临床上最多见的类型。当上呼吸道局部炎症如扁桃体炎、鼻窦炎、牙周感染或龋齿等脓性分泌物,以及口腔、鼻、咽部手术后的血块、呕吐物等,经气管吸入肺内,阻塞细支气管,致远端肺小叶萎陷,病原菌迅速繁殖而发病。吸入性肺脓肿常为单发性,右肺脓肿较左肺脓肿多见。发病部位多与体位有关,在仰卧位时,好发于上叶后段或下叶背段;直立或坐位时,好发于下叶后基底段。在意识障碍、全身麻醉或气管插管等情况下更容易发生误吸。

2. 血源性肺脓肿　因皮肤外伤感染、痈疖、骨髓炎所致的败血症,病原菌、脓栓经血行播散到肺,引起小血管栓塞、肺组织炎症、坏死而形成肺脓肿。血源性肺脓肿常为多发性两肺分布,致病菌以金黄色葡萄球菌多见。

3. 继发性肺脓肿　在原有细菌性肺炎、支气管扩张、支气管囊肿、支气管肺癌、肺结核空洞等肺内疾病基础上可致继发性肺脓肿。肺部邻近器官化脓性病变的蔓延,如膈下脓肿、肾周围脓肿或食管穿孔感染穿破至肺可形成肺脓肿。阿米巴肝脓肿可穿破膈肌至右肺下叶,形成阿米巴肺脓肿。支气管异物堵塞是导致小儿肺脓肿的重要因素。

肺脓肿早期有细支气管阻塞、肺组织炎症、小血管栓塞,继而肺组织化脓、坏死,形成脓肿。脓肿发生液化、张力增高而溃破,大量脓液经支气管排出即形成脓腔。空气进入脓腔而出现液平面。经合理治疗病变可逐渐吸收,脓腔缩小甚至消失,或仅剩下少量纤维瘢痕。若治疗不当或脓液引流不畅,坏死组织残留在脓腔内,炎症持续存在3个月以上不能愈合,则转为慢性肺脓肿。

【临床表现】

1. 症状与体征　急性肺脓肿病人,发病急骤,畏寒、高热,体温达39~40℃,伴咳嗽、咳黏液痰或黏液脓性痰,典型痰液呈黄绿色、脓性,静置后可分为三层。厌氧菌感染时痰带腥臭味,炎症累及胸膜可有患侧胸痛。如感染不能及时控制,于发病的10~14 d,突然咳出大量脓臭痰和坏死组织,每天可达300~500 ml。咳出大量脓痰后体温开始下降,全身毒性症状随之减轻,数周内恢复正常。约有1/3病人有不同程度的咯血,偶有中、大量咯血而突然窒息死亡。体检肺部叩诊呈浊音或实音,听诊呼吸音减弱和湿啰音,病变累及胸膜可闻及摩擦音。慢性肺脓肿病人除咳嗽、咳脓痰、反复发热和咯血外,还可出现贫血、消瘦、杵状指(趾)等。血源性肺脓肿体征大多阴性。

2. 并发症　肺脓肿波及胸膜或溃破至胸膜腔可出现胸膜炎、脓胸、脓气胸。有时还可并发胸膜支气管瘘,偶可并发脑脓肿、化脓性心包炎。

【实验室及其他检查】

1. 实验室检查　血液检查白细胞总数增高,中性粒细胞可达90%以上,核左移明显,常有中毒颗粒。痰液培养有厌氧菌和需氧菌存在。血源性肺脓肿血培养可发现致病菌。

2. 胸部X射线检查　X射线胸片早期可见大片浓密炎性浸润阴影,脓肿形成后可见空洞及液平。

3. 纤维支气管镜检查　通过活检、刷检及细菌学、细胞学检查获取病因诊断证据,还可进行脓液吸引和病变部位注入抗生素,以提高疗效与缩短病程。

【诊断要点】

1. 有口腔手术、异物吸入、醉酒及皮肤化脓性感染等病史。
2. 畏寒、高热、咳嗽、咳大量脓痰或脓臭痰,痰静置有分层现象。
3. 血白细胞总数增高,伴核左移。
4. X射线示浓密的炎性阴影,中有空腔、液平。

5.血、痰培养有助于病因学诊断及排除其他疾病。

【治疗要点】

急性肺脓肿的治疗原则是早期充分应用抗生素和痰液引流。

1.抗菌药物治疗　一般选用青霉素。对青霉素过敏或耐药者,可改用林可霉素、克林霉素或甲硝唑等药物。开始采用静脉滴注,待体温降至正常后改为肌内注射,治疗应持续8~12周,直至病灶完全吸收或仅遗留少量稳定的残留纤维条索为止。

2.痰液引流　身体状况较好者,可采取体位引流排痰,可缩短病程,提高疗效。有条件可尽早应用纤维支气管镜冲洗及吸引治疗,病变部位注入抗生素,以提高疗效与缩短病程。

3.手术治疗　经内科积极治疗不能闭合并反复感染的慢性肺脓肿;大咯血内科治疗无效或危及生命者;并发支气管胸膜瘘或脓胸经抽吸、冲洗治疗效果不佳者;怀疑肿瘤阻塞时,应考虑手术治疗。

【护理评估】

1.健康史　询问病人近期有无上呼吸道感染、口腔炎及其他化脓性疾病如疖痈、骨髓炎、异物吸入等因素。病人有无发热、咳嗽、咯血及痰液的性质、气味、量,静置后有无分层现象等。

2.身体评估　评估身体营养状况,是否出现消瘦、贫血等。

3.实验室及其他检查　痰培养有无致病菌,药敏试验结果,白细胞计数及中性粒细胞是否升高,胸部 X 射线检查有无空洞或液平,纤维支气管镜检查有无异常发现。

4.心理及社会评估　病人因疗程长、全身症状明显,尤其有咯血者,可能产生焦虑、悲观情绪,应了解病人有无不良心理反应,了解病人家属及社会支持系统对疾病的了解和对病人的关心程度。

【常见护理诊断/问题】

1.体温过高　与肺组织炎症性坏死有关。
2.清理呼吸道无效　与脓痰聚积有关。

【护理目标】

1.病人体温恢复至正常范围。
2.能进行有效咳嗽、排痰,呼吸道通畅。

【护理措施】

1.病情观察　密切观察病人生命体征的变化,观察咳嗽、咳痰,尤其痰的颜色、性质、气味,痰液静置后是否有分层现象,准确记录24 h的痰量,发现血痰应立即报告医师。

2.生活护理　症状明显者应卧床休息,保持室内空气清新、流通,同时注意保暖。饮食宜给予高蛋白、高热量、高维生素、易消化的食物,加强营养。鼓励病人多饮水,促进降温及毒素的排泄。

3. 用药护理　遵医嘱给予抗生素、祛痰药。痰量多且黏稠时,应采取雾化吸入,以利于痰液稀释和排出。必要时协助医师使用纤维支气管镜冲洗及吸痰和给药。

4. 对症护理　高热不退者,首选物理降温,或遵医嘱给予小量解热药物。大量咳脓痰者,根据病变部位,指导病人采取体位引流,具体措施及护理参见本章第五节"支气管扩张"。肺脓肿病人常因高热时间较长,唾液分泌减少,致口腔黏膜干燥;又因咳大量脓臭痰,利于细菌繁殖,易引起口腔炎及黏膜溃疡,故而应加强口腔护理。

5. 心理护理　针对病人不同的心理反应,护士在与病人交往中,态度要和蔼,应多关心、体贴和安慰鼓励病人,积极配合治疗与护理,争取早日康复。

【健康教育】

1. 预防上呼吸道感染,彻底治疗口腔、上呼吸道慢性感染病灶,如龋齿、化脓性扁桃体炎、牙周溢脓等,以防病灶分泌物吸入下呼吸道而诱发感染。重视口腔清洁。

2. 积极治疗皮肤外伤感染、痈、疖等化脓性病灶。不挤压痈、疖,防止血源性肺脓肿的发生。

3. 对慢性病、年老体弱病人,家属应经常为其翻身、叩背,促进痰液排出,疑有异物吸入时要及时清除。

4. 提倡健康的生活方式,避免过度劳累,不吸烟、不酗酒。积极锻炼身体,提高抵抗能力。

(邓双全)

第五节　支气管扩张

支气管扩张(bronchiectasis)是指直径大于 2 mm 的支气管由于管壁的肌肉和弹性组织破坏引起的慢性异常扩张。临床特点为慢性咳嗽、咳大量脓痰和(或)反复咯血。病人多有儿童期麻疹、百日咳或支气管肺炎等病史。随着免疫接种和抗生素的应用,本病的发病率已明显降低。

【病因及发病机制】

1. 支气管-肺组织感染和支气管阻塞　婴幼儿期支气管-肺组织感染是支气管扩张最常见的原因。由于婴幼儿时期支气管尚处于发育阶段,管腔较细狭,管壁较薄弱,易阻塞。反复感染破坏支气管壁各层组织,削弱了对管壁的支撑作用,致使支气管变形扩张。当异物、肿瘤、肿大淋巴结等阻塞或压迫支气管引起肺不张时,胸腔负压直接牵拉支气管管壁,导致支气管扩张。

2.支气管先天性发育缺损和遗传因素　可能是先天性结缔组织异常、管壁薄弱所致的扩张,此类支气管扩张临床上少见。

3.全身性疾病　目前已发现类风湿关节炎、溃疡性结肠炎、系统性红斑狼疮、人免疫缺陷病毒感染等疾病可同时伴有支气管扩张。

【临床表现】

1.症状

(1)慢性咳嗽、大量脓痰　常为阵发性咳嗽,咳痰,与体位改变有关,如晨起或入睡卧床时咳嗽、痰量增多。其严重程度可用痰量估计:轻度痰量<10 ml/d;中度痰量10 ~ 150 ml/d;重度痰量 >150 ml/d。急性感染发作时,黄绿色脓痰明显增多,每天可达数百毫升,痰液静置后有分层现象,一般分三层:上层为泡沫,中层为混浊黏液,下层为脓性物和坏死组织。若有厌氧菌感染时痰液有臭味。

(2)反复咯血　大多数病人有反复咯血,量不等,可为痰中带血、小量或大量咯血。咯血量与病情严重程度、病变范围有时不一致。部分病人以反复咯血为唯一症状,平时无咳嗽、脓痰等症状,临床上称为"干性支气管扩张"。病变多位于引流良好的肺上叶支气管。

(3)反复肺部感染　由于扩张的支气管清除分泌物的功能丧失,引流差,易反复发生肺部感染。其特点是同一肺段反复发生肺炎并迁延不愈。

(4)慢性感染中毒症状　如反复感染,可出现发热、乏力、食欲减退、消瘦、贫血等。

2.体征　早期或干性支气管扩张可无明显肺部体征。病情较重或继发感染时可在病侧下胸部及背部闻及局限性、固定较粗的湿啰音,有时可闻及哮鸣音。部分慢性支气管扩张病人伴有杵状指(趾)。

3.并发症　感染可从病变支气管蔓延至所属的肺段而引起支气管肺炎、肺脓肿、脓胸。慢性感染最终可发生慢性阻塞性肺气肿、慢性肺源性心脏病。

【实验室及其他检查】

1.一般检查　继发急性感染时白细胞计数和中性粒细胞明显增多。痰涂片或细菌培养可发现致病菌。

2.影像学检查　早期轻症患者胸部平片无异常,或仅有患侧局部肺纹理增多及增粗现象。后期病重者典型的 X 射线表现为粗乱肺纹理中有多个不规则的环状透亮阴影,或沿支气管的卷发状阴影,有感染时阴影内出现液平面。胸部 CT 检查显示管壁的柱状扩张或成串成簇的囊状改变。

3.纤维支气管镜检查　可明确部分病人的出血部位或阻塞原因,还可进行局部灌洗,取冲洗液作微生物学检查。

4.支气管造影　支气管碘油造影术可确定病变部位、范围、严重程度,主要用于准备外科手术的病人。

【诊断要点】

根据慢性咳嗽、大量脓痰、反复咯血、反复感染的典型临床特征,肺部闻及局限性、固定持久存在的湿啰音,儿童时期有诱发支气管扩张的病史可做出初步诊断。通过胸部 X 射线、CT 等检查可明确诊断。

【治疗要点】

治疗原则为保持呼吸道通畅,促进痰液引流,控制感染,处理咯血,必要时手术治疗。

1. 保持呼吸道通畅

(1)使用祛痰药物及支气管扩张药稀释脓痰和促进排痰。

(2)体位引流　痰液引流和抗生素治疗同样重要,有助于排出积痰,利于炎症控制,减少继发感染,减轻全身中毒症状。应根据病变部位采取相应的体位引流,对痰液黏稠者其作用尤其重要。

(3)纤维支气管镜吸痰　如体位引流排痰效果不理想,可经纤维支气管镜吸痰及用生理盐水冲洗痰液,也可局部注入抗生素。

2. 控制感染　控制感染是支气管扩张症急性期的主要治疗措施。根据临床表现和痰培养结果,合理应用有效抗生素。常用阿莫西林 0.5 g,每天 4 次,环丙沙星 0.5 g,每天 2 次,或口服头孢类抗生素。也可用青霉素 G 80 万 U 和庆大霉素 8 万 U,每天两次肌内注射,严重感染时可用氨苄西林每天 4~6 g,或一、二代头孢菌素加阿米卡星静脉滴注。慢性感染时选用复方新诺明 2 片,每天 2 次口服,或红霉素、麦迪霉素 0.3 g,每天 4 次口服。有厌氧菌感染,可选用甲硝唑(灭滴灵)或替硝唑,或克林霉素。

3. 手术治疗　呼吸道急性感染或大量咯血,病变范围局限在一叶或一侧肺组织,经药物治疗无效,全身情况良好者,可考虑外科手术切除病变肺段或肺叶。

【护理评估】

1. 健康史　了解有无与本次发病相关的主要诱因,如过度劳累、酗酒、口腔感染等,询问有无经常反复发作的呼吸道感染,有无长期慢性咳嗽、咳大量脓痰症状。了解痰液的性质、气味、颜色及黏稠度,咳痰是否与体位变动有关。有无反复咯血现象及咯血程度。

2. 身体评估　肺部听诊有无局限性、固定性湿啰音。有无消瘦、贫血、杵状指等。

3. 实验室及其他检查　痰涂片或细菌培养是否有致病菌,药物敏感试验结果。血白细胞计数和中性粒细胞是否升高。胸部 X 射线和纤维支气管镜检查是否异常。

4. 心理及社会评估　对反复感染,尤其是反复咯血病人,应注意病人有无精神紧张、焦虑等。评估病人及家属对疾病的认识和了解程度,家庭及社会支持系统对病人的关心程度。

【常见护理诊断/问题】

1. 清理呼吸道无效　与痰液黏稠、体位不当、无效咳痰有关。

2. 焦虑　与疾病迁延、反复发作、个体健康受到威胁有关。

3. 潜在并发症　大咯血、窒息。

【护理目标】

1. 病人能有效排痰、呼吸道通畅。

2. 病人焦虑减轻，情绪稳定。

3. 及时发现咯血现象，判断窒息先兆，无窒息发生。

【护理措施】

1. 病情观察　观察痰液的颜色、性质、气味，准确记录 24 h 的痰量。观察咯血的颜色、性质和量，对大咯血者，密切观察病情，防止窒息发生。

2. 生活护理　急性感染或症状明显者应卧床休息，保持室内空气清新、流通，同时注意保暖。饮食宜给予高蛋白、高热量、高维生素、易消化的食物，加强营养，鼓励病人多饮水，每天饮水 1 500 ~ 2 000 ml，可稀释痰液，利于排痰。避免冰冷食物诱发咳嗽。保持口腔清洁，促进食欲。

3. 用药护理　遵医嘱给予有效抗生素、祛痰药。痰量多且黏稠时，应采取雾化吸入以湿化呼吸道，利于痰液稀释和排出。观察所使用抗生素的疗效及不良反应。

4. 对症护理　协助病人有效排痰，保持气道清洁。对长期卧床的病人应经常帮助其变换体位及叩拍背部，指导病人深吸气后用力咳痰。对咳大量脓痰的病人，根据病变部位，指导病人采取体位引流，利用重力作用促使呼吸道分泌物流入气管、支气管直至排出体外。具体方法如下。

(1)引流前准备　向病人解释体位引流的目的、操作过程和注意事项，消除顾虑，取得病人合作。引流前 15 min 遵医嘱给予支气管扩张剂(如有条件可使用雾化器或手按定量吸入器)。

(2)引流体位　体位选择取决于病变部位和病人的耐受程度，原则上病肺处于高处，引流支气管开口向下(图 2-1)，以利于痰液流入大支气管和气管排出。

(3)引流时间　每次 15 ~ 20 min，每天 1 ~ 3 次，宜在饭前 1 h 或饭后 1 ~ 3 h 进行。

(4)引流时观察　引流中指导病人做腹式深呼吸，辅以胸部叩击或震荡等措施，并鼓励病人咳嗽，提高引流效果。注意观察病人有无出汗、脉搏细弱、头晕、面色苍白等症状，评估病人的耐受程度，如病人出现咯血、面色青紫、呼吸困难、心率超过 120 次/min、高血压、低血压、心律失常等情况，应立即终止体位引流并通知医生。

(5)引流后护理　引流完毕，给予漱口，清洁口腔。观察咳嗽、咳痰情况，并记录排出的痰量及性质，必要时送检。

5. 心理护理　由于疾病迁延反复，疗效不佳，病人往往焦虑、烦躁不安，尤其是反复咯血病人。应多关心、体贴和安慰病人，了解其心理状态，给予心理支持。解释支气管扩张反复发作的病因及防治措施，消除病人不安情绪，树立战胜疾病的信心。

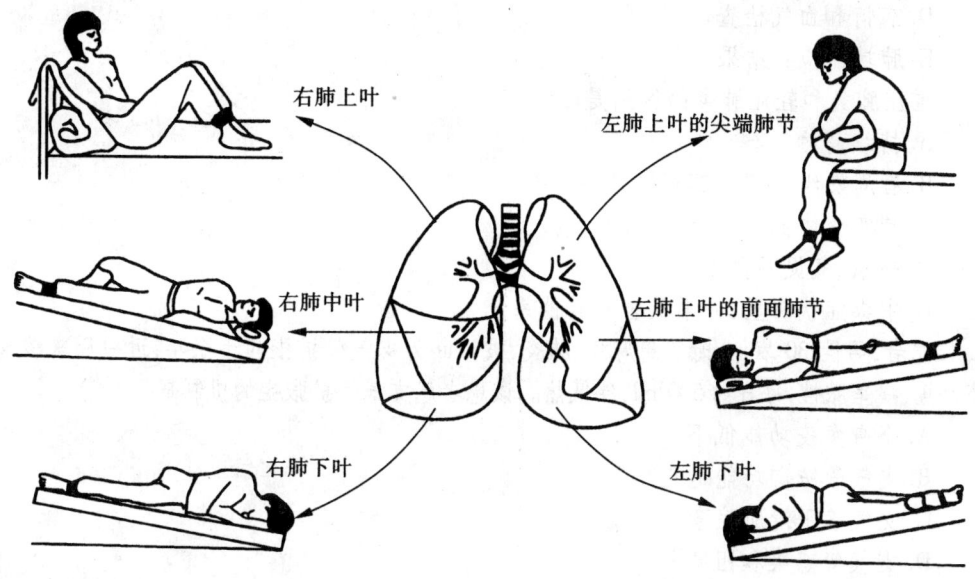

右肺上叶

左肺上叶的尖端肺节

右肺中叶

左肺上叶的前面肺节

右肺下叶

左肺下叶

图2-1　体位引流(顺位排痰)示意图

【健康教育】

1. 告知病人应及时清除上呼吸道慢性感染病灶,如龋齿、扁桃体炎、鼻窦炎等。避免受凉及呼吸道感染,避免疾病复发,防止病情恶化。

2. 强调清除痰液对减轻症状、预防感染的重要性,指导病人及家属掌握有效咳嗽、胸部叩击及体位引流的排痰方法。指导病人学会自我监测病情,病人及家属应学会识别病情变化的征象,一旦发现症状加重,应及时就诊。

3. 加强锻炼,增加营养,保证适当的休息,以增强机体的抗病能力。

思考与练习

一、A1/A2 型题

1. 排出痰液的护理措施中不妥的是(　　　)

　　A. 可使用祛痰剂

　　B. 限制水分摄入,以免痰液生成过多

　　C. 对症使用有效的中成药

　　D. 行蒸汽吸入或药物超声雾化吸入

　　E. 对痰多而无力咳出者协助翻身拍背,或导管插入吸痰

2. 确定给氧浓度的首要指标是(　　　)

　　A. 发绀的轻重

　　B. 呼吸困难的程度

　　C. 神志状态

D.病情和血气检查

E.肺功能检查结果

3.重症肺炎和轻症肺炎的区别是(　　)

A.持续高热

B.唇周发绀,伴"三凹征"

C.肺实变体征

D.咳嗽、气促明显

E.中毒症状明显,并累及全身其他系统

4.患者,男性,30岁,儿时曾患麻疹、肺炎,被诊断为支气管扩张症十余年,近一周来咳嗽、咳痰加重,痰呈脓性,每日约500 ml,伴低热。该患者患支气管扩张症的机制是(　　)

A.全身免疫功能低下

B.支气管防御功能退化

C.支气管平滑肌痉挛

D.支气管感染和阻塞

E.支气管变态反应性炎症

5.患者王先生,71岁,以右下肺炎收入院。体质较弱,虽经抗感染及一般对症治疗,但没有明显好转。为防止发生感染性休克,应密切观察(　　)

A.体温变化

B.血压变化

C.呼吸系统症状变化

D.肺部体征变化

E.血液白细胞变化

6.某支气管扩张症患者,其引流部位在左上叶尖段,护士为该患者引流时应指导患者采取的体位是(　　)

A.左侧卧位

B.仰卧,枕垫放在髋部下

C.右侧卧位,枕垫放在髋部下,头部充分伸展

D.坐在椅子上,靠向右侧

E.坐在椅子上,背靠枕垫,头向后仰

7.某患者于受凉后出现高热、犬吠样咳嗽伴有声音嘶哑,查体可见咽部充血,两肺呼吸音清,该患者的诊断最可能为(　　)

A.支气管扩张症

B.急性感染性喉炎

C.肺脓肿

D.急性支气管炎

E.肺炎

二、A3/A4 型题

(8~10 题共用题干)

患者,女性,35 岁,咳嗽 1 周,近 2 日咯血数次,每次咯血量不等,最多一次达 300 ml,体检左侧肺上部呼吸音减弱,患者精神紧张。

8.该患者最可能危及生命的并发症是(　　)

A.贫血

B.失血性休克

C.窒息

D.肺不张

E.气胸

9.该患者突然出现咯血不畅、表情恐怖、张口瞪目、两手乱抓、大汗淋漓,进而意识突然丧失,护士应首先考虑患者发生了(　　)

A.休克

B.左心衰竭

C.支气管哮喘

D.窒息

E.呼吸衰竭

10.这时护士应首先采取的措施为(　　)

A.立即给予患者头高足低位

B.迅速用负压机械吸引吸出血块

C.判断患者昏迷程度

D.给予高流量吸氧

E.开放静脉通路

(11~13 题共用题干)

患者邢某,男性,25 岁,以突然畏寒、高热、咳嗽 1 天就诊。体检:右下肺呼吸音低,可闻及湿啰音,胸片示右下肺有大片炎性阴影。入院后肌内注射青霉素治疗,体温逐渐下降,患者一般情况也明显好转。

11.该患者可能的诊断是(　　)

A.肺炎链球菌肺炎

B.肺炎支原体肺炎

C.金黄色葡萄球菌肺炎

D.肺结核

E.军团病

12.该患者停用抗生素的指标是(　　)

A.体温降至正常后 3 天

B.体温降至正常后 1 周

C.体温降至正常后 2 周

D.症状、体征完全消失

E. X 射线示炎症阴影完全消失

13. 对该患者的护理中,下列哪项不妥(　　)

A. 胸痛取患侧卧位

B. 呼吸困难取半卧位

C. 高热者常规用退热药

D. 腹胀者可局部热敷或肛管排气

E. 密切观察生命体征、神志、尿量等变化,警惕感染中毒性休克

参考答案

1. B　2. D　3. E　4. D　5. B　6. D　7. B　8. C　9. D　10. B

11. A　12. A　13. C

(邓双全)

第六节　慢性支气管炎和慢性阻塞性肺疾病

一、慢性支气管炎

慢性支气管炎(chronic bronchitis)简称慢支,是指气管、支气管黏膜及其周围组织的慢性非特异性炎症。以慢性反复发作的咳嗽、咳痰或伴有喘息为临床特征,晚期易并发慢性阻塞性肺气肿、慢性肺源性心脏病。

【病因及发病机制】

本病的病因尚不完全清楚,可能是由多种不良因素长期相互作用所引起。

1. 有害气体和有害颗粒　如吸烟、烟雾、粉尘、刺激性气体(如二氧化硫、二氧化氮、氯气、臭氧等)。这些理化因素可损伤气道上皮细胞,使纤毛运动减退,巨噬细胞吞噬能力降低,导致气道净化功能下降。同时可使支气管平滑肌收缩痉挛,腺体分泌亢进,黏液分泌增多,使气道阻力增加。

2. 感染因素　病毒、细菌和支原体等感染是造成慢支发病、加重和复发的重要原因。主要病毒为鼻病毒、黏液病毒、腺病毒和呼吸道合胞病毒。在病毒感染损伤气道黏膜的基础上易继发细菌感染。这些感染因素也造成气管、支气管黏膜的损伤和慢性炎症。

3. 其他因素　免疫、年龄和气候等因素均与慢支有关,老年人免疫功能减弱时,呼吸道净化作用、吞噬功能、咳嗽反射等功能下降,以及呼吸道分泌型免疫球蛋白减少,均为慢

支发病提供内在条件。寒冷空气可以刺激腺体增加黏液分泌,纤毛运动减弱,黏膜血管收缩,局部血液循环障碍,易引起继发感染。

【临床表现】

本病起病慢,病程长,常因反复急性发作而病情加重。

1.症状与体征　慢性咳嗽、咳痰、喘息是慢支突出的表现。本病起病缓慢,病程较长。初期症状轻微,仅在寒冷季节、吸烟、劳累、感冒后可引起急性发作或症状加重,尤其在冬春季加剧,白天较轻,早晚加重,睡眠时有阵咳。痰为白色黏液或浆液泡沫性,偶可带血,合并细菌感染时,则为脓痰,咳嗽和痰量亦增加。起床后或体位变动可刺激排痰,故清晨排痰较多。喘息是由支气管痉挛、支气管黏膜水肿、痰液阻塞引起。并发阻塞性肺气肿时可表现为劳动或活动后气急。体检急性发作期可在背部或双肺底听到干、湿啰音,咳嗽后可减少或消失。喘息性慢性支气管炎可听到哮鸣音并伴呼气音延长。

2.分型　可分为单纯型和喘息型。单纯型的主要表现为咳嗽、咳痰;喘息型除有咳嗽、咳痰外尚有喘息,伴有哮鸣音。喘鸣在阵咳时加剧,睡眠时明显。

3.分期　按病情进展可分为3期。

(1)急性发作期　指1周内出现脓性痰,痰量明显增加。或咳、痰、喘症状中任何一项明显加剧。

(2)慢性迁延期　指咳、痰、喘症状迁延1个月以上者。

(3)临床缓解期　指症状基本消失或偶有轻微咳嗽,少量痰液,保持2个月以上者。

4.并发症　慢性支气管炎易并发肺部感染、慢性阻塞性肺气肿和肺源性心脏病。反复发作逐渐恶化最终出现心肺功能不全的表现。

【实验室及其他检查】

1.血液一般检查　细菌感染时白细胞计数、中性粒细胞增多。喘息型者嗜酸性粒细胞增多。

2.痰液检查　痰涂片或培养可见肺炎球菌、流感嗜血杆菌、甲型链球菌及奈瑟球菌等。涂片中可见大量中性粒细胞,喘息型者嗜酸性粒细胞增多。

3.呼吸功能检查　早期无明显变化,随病情发展逐渐出现阻塞性通气功能障碍。

4.X射线胸片检查　早期无异常,随着病程进展两肺纹理粗乱,呈网状或条索状、斑点状阴影,以下肺野较明显。

【诊断要点】

1.咳嗽、咳痰或伴喘息,每年发病持续3个月,连续两年或以上,并排除其他慢性气道疾病时,可作出诊断。

2.若每年发病持续不足3个月,而有明确客观检查依据(如X射线胸片、呼吸功能等)亦可诊断。

【治疗要点】

治疗原则是慢支急性发作期和慢性迁延期应以控制感染及对症治疗为主;临床缓解期加强锻炼,提高机体抵抗力,预防上呼吸道感染,减少并发症的发生。

1. 控制感染　急性发作期和慢性迁延期应有效地控制感染。轻者可口服给药,选用胃肠吸收好、耐药率低的药物,如阿奇霉素、红霉素、罗红霉素、羟氨苄青霉素等,重者可根据细菌敏感情况选用青霉素类、氨基苷类、喹诺酮类、头孢菌素类抗生素,肌内注射或静脉滴注。能单独应用窄谱抗生素应尽量避免使用广谱抗生素,以免二重感染或产生耐药菌株。

2. 祛痰镇咳　用于急性发作期和慢性迁延期的病人,以改善或消除症状。常用药物有氯化铵合剂、溴己新、喷托维林等。

3. 解痉平喘　常选用氨茶碱、沙丁胺醇,若气道舒张剂使用后气道仍有持续阻塞,可使用糖皮质激素,如泼尼松 20 ~ 40 mg/d。

【护理评估】

1. 健康史　详细询问病人起病的时间,咳嗽、咳痰的性质,有无明显诱因,症状出现与环境的变化、过度劳累和吸烟是否有关。

2. 身体评估　评估病人全身状况,监测生命体征,注意观察呼吸的节律、频率,有无胸痛、气急、喘息等。胸部体检是否有哮鸣音和呼气音延长。

3. 实验室及其他检查　痰培养有无致病菌,血液检查白细胞、中性粒细胞是否升高。X 射线检查肺纹理有无粗乱等。

4. 心理及社会评估　由于病程长,反复发作,生活不能自理,患者易产生焦虑、忧郁情绪。应评估病人的心理反应及对疾病的了解,评估病人家属对病人的关心程度。

【常见护理诊断/问题】

1. 清理呼吸道无效　与分泌物增多、黏稠有关。
2. 体温过高　与慢支并发感染有关。
3. 焦虑　与剧烈咳嗽、咳痰不畅影响睡眠有关。

【护理目标】

病人能有效咳嗽、咳痰,呼吸道保持通畅;体温恢复正常范围;焦虑程度减轻,睡眠良好。

【护理措施】

1. 病情观察　注意观察有无呼吸困难、剧烈咳嗽、咳痰,有无畏寒、发热等。警惕肺部急性感染和肺源性心脏病的发生。

2. 生活护理　室内空气保持清新,以减少刺激。协助卧位病人翻身,指导病人深吸气后有意识地咳嗽,以利排痰,畅通呼吸道。视病情采取其他有效排痰方法,如胸部叩击和胸壁震荡、体位引流、机械吸痰等,以保持气道通畅。加强营养,多食蔬菜、水果,保持大便通畅。鼓励病人多饮水,使痰液稀释,易于咳出。

3.用药护理　在控制感染的同时,遵医嘱使用祛痰、镇咳药物治疗。注意应以祛痰为主,保持呼吸道通畅,不宜选用强烈镇咳药如可待因,以免抑制咳嗽中枢,加重呼吸道阻塞,导致病情恶化。

4.对症护理　发热病人,应4 h测体温一次,注意呼吸、脉搏、血压、神志改变,酌情物理降温,必要时遵医嘱使用解热药物。剧烈咳嗽、咳痰者除应用祛痰镇咳药外,可采用超声雾化疗法,使药液直接吸入呼吸道进行局部治疗,以达到消炎、止咳、化痰作用,利于祛痰。

5.心理护理　慢支反复发作,病人常感力不从心,精神苦闷,应多与病人沟通,给予心理安慰。生活上多关心照顾,细心护理,缓解躯体不适,增强病人治疗疾病的信心。

【健康教育】

1.向病人宣传慢支治疗是一个长期过程,要树立治疗信心,主动配合,坚持治疗,并督促病人按医嘱服药,争取病情的缓解。

2.指导病人适当休息,避免过度疲劳,注意营养的摄取,与病人及家属共同制订休息和营养摄入计划。

3.鼓励病人,特别是缓解期病人坚持锻炼以加强耐寒能力与机体抵抗力,注意保暖,避免受凉,预防感冒,劝告吸烟病人戒烟。

4.注意改善环境卫生,做好个人劳动保护,消除及避免烟雾、粉尘和刺激性气体等诱发因素对呼吸道的影响。去除慢性鼻窦炎、扁桃体炎等原发病灶。急性支气管炎应及时有效地彻底治疗,对预防慢支具有积极意义。

二、慢性阻塞性肺疾病

慢性阻塞性肺疾病(chronic obsrructive pulmonary disease,COPD)是指一种具有气流受限特征的肺部疾病,气流受限不完全可逆,呈进行性发展。COPD是呼吸系统疾病中的常见病和多发病,居全球死亡原因的第四位,在我国居死亡原因中居第三位,居农村死亡的首位。其发生与慢性支气管炎及肺气肿密切相关。慢性支气管炎(简称慢支)是指气管、支气管黏膜及其周围组织的慢性非特异性炎症。慢性阻塞性肺气肿是指终末细支气管远端的气道弹性减退、过度膨胀、充气或伴有气道壁破坏、肺容积增大的病理状态。当慢性支气管炎和(或)肺气肿病人肺功能检查出现气流受限且不能完全可逆时,则诊断为COPD。如病人只有慢性支气管炎和(或)肺气肿,而无气流受限,则不能诊断为COPD。支气管哮喘也具有气流受限,但支气管哮喘是一种特殊的气道炎症性疾病,其气流受限具有可逆性,故不属于COPD。

【病因及发病机制】

确切病因不明,可能与个体易感因素及环境因素有关,两者又相互影响。

吸烟为本病的重要发病因素,吸烟者发病率比不吸烟者高2~8倍。其他如空气污染、职业性粉尘和化学物质、感染、蛋白酶-抗蛋白酶失衡、氧化应激、炎症机制及其他机体内在因素,如呼吸道防御功能及免疫功能降低、自主神经功能失调等均与 COPD 的发生发展有关。其中感染是 COPD 发生、发展的重要因素之一。

【临床表现】

1.症状

(1)慢性咳嗽、咳痰 本病起病缓慢,病程较长。初期症状轻微,仅在寒冷季节、吸烟、感冒后引起急性发作或症状加重,白天较轻,早晚加重,睡眠时可有阵咳。咳痰以清晨排痰较多,痰为白色黏液或浆液泡沫性,偶可带血,合并细菌感染时,则为脓痰,咳嗽和痰量亦增加。随病程发展可迁延不愈。

(2)气短或呼吸困难 早期仅在体力劳动或活动时出现,随着病情进展逐渐加重,日常活动甚至休息时也可感到气短。这是 COPD 的标志性症状。

(3)喘息和胸闷 部分病人特别是重症病人或急性加重时出现喘息。

(4)其他 晚期病人有体重下降,食欲减退等全身症状。

2.体征 早期可无异常,随着病情发展出现桶状胸,呼吸运动减弱;触诊语颤减弱或消失;叩诊呈过清音,心浊音界缩小,肺下界和肝浊音界下降;听诊呼吸音减弱,呼气延长,并发感染时在背部或双肺底听到干、湿啰音,咳嗽后可减少或消失。

3.COPD 的严重程度分级 根据第一秒用力呼气容积占用力肺活量的百分比(FEV_1/FVC)、第一秒用力呼气容积占预计值百分比(FEV_1% 预计值)下降的幅度对 COPD 严重程度分级(表2-1)。

表2-1 慢性阻塞性肺疾病的严重程度分级

分级	分级标准
I级(轻度)	FEV_1/FVC<70%
	$FEV_1 \geqslant 80\%$ 预计值
II级(中度)	FEV_1/FVC<70%
	$50\% \leqslant FEV_1 < 80\%$ 预计值
III(重度)	FEV_1/FVC<70%
	$30\% \leqslant FEV_1 < 50\%$ 预计值
IV(极重度)	FEV_1/FVC<70%
	$FEV_1 < 30\%$ 预计值
	或 $FEV_1 < 50\%$ 预计值,伴慢性呼吸衰竭

4.COPD 病程分期 COPD 按病程可分为急性加重期和稳定期,前者指在短期内咳嗽、咳痰、气短和(或)喘息加重,脓痰量增多,可伴发热等症状;稳定期指咳嗽、咳痰、气短等症状稳定或轻微。

5.并发症 COPD 可并发肺部感染、慢性呼吸衰竭、自发性气胸、慢性肺源性心脏病等。

【实验室及其他检查】

1. 血液一般检查　细菌感染时白细胞计数、中性粒细胞增多,可出现核左移。

2. 痰液检查　痰涂片或培养可见致病菌。

3. 肺功能检查　是判断气流受限的主要客观指标,对 COPD 诊断、严重程度评价、疾病进展、预后及治疗反应等有重要意义。FEV_1/FVC 是评价气流受限的敏感指标,$FEV_1\%$ 预计值是评估 COPD 严重程度的良好指标。吸入支气管扩张药后 $FEV_1/FVC<70\%$ 及 $FEV_1<80\%$ 预计值者,可确定为不能完全可逆的气流受限。

4. 影像学检查　早期 X 射线胸片无异常,随着病程进展两肺纹理粗乱,呈网状或条索状、斑点状阴影,以下肺野较明显。肺气肿改变时出现胸廓前后径增大,肋间隙增宽,肋骨平行,膈低平,两肺透亮度增加,肺血管纹理减少或有肺大泡征象。

5. 动脉血气分析　早期无异常,随着病程进展可出现低氧血症、高碳酸血症、酸碱平衡失调等。

【诊断要点】

根据吸烟等高危因素史、临床症状、体征及肺功能检查等综合分析可做出诊断。不完全可逆的气流受限是 COPD 诊断的必备条件。吸入支气管扩张药后 $FEV_1/FVC<70\%$ 及 $FEV_1<80\%$ 预计值可确定为不完全可逆性气流受限。

【治疗要点】

治疗原则为急性加重期以控制感染及对症治疗为主;稳定期则为提高机体抵抗力,预防上呼吸道感染,避免病情急性加重,减少并发症的发生。

1. 急性加重期治疗

(1)确定急性加重期的原因及病情严重程度,根据病情严重程度决定门诊或住院治疗。

(2)抗感染　根据病原菌种类及药物敏感试验,选用抗生素积极治疗,如给予 β 内酰胺类/β 内酰胺酶抑制剂,第二代头孢菌素、大环内酯类或喹诺酮类等。轻者可口服给药,重者可肌内注射或静脉滴注。能单独应用窄谱抗生素应尽量避免使用广谱抗生素,以免二重感染或产生耐药菌株。

(3)祛痰镇咳　对痰多不易咳出者,常用药物有氯化铵合剂、溴己新、喷托维林等。

(4)解痉平喘　常选用沙丁胺醇、氨茶碱等,若气道扩张剂使用后气道仍有持续阻塞,可使用糖皮质激素。

(5)吸氧　对发生低氧血症者可采用鼻导管持续低浓度吸氧。

2. 稳定期治疗

(1)使用支气管扩张药　短期应用以缓解症状,长期规律应用可预防和减轻症状。

(2)祛痰药　对痰多不易咳出者可使用祛痰药。

(3)长期家庭氧疗(LTOT)　持续低流量吸氧,1～2 L/min,每天 15 h 以上,对 COPD 慢性呼吸衰竭者可提高生活质量和生存率。LTOT 的指征:①$PaO_2 \leqslant 55$ mmHg 或 $SaO_2 \leqslant$

88%,有或没有高碳酸血症。②$PaO_2$55~60 mmHg 或 SaO_2≤88%,并有肺动脉高压、心力衰竭所致的水肿或红细胞增多症。

【护理评估】

1. 健康史　了解病人生活、工作环境情况,有无吸烟等不良病史,了解病情加重的诱因,咳嗽、咳痰的性质,有无呼吸困难、胸闷等。

2. 身体评估　评估病人的生命体征,注意观察呼吸的频率、节律、深度,皮肤有无发绀,肺部有无干、湿啰音及哮鸣音和呼气音延长等。

3. 实验室及其他检查　痰培养有无致病菌,血液检查白细胞、中性粒细胞是否升高。了解肺功能检查结果等。

4. 心理及社会评估　由于病程长,病情常反复发作,患者易产生焦虑、忧郁等,应评估病人的心理反应及对疾病的了解。评估病人家属对病人的关心、支持程度。

【常见护理诊断/问题】

1. 清理呼吸道无效　与分泌物多而黏稠、无效咳嗽有关。

2. 气体交换受损　与气道阻塞、通气不足、气道分泌物过多和肺泡呼吸面积减少有关。

3. 体温过高　与呼吸道感染有关。

4. 营养失调　低于机体需要量　与食欲减退、摄入减少、能量消耗增加有关。

5. 焦虑　与健康状况的改变、病情加重等有关。

6. 知识缺乏　缺乏疾病的有关防治知识。

【护理措施】

1. 病情观察　注意观察生命体征改变,观察有无咳嗽、咳痰,痰液的量及性状,有无呼吸困难、发绀及程度。监测动脉血气分析和水、电解质、酸碱平衡情况。

2. 生活护理　室内空气保持清新及合适的温湿度,冬季注意保暖,避免直接吸入冷空气。视病情安排适当的活动量,加强营养,多食蔬菜、水果,保持大便通畅。鼓励病人多饮水,以湿化气道、稀释痰液,易于咳出。戒除烟酒等不良嗜好。

3. 用药护理　遵医嘱应用抗生素、支气管扩张药和祛痰药物等,注意观察疗效及不良反应。止咳药不宜选用强烈镇咳药如可待因等,以免抑制咳嗽中枢,加重呼吸道阻塞,导致病情恶化。

4. 对症护理　对发热病人酌情物理降温,必要时遵医嘱使用解热药物。剧烈咳嗽、咳痰者除遵医嘱应用祛痰镇咳药外,可采用超声雾化疗法,使药液直接吸入呼吸道进行局部治疗,可达到消炎、止咳、化痰作用,有利于祛痰。协助卧位病人翻身、拍背,指导病人深吸气后有意识地咳嗽,以利排痰,畅通呼吸道。酌情采用其他有效排痰方法,如胸部叩击和胸壁震荡、体位引流、机械吸痰等,以保持气道通畅。对呼吸困难伴低氧血症者,根据缺O_2 和 CO_2 潴留的程度不同,合理用氧改善呼吸功能,一般采用鼻导管持续低流量吸氧。

5. 心理护理　了解病人及其家庭对疾病的态度,关心体贴病人,了解病人心理、性格、生活方式等方面因患病而发生的变化,积极给予心理安慰。与病人及家属共同制订和实施康复计划,消除诱因,定期进行呼吸肌功能锻炼,合理用药等,减轻症状,增强病人战胜疾病的信心。对焦虑病人,教会其缓解焦虑的方法,分散注意力,减轻焦虑。

【健康教育】

1. 做好卫生宣教工作,使病人及家属了解本病发病及加重的因素。戒烟是预防COPD 的重要措施,应劝导病人戒烟,避免粉尘和刺激性气体的吸入。嘱病人注意防寒保暖,防治各种呼吸道感染。

2. 加强营养,增强抗病能力,制订出高热量、高蛋白、高维生素的饮食计划。视病情安排适当的活动量,如散步、太极拳、耐寒锻炼等,以增强体质,提高机体免疫功能。

3. 有条件者坚持家庭氧疗,指导病人和家属氧疗时需做到以下几点:①了解氧疗的目的、必要性及注意事项;②注意安全,供氧装置周围严禁烟火,防止氧气燃烧爆炸;③氧疗装置定期更换、清洁、消毒。

4. 指导病人坚持呼吸功能锻炼,以加强胸、膈等呼吸肌肌力和耐力,改善呼吸功能。其方法有:①腹式呼吸:病人取立位(体弱者可取半卧位或坐位),左右手分别放在腹部或胸前,全身肌肉放松。吸气时用鼻吸入,尽量挺腹,胸部不动;呼气时用口呼出,同时收缩腹部,胸廓保持最小活动幅度,缓呼深吸,增进肺泡通气量。②缩唇呼吸:用鼻吸气用口呼气,呼气时口唇缩拢似吹口哨状,持续慢慢吹气,同时收缩腹部。吸与呼时间之比为1∶2或1∶3。缩唇大小程度与呼气流量由病人自行选择调整,以能使距离口唇 15～20 cm 水平处蜡烛火焰随气流倾斜而又不熄灭为宜。③可在腹部放置小枕头、杂志或书本等锻炼腹式呼吸。如吸气时,物体上升,证明是腹式呼吸。缩唇呼吸和腹式呼吸每天训练 3～4 次,每次重复 8～10 次。腹式呼吸需要增加能量消耗,因此指导病人只能在疾病恢复期如出院前进行训练。

5. 注意病情变化,定期门诊随访。

（邓双全）

第七节　支气管哮喘

支气管哮喘(bronchial asthma,简称哮喘)是一种以嗜酸粒细胞、肥大细胞等多种细胞参与的气道慢性炎症性疾病。这种慢性炎症导致气道的高反应性和广泛多变的不同程度的可逆性气道气流受限。临床主要表现为反复发作的呼气性呼吸困难伴哮鸣音、胸闷或咳嗽等症状,可自行或经治疗后缓解。若长期反复发作可产生气道不可逆性狭窄和气道重塑。因此,合理的防治至关重要。近年来哮喘发病严重程度和死亡率均有上升趋势。

我国哮喘发病率为1%~4%,其中儿童患病率高于青壮年,成人男女发病率大致相同,约40%的病人有家族史。

【病因及发病机制】

1.病因　哮喘病因和发病机制尚不完全清楚,大多认为是受遗传因素和环境因素的双重影响。

(1)遗传因素　哮喘患者亲属患病率高于群体患病率,而且血缘关系越近,患病率越高。有研究表明,与气道高反应、IgE调节和特应性相关的基因在哮喘的发病中起着重要的作用。

(2)环境因素　包括吸入性变应原如花粉、尘螨、动物皮毛、真菌、工业粉尘、二氧化硫、氨气等各种特异和非特异性吸入物。药物如阿司匹林、青霉素、吲哚美辛(消炎痛)、普萘洛尔(心得安)、碘造影剂等;某些食物如鱼、虾、蟹、蛋类、牛奶等;病原体如细菌、病毒、寄生虫、原虫等。尤其上呼吸道感染是诱发哮喘发作的主要原因。

2.发病机制　哮喘的发病机制非常复杂,变态反应、气道炎症、气道反应性增高和神经等因素及其相互作用被认为与哮喘的发病关系密切。其中气道炎症是哮喘发病的本质,而气道高反应是哮喘的重要特征。根据变应原吸入后哮喘发生的时间,可分为速发性哮喘反应(IAR)、迟发性哮喘反应(LAR)和双相型哮喘反应(DAR)。当外界过敏原初次进入机体后,使T淋巴细胞致敏,进而引起B淋巴细胞分化增殖发展成浆细胞,产生大量相应的特异性抗体IgE(亲细胞抗体)。IgE吸附在支气管黏膜下层肥大细胞和血液中嗜碱粒细胞表面,使这些细胞致敏。当患者再次接触同一类抗原时,抗原抗体在致敏细胞上结合发生作用,导致肥大细胞发生破裂、释放生物活性物质如组胺、缓激肽、前列腺素、白三烯、血小板活化因子,引起微小血管渗漏、支气管黏膜水肿、腺体分泌增加、支气管平滑肌痉挛,以及渗出物阻塞气道,有的甚至形成黏液栓,导致通气障碍而出现哮喘症状,此为速发型哮喘反应(IAR)。也有部分病人在接触抗原数小时后才发生哮喘,为迟发型哮喘反应(图2-2)。这是气道慢性炎症的结果。

在疾病早期,肉眼所见无明显器质性病理性改变。随着疾病发展,病理学变化逐渐明显,肉眼可见肺膨胀及肺气肿,支气管及细支气管内含有黏稠痰液及黏液栓。支气管壁增厚、黏膜充血肿胀形成皱襞,黏液栓塞局部可出现肺不张。支气管有嗜酸粒细胞、中性粒细胞和淋巴细胞浸润。

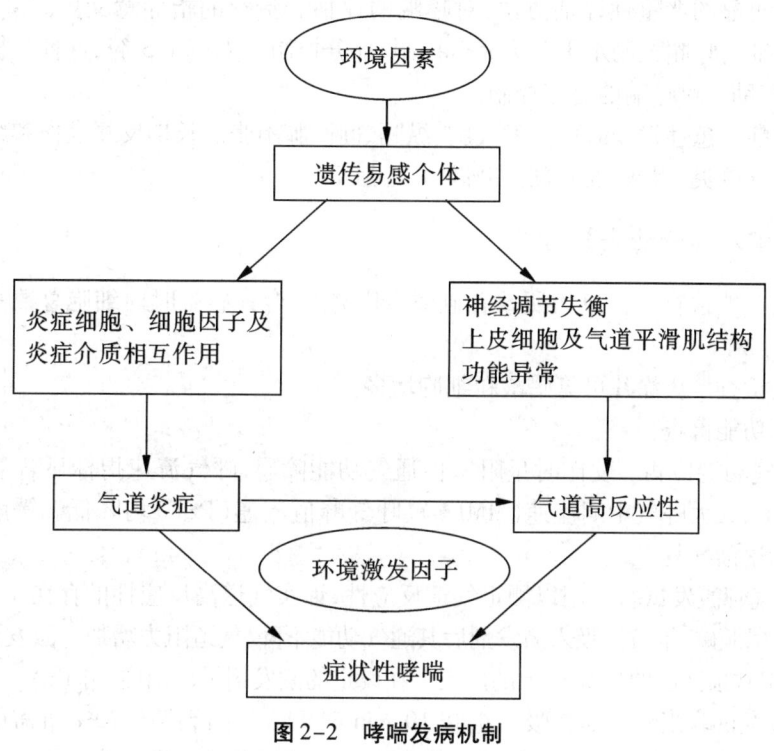

图 2-2　哮喘发病机制

【临床表现】

1.症状　典型表现为发作性呼气性呼吸困难或发作性胸闷和咳嗽,伴有哮鸣音。严重者呈强迫坐位或喘坐呼吸,甚至出现发绀等;干咳或咳大量白色泡沫样痰。部分病人仅以咳嗽为唯一症状(咳嗽变异性哮喘)。哮喘症状可在数分钟内发作,经数小时至数天,用支气管扩张药可缓解或自行缓解。在夜间及凌晨发作和加重常是哮喘的特征之一。有些病人可在运动时出现胸闷、咳嗽和呼吸困难(运动性哮喘)。

2.体征　哮喘发作时胸部呈过度充气状态,听诊有广泛的哮鸣音,呼气音延长。严重者可出现心率加快、奇脉、胸腹反常运动和发绀。但在轻度哮喘或非常严重哮喘发作时,哮鸣音可不出现,称之为寂静胸。

3.支气管哮喘的分期及控制水平分级　根据临床表现可分为急性发作期和非急性发作期。

(1)急性发作期　是指气促、咳嗽、胸闷等症状突然发生,常有呼吸困难,以呼气流量降低为其特征,常因接触刺激物或治疗不当所致。正确评价病情的严重程度有利于及时有效地紧急治疗。此期的严重程度可根据临床表现、血气分析、血氧饱和度及支气管舒张剂治疗效果的不同分为轻度、中度、重度、危重四等级。

(2)非急性发作期　在哮喘非急性发作期,病人在相当长的时间内仍有不同频度和(或)不同程度地出现哮喘症状(喘息、咳嗽、胸闷等),肺通气功能下降。长期评估哮喘的控制水平是可靠的严重性评估方法,对哮喘的评估和治疗的指导意义更大。新版 GINA 依据临床特征将哮喘控制水平分为完全控制、部分控制和未控制 3 级,这种分析方法便于临床应用,有助于对哮喘的更好控制。

4.并发症　急性发作时可并发气胸、纵隔气肿、肺不张。长期反复发作和继发感染可并发慢性支气管炎、阻塞性肺气肿和肺源性心脏病。

【实验室及其他检查】

1.血液一般检查　由过敏所致者血清 IgE 增高,合并感染时白细胞总数和中性粒细胞增高。

2.痰液检查　痰涂片可见嗜酸粒细胞增多。

3.呼吸功能检查

(1)通气功能检测　发作时呈阻塞性通气功能障碍,呼气流速指标显著下降,FEV_1、$FEV_1/FVC\%$、最大呼气中期流速(MMEF)、呼气峰值流速(PEF)均降低。缓解期上述通气功能指标逐渐恢复。

(2)支气管激发试验　用以测定气道反应性,证实气道高反应性的存在。常用吸入激发剂为乙酰甲胆碱、组胺。吸入激发剂后其通气功能下降、气道阻力增加。激发试验只适用于 FEV_1 在正常预计值的 70% 以上的病人。在设定的激发剂量范围内,若 FEV_1 下降>20%,可诊断为激发试验阳性。如在吸入组胺 10 min 时 FEV_1 下降高于 20% 所需的组胺吸入量<7.8 μmol 者为组胺激发试验阳性。90%以上哮喘患者激发试验为阳性。但气道反应性增高并非都是哮喘,必须排除其他呼吸道炎症。

(3)支气管舒张试验　用以测定气道气流的可逆性。常用吸入型的支气管扩张药为沙丁胺醇、特布他林等,如 FEV_1 较用药前增加>15%,且其绝对值增加>200 ml,可判断舒张试验阳性。

(4)PEF 及其变异率测定　PEF 可反映气道通气功能的变化。哮喘发作时 PEF 下降。昼夜 PEF 变异率≥20%,则符合气道气流受限可逆性改变的特点。

3.血气分析　哮喘发作时可有不同程度低氧血症。若气道堵塞严重,在 PaO_2 下降的同时尚有 $PaCO_2$ 升高,出现呼吸性酸中毒,缺氧严重可合并代谢性酸中毒。

4.胸部 X 射线检查　哮喘发作时两肺透亮度增加,呈过度充气状态。

5.特异性变应原的检测　哮喘病人多对众多的变应原和刺激物敏感。结合病史测定变应原指标有助于对病因的诊断,避免或减少对该致敏因素的接触。方法有:体外检测,如检测患者的特异性 IgE;在体试验,如皮肤变应原测试,用于指导避免变应原接触和脱敏治疗,临床较为常用。吸入变应原测试临床少用。

【诊断要点】

1.反复发作性的喘息、呼吸困难、胸闷或咳嗽,多与接触变应原、冷空气、呼吸道感染等有关。

2.发作时两肺可闻及散在或广泛性以呼气相为主的哮鸣音,呼气相延长。

3.上述症状可经治疗缓解或自行缓解。

4. 排除其他疾病所引起的喘息、气急、胸闷或咳嗽。

5. 临床表现不典型者，至少应有下列三项中的一项：①支气管激发试验阳性；②支气管舒张试验阳性；③昼夜 PEF 变异≥20%。

符合上述 1～4 条或 4、5 条者，可诊断为支气管哮喘。

【治疗要点】

目前尚无特效的治疗方法。治疗原则为以抑制气道炎症为主的综合性规范治疗，控制急性发作症状，减少发作，防止病情恶化，尽可能保持肺功能正常，维持正常活动能力（包括运动），减少药物使用，避免治疗副作用，防止不可逆气流阻塞，降低哮喘病死率。

1. 消除病因　迅速脱离变应原，避免接触刺激因子，这是防治哮喘最有效的方法。

2. 药物治疗

(1) 支气管扩张药物　此类药物主要作用是扩张支气管，缓解哮喘发作。

1) β_2 受体激动剂　能兴奋支气管平滑肌细胞膜上的 β_2 受体，可舒张支气管平滑肌，是控制哮喘急性发作的首选药物。常用药物有沙丁胺醇(舒喘灵)、特布他林(博利康尼)、克仑特罗(氨哮素)及喘乐宁气雾吸入剂等。

2) 茶碱类　仍为目前治疗哮喘的有效药物，通过抑制磷酸二酯酶，提高平滑肌细胞内的 cAMP 浓度，拮抗腺苷受体，刺激肾上腺分泌肾上腺素，增强呼吸肌的收缩，松弛支气管平滑肌，同时具有气道纤毛清除功能和抗炎作用。常用药有氨茶碱、丙羟茶碱(喘定)、茶碱缓释片等。口服氨茶碱一般剂量每天 6～10 mg/kg；控(缓)释茶碱制剂可用于夜间哮喘；静脉用药主要用于急重症患者。

3) 抗胆碱药　胆碱能受体拮抗剂，有扩张支气管及减少痰液的作用。包括东莨菪碱、阿托品、山莨菪碱、异丙托溴胺等。平喘应用时，主要以雾化吸入形式给药，可抑制分布于气道平滑肌的迷走神经释放乙酰胆碱，使平滑肌松弛，并防止吸入刺激物引起反射性支气管痉挛，尤其适用于夜间哮喘及痰多哮喘。

(2) 抗炎药物　此类药物主要治疗哮喘的气道炎症，控制哮喘发作。

1) 糖皮质激素　是目前控制哮喘发作最有效的抗炎药物。主要作用机制是抑制炎症细胞的迁移和活化，抑制细胞因子的生成，抑制炎症介质的释放，增强平滑肌细胞 β_2 受体的反应性。可分为吸入、口服和静脉用药，吸入治疗是目前推荐长期抗炎治疗哮喘的最常用的方法。常用吸入药物有倍氯米松、氟替卡松、莫米松等；口服药有泼尼松、泼尼松龙等；静脉用药有琥珀酸氢化可的松、甲泼尼龙(甲基强的松)等。

2) 白三烯(LT)拮抗剂　具有抗炎和舒张支气管平滑肌的作用。常用药物如扎鲁司特 20 mg，每天 2 次，或孟鲁司特 10 mg，每天 1 次口服。

3) 其他　色苷酸钠及尼多酸钠是非糖皮质激素类抗炎药物，对预防运动或变应原诱发的哮喘最为有效。色苷酸钠雾化吸入 3.5～7 mg，每天 3～4 次。酮替芬和新一代组胺 H_1 受体拮抗剂阿司咪唑、曲尼斯特等对轻症哮喘和季节性哮喘有一定效果。

哮喘的治疗是一个长期的过程，应根据哮喘的分期和严重程度的分级，分别使用以上药物进行哮喘长期管理的阶梯式治疗。哮喘在经过急性期治疗症状得到控制后，尚需根据哮喘的不同病情程度制订合适的长期治疗方案,且每 3~6 个月对病情进行一次评估,然后再根据病情调整治疗方案,或升级或降级治疗。对药物的使用需注意个体化,联合应用,以最小的剂量、最简单的联合、最少的不良反应达到最佳控制症状为原则。

3. 免疫疗法 分为特异性和非特异两种,前者又称脱敏疗法。通常采用特异性变应原(如花粉、螨、猫毛等)作定期反复皮下注射,剂量由低到高,以产生免疫耐受性,使病人脱敏。非特异性免疫疗法,如注射卡介苗、转移因子、疫苗等生物制品抑制变应原反应的过程。

【护理评估】

1. 健康史 了解与哮喘发作有关的病因和诱因,了解病人发病与季节、天气变化、饮食、接触的物品、用药、所处环境等的相关度,病前有无上呼吸道感染等。了解既往有无过敏史,哮喘发作前有无先兆症状,如鼻咽发痒、流鼻涕、打喷嚏、干咳等;哮喘发作时呼吸困难的程度、咳嗽、咳痰等。

2. 身体评估 观察哮喘发作时,有无呼吸困难、发绀、端坐呼吸,有无意识障碍等。了解哮喘发作时双肺是否闻及哮鸣音及其范围、程度以及有无湿性啰音等。

3. 实验室及其他检查 主要了解血气分析及呼吸功能检查的结果。

4. 心理及社会评估 评估病人发作时精神状况,有无烦躁、焦虑、恐惧等。了解病人及家属对疾病的了解和态度。

【常见护理诊断/问题】

1. 气体交换受损 与支气管痉挛、气道炎症、气道阻力增加、通气不良等有关。

2. 清理呼吸道无效 与无效咳嗽、痰液黏稠有关。

3. 焦虑/恐惧 与哮喘反复发作、严重哮喘发作伴窒息感有关。

4. 知识缺乏 缺乏对本病的防治知识。

【护理目标】

1. 病人呼吸困难缓解,能进行有效呼吸。

2. 病人能有效咳嗽,痰液能顺利排出。

3. 病人焦虑减轻,情绪稳定。

4. 病人能了解哮喘的发生原因、诱因及避免方法,能正确使用雾化吸入剂等。

【护理措施】

1. 病情观察 严密观察病情变化,哮喘发作时,观察病人的意识状态、呼吸频率、节律、深度等,注意咳嗽、痰液的量和稠度。监测呼吸音、哮鸣音变化,监测动脉血气分析和肺功能情况。加强对急性发作期病人的监护,尤其在夜间和凌晨哮喘易发作,需严密观察病情有无变化,及时报告医生。

2. 生活护理 协助病人采取舒适的体位。提供安静、舒适、温湿度适宜的环境,室内空气流通、清新,室温在 18~22℃、湿度在 50%~70% 为最佳。避免接触环境中的过敏原,室内不宜放置花草,避免使用皮毛、羽绒枕头、羽绒被子、蚕丝织物等,以免吸入刺激性物质引起哮喘发作。发作期提供清淡、易消化、足够热量的饮食。避免食用某些可致过敏的食物,鼓励多饮水,每天饮水 2 500～3 000 ml,湿化气道、稀释痰液。

3.用药护理 遵医嘱给予支气管舒张药、激素等药物,观察用药后的疗效及药物的不良反应。

(1)$β_2$受体激动剂 不良反应主要有头痛、头晕、心悸、手指震颤等,不宜长期、规律、单一、大量使用。应用气雾剂时,指导病人在喷药时深吸气,使药物吸入细小支气管发挥最佳疗效。静脉滴注沙丁胺醇时应注意控制滴速($2～4$ μg/min)。

(2)茶碱类 主要不良反应有肠道、心脏和中枢神经系统的反应,用量过大或静脉注射过快,轻者会引起恶心、呕吐,严重时出现心律失常、血压下降,甚至导致死亡,故需充分稀释后缓慢推注。氨茶碱静注首次剂量 $4～6$ mg/kg,注射速度不超过 0.25 mg/(kg·min),静脉滴注维持量为 $0.6～0.8$ mg/(kg·h),日注射量一般不超过 1.0 g。

(3)糖皮质激素 对胃有刺激作用,口服激素宜在饭后服用,治疗过程中,病人不能自行减量或停药。吸入药物治疗全身不良反应少,少数可出现口腔念珠菌感染、声音嘶哑或呼吸道不适,故喷药后必须立即用清水充分漱口以减轻局部反应和减少胃肠吸收。

(4)其他 少数病人吸入色苷酸钠及尼多酸钠后可有咽喉不适、胸闷,偶见皮疹,孕妇慎用。抗胆碱药吸入后,少数病人可有口苦或口干感。白三烯调节剂的主要不良反应为较轻的胃肠道症状,少数有皮疹、血管性水肿、转氨酶升高等,停药后可恢复。

4.对症护理 痰稠者应指导病人有效咳嗽,可定时给予蒸气雾化吸入,或用生理盐水加抗生素(庆大霉素)和稀化痰液的药物(α-糜蛋白酶)雾化吸入,以湿化呼吸道,促进排痰,无效者可用负压吸引器吸痰。哮喘病人不宜用超声波雾化吸入,因颗粒过小,较多的雾滴易进入肺泡或过饱和的雾液进入支气管作为异物刺激,引起支气管痉挛导致哮喘症状加重。对急性发作期病人应遵医嘱给予氧气吸入,氧气宜温暖湿润,避免引起气道干燥和因寒冷气流刺激而致气道痉挛。必要时给予人工呼吸机辅助呼吸,缓解病人呼吸困难,改善肺通气,维持正常呼吸功能。

5.心理护理 哮喘发作时病人易情绪紧张,甚至惊恐,而精神紧张、激动等负性不良情绪常会诱发或加重哮喘发作,从而形成恶性循环。故而应多关心、体贴、安慰病人,尽量守护在病人床旁,耐心解释病情和治疗措施,使其产生信任和安全感,消除过度的紧张状态,以利于减轻哮喘症状和控制病情。

【健康教育】

1.指导病人提高对疾病的正确认识,增强战胜疾病的信心 通过教育使病人及家属了解哮喘的诱因、控制发作及治疗的方法。了解哮喘病虽不能彻底治愈,但只要坚持充分的正规治疗,保持规律的生活和乐观的情绪,是可以完全有效地控制哮喘的发作的,病人可达到没有或仅有轻度症状,能坚持日常工作和学习。

2.避免诱发因素 针对个体情况,指导病人有效控制可诱发哮喘发作的各种因素,如避免摄入引起过敏的食物;避免接触刺激性气体;防止吸入花粉;预防呼吸道感染;戒烟戒酒;不养宠物;避免强烈的精神刺激和剧烈运动;寒冷天气戴口罩或围巾避免冷空气刺激;

缓解期应加强体育锻炼、耐寒锻炼,以增强体质,减少发作。

3.自我监测病情　指导病人识别哮喘发作的先兆和病情加重的征象,学会哮喘发作时进行简单的紧急自我处理方法。

4.用药指导　指导病人了解自己所用各种药物的名称、用法、用量及注意事项,了解药物的主要不良反应及如何采取相应的措施来避免。指导病人或家属掌握正确的药物吸入技术。

(邓双全)

第八节　慢性肺源性心脏病

慢性肺源性心脏病(chronic pulmonary heart disease,简称肺心病)是由肺组织、肺血管或胸廓的慢性病变引起肺组织结构和(或)功能异常,产生肺血管阻力增加、肺动脉高压,进而使右心肥厚、扩大,伴(或不伴)右心功能衰竭的心脏病。此病是我国呼吸系统的常见病。患病年龄多在 40 岁以上,随年龄增长患病率增高。冬春季节和气候骤变时易出现急性发作。

【病因及发病机制】

病因以慢性阻塞性肺疾病为多见,其次为支气管哮喘、支气管扩张、重症肺结核、尘肺、慢性弥漫性肺间质纤维化等,胸廓运动障碍性疾病和肺血管疾病等少见。慢性阻塞性肺疾病等可致肺功能和结构的不可逆改变,肺气肿时可使肺泡内压增高,压迫肺泡毛细血管,或因肺泡壁破坏造成毛细血管床减少;慢性炎症可致肺血管发生炎症,使血管管腔狭窄或闭塞,进而逐渐发生肺动脉高压;慢性肺、胸疾患引起通气和换气功能障碍,导致机体慢性缺氧、高碳酸血症,使肺小动脉痉挛、收缩,也可引起肺动脉高压。各种原因造成机体慢性缺氧均可引起继发性红细胞增多,血液黏稠度增高,血流阻力增加,使肺动脉压增高,同时缺氧使肾小动脉收缩,肾血流量减少,促使水、钠潴留,引起血容量增多,也加重了肺动脉高压及心脏负荷,以上因素共同促使了肺心病的发生,最终可导致右心衰竭。

【临床表现】

本病发展缓慢,临床上除原有肺、胸疾病的表现外,主要是逐渐出现肺、心功能及其他器官损害的表现。

1.症状与体征

(1)肺、心功能代偿期　此期主要是慢性阻塞性肺疾病等的表现。如慢性咳嗽、咳痰、气急或伴喘息。活动后可感心悸、呼吸困难等症状。体检可有不同程度的肺气肿征,感染时可闻及肺部干、湿啰音。肺动脉瓣区第二心音亢进,常提示有肺动脉高压。三尖瓣区出现收缩期杂音或剑突下心脏搏动,多提示有右心肥大。部分病人因肺气肿使胸内压升高,阻碍上腔静脉回流,可有颈静脉充盈。

(2)肺、心功能失代偿期　呼吸衰竭的表现最突出,有或无右心功能衰竭。由肺血管疾患引起的肺心病则以右心衰竭为主。

1)呼吸衰竭　常因急性呼吸道感染诱发,病人呼吸困难严重、发绀明显,甚至出现嗜睡、昏迷、抽搐等肺性脑病的表现。

2)右心衰竭　表现为气促更明显,心悸、乏力、腹胀、恶心等。体检发绀更明显,颈静脉怒张,肝颈静脉回流征阳性,剑突下收缩期搏动明显,心界向左扩大,三尖瓣区有收缩期吹风样杂音,可有奔马律。肝大且有压痛,下肢水肿,重者可有腹水征。少数患者可出现肺水肿及全心衰竭的体征。

2.并发症　肺心病病人由于低氧血症和高碳酸血症,可致多脏器受累,出现严重的并发症。常见并发症有肺性脑病、酸碱失衡及电解质紊乱、心律失常、休克、消化道出血、弥散性血管内凝血等。

【实验室及其他检查】

1.血液检查　红细胞和血红蛋白可升高,全血黏度和血浆黏度可增加,并发感染时白细胞总数增加或有核左移。部分病人可有肝肾功能的改变及电解质的紊乱。

2.心电图检查　主要为右心室肥大的表现,如心电轴右偏、肺型 P 波,也可出现右束支传导阻滞等。

3.血气分析　可出现低氧血症、高碳酸血症,呼吸衰竭时出现 $PaO_2 < 60$ mmHg,$PaCO_2 > 50$ mmHg。早期 pH 值正常,重症 pH 值降低。

4.影像学检查

(1)X 射线检查　除肺、胸原发病的 X 射线征象外,尚有肺动脉高压和右心室肥大的征象。如右下肺动脉干扩张,横径≥15 mm;肺动脉段中度凸出或其高度≥3 mm;右心室扩大。

(2)通过测定右心室流出道内径(≥30 mm)、右心室内径(≥20 mm)、右心室前壁的厚度、左右心室内径比值(<2)、右肺动脉内径或肺动脉内径或肺动脉主干及右心房增大等指标,可诊断慢性肺心病。

5.其他检查　如肺血管造影、痰细菌学检查、肺功能检查等有助于诊断。

【诊断要点】

1.有慢性阻塞性肺疾病及其他胸肺疾病或肺血管疾病的病史。

2.有肺动脉高压、右心室增大或右心衰竭的表现。

3.X 射线检查、心电图检查、超声心动图检查等有右心肥厚的征象。在排除其他引起右心室增大的心脏病后,即可做出诊断。

【治疗要点】

慢性肺源性心脏病的治疗原则是积极控制感染,保持呼吸道通畅,改善呼吸功能,纠正缺 O_2 和 CO_2 潴留,控制呼吸衰竭和心力衰竭。积极处理并发症。

1. 急性加重期的治疗

(1) 控制感染 根据感染的环境(院内或院外)、痰涂片、痰培养和药敏试验选用抗生素,常用的抗生素有青霉素类、氨基糖苷类、喹诺酮类和头孢菌素类。

(2) 通畅呼吸道,纠正缺 O_2 和 CO_2 的潴留,采取低流量、低浓度持续吸氧,改善通气功能。

(3) 控制心力衰竭 肺心病病人在有效控制感染,改善呼吸功能后心力衰竭症状便可得到改善。但对治疗无效的病人可选用利尿剂、强心药、血管扩张剂等。常用氢氯噻嗪加氨苯蝶啶或螺内酯,水肿较重者可用呋塞米(速尿)口服或肌内注射,同时口服氯化钾等。强心剂应选作用快、排泄快的药物,剂量宜小,一般为常规剂量的 1/2 或 2/3。如毒毛花苷 K 0.125～0.25 mg 或毛花苷丙 0.2～0.4 mg,加于 10% 葡萄糖液 20 ml 静脉缓注。亦可口服地高辛 0.125 mg,每天 1～2 次。扩张血管药,应选硝酸甘油、酚妥拉明等。

(4) 控制心律失常 肺心病合并心律失常,一般在控制感染、纠正缺氧后可缓解。若持续存在可根据心律失常的类型选用药物,如异搏定、慢心律等。

2. 缓解期治疗 缓解期应采用中西结合的综合治疗措施。应积极防治原发病,增强病人的免疫功能,预防急性呼吸道感染等诱发因素,减少或避免急性加重期的发生,使肺、心功能得到部分或全部恢复。

【护理评估】

1. 健康史 询问病人如有无慢性阻塞性肺疾病等相关疾病病史,有无咳嗽、咳痰、呼吸困难、心悸等。

2. 身体评估 了解有无发绀、水肿、颈静脉怒张等。

3. 实验室及其他检查 影像学检查有无肺动脉高压和右心肥大征象及血气分析结果。

4. 心理及社会评估 评估病人及亲属对疾病的认知程度、亲属对病人的态度、能提供的社会支持等。

【常见护理诊断/问题】

1. 气体交换受损 与肺泡壁破坏、毛细血管床减少、弥散面积减少等致通气与血流比例失调有关。

2. 清理呼吸道无效 与呼吸道感染、痰液过多且黏稠有关。

3. 体液过多 与心输出量减少、肾血流灌注量减少有关。

4. 活动无耐力 与肺、心功能下降引起慢性缺氧有关。

5. 潜在并发症 肺性脑病。

【护理措施】

1. 病情观察　密切观察生命征及意识状态,注意有无发绀和呼吸困难及其严重程度。观察病人有无心悸、胸闷、腹胀、尿量减少、下肢水肿等右心衰征象。监测血电解质、血气分析等,密切观察病人有无头痛、烦躁不安、神志改变等肺性脑病的表现,及时通知医师并协助处理。

2. 生活护理　提供安静、舒适的环境,避免劳累,以减少耗氧量。在心肺功能失代偿期应绝对卧床休息,协助病人采取适当的体位,如半卧位或坐位。代偿期以量力而行、循序渐进为原则,鼓励病人适量活动,活动量以不引起疲劳、不加重症状为度。饮食宜提供富有纤维素、清淡易消化的食物,防止便秘和加重心脏负担。

3. 用药护理　遵医嘱使用抗生素等药物,观察疗效及不良反应。使用利尿剂应注意低钾血症;使用洋地黄类药物应注意观察其毒性反应;应用血管扩张剂时,注意观察病人的心率及血压情况;应用呼吸兴奋剂时应注意保持气道通畅,适当增加吸入氧浓度,用药过程中如出现恶心、呕吐、震颤、惊厥等,提示药物过量应立即通知医师。对 CO_2 潴留、呼吸道分泌物多的重症病人应慎用镇静剂、催眠药、麻醉药等。

4. 对症护理　保持气道通畅,根据病人具体情况采取有效措施及时清除痰液(具体方法详见本书相关章节)。根据缺 O_2 和 CO_2 潴留的程度不同,合理吸氧改善呼吸功能。对水肿患者,应限水、少盐,并保持皮肤清洁,对长期卧床者应定时更换体位等以防褥疮发生。

5. 心理护理　肺心病病人要求精神和体力都能得到充分休息,因忧郁、焦虑、情绪波动均可导致交感神经兴奋,儿茶酚胺分泌增加,使心率加快,心肌耗氧量增加,从而使呼吸困难、心力衰竭加重。应充分了解病人及家属的心理状态,针对问题做好相应的心理护理工作,促使病人安心接受治疗与护理,争取早日康复。

【健康教育】

1. 进行卫生宣教,使病人及家属了解疾病的发生、发展过程及防止原发病的重要性,减少疾病反复发作的次数。积极治疗原发病,避免和防治各种可能导致病情急性加重的诱因。对吸烟者耐心劝其戒烟。

2. 改善环境卫生和劳动条件,居室温湿度要适宜、保持空气新鲜、消除呼吸道不良刺激。

3. 增强抗病能力,加强营养,根据肺、心功能状况及体力情况,适当进行体育锻炼,如散步、太极拳、腹式呼吸运动、耐寒锻炼等,以增强体质,改善肺、心功能,提高机体免疫功能。有条件者坚持家庭氧疗。

4. 指导病人采取既有利于气体交换又能节省能量的姿势,以减少体力消耗,如站立时,背倚墙,使膈肌和胸廓松弛,全身放松;坐位时凳高合适,两足正好平放在地,身体稍向前倾,两手放在双腿上或趴在小桌上,桌上放置软枕,使病人胸椎与腰椎尽可能在一直线;卧位时抬高床头,并略抬高床尾,使下肢关节轻度屈曲。

5. 定期门诊随访,告知病人及家属病情变化的征象,发现问题及时就医诊治。

思考与练习

一、A1/A2 型题

1. 慢性支气管炎最突出的症状是(　　　)
   A. 长期反复咳嗽
   B. 反复咳脓性痰
   C. 间歇少量咯血
   D. 逐渐加重的呼吸困难
   E. 活动后心悸、气急

2. 指导肺气肿患者做腹式呼吸锻炼时,下列不正确的是(　　　)
   A. 取立位,吸气时尽力挺腹,胸部不动
   B. 呼气时腹肌收缩,腹壁下陷,尽量将气呼出
   C. 吸与呼时间比例为 2:1 或 3:1
   D. 用鼻吸气,用口呼气,要求深吸缓呼
   E. 每日 2~3 次,每次 10~15 min

3. 临床用于判断气流受限的主要客观检查是(　　　)
   A. 血常规
   B. 动脉血气分析
   C. 胸片
   D. 肺功能
   E. 纤维支气管镜

4. 静脉推注氨茶碱速度要慢,否则可出现(　　　)
   A. 口干、皮疹
   B. 心律失常、血压下降等
   C. 红斑和视物模糊
   D. 腹绞痛和腹泻
   E. 耳鸣和高血压

5. 某哮喘患者,呼吸极度困难,一口气不能说完一句话,伴发绀、大汗淋漓。对该患者首要的护理措施是(　　　)
   A. 专人护理,准备抢救用品
   B. 加强巡视,防止情绪激动
   C. 帮助口服平喘药物
   D. 避免进食可能诱发哮喘的食物
   E. 采血做血气分析

6. 患者,男性,65 岁,吸烟史 40 年,慢性咳嗽、咳痰 15 年,活动后气促 3 年。此次于体检后医生考虑为慢性阻塞性肺疾病,建议到上级医院就诊以明确诊断,该患者必做的检

查是(　　　)

    A.血常规

    B.X线胸片

    C.痰培养

    D.肺功能

    E.动脉血气分析

7.患者,女,62岁,诊断为支气管哮喘3年,哮喘发作与吸入刺激性气体有关。6 h前患者在吸入油烟后咳嗽、喘息发作,控制该患者急性发作症状首选的药物是(　　　)

    A.糖皮质激素

    B.β_2受体激动药

    C.抗胆碱药

    D.氨茶碱

    E.白三烯

8.某慢性肺源性心脏病患者,2天前受凉后咳嗽、咳痰、气促加重,伴少尿、双下肢水肿。1天前出现失眠、间断烦躁不安。查体:烦躁,口唇发绀,心率116 次/min,双肺散在湿啰音,肝肋下2 cm,双下肢可凹性水肿,动脉血气分析示 PaO_2 40 mmHg, $PaCO_2$ 55 mmHg。下列措施中不正确的是(　　　)

    A.禁用麻醉药

    B.慎用镇静药

    C.给予每分钟4~6 L氧气吸入

    D.卧床休息

    E.高热量、高蛋白质、高维生素饮食

二、A3/A4 型题

(9~12题共用题干)

患者,男性,28岁,因外出春游出现咳嗽、咳白黏痰伴喘息1天入院。体检:体温36.5℃,脉搏90 次/min,呼吸28 次/min,血压120/80 mmHg,在肺部可闻及广泛哮鸣音,既往有支气管哮喘史。

9.该患者最可能的诊断是(　　　)

    A.肺炎

    B.支气管扩张

    C.肺心病

    D.支气管哮喘

    E.慢性支气管炎

10.该患者哮喘发作最可能的诱因是(　　　)

    A.花粉

    B.尘螨

    C.动物的毛屑

    D.病毒感染

E.精神因素

11.患者进一步表现为发绀明显、端坐呼吸、大汗淋漓,24 h 经一般解痉治疗后症状无缓解,判断患者为( )

A.混合性哮喘

B.内源性哮喘

C.哮喘持续状态

D.左心衰竭

E.右心衰竭

12.对该患者应采取的护理措施不包括( )

A.每日静脉补液量应在 2000 ml 以上

B.为缓解患者紧张情绪,在病室内摆放鲜花

C.遵医嘱给予祛痰药物

D.遵医嘱给予糖皮质激素

E.给予低流量持续吸氧

(13~15题共用题干)

患者,男性,78 岁,慢性肺源性心脏病 10 年。2 天前于受凉后咳嗽、咳痰、呼吸困难,加重伴少尿、双下肢水肿。1 天前出现失眠、间断烦躁不安急诊入院。查体:体温 37.8℃,呼吸困难,烦躁不安,口唇发绀,呼吸 24 次/min,双肺散在湿啰音及哮鸣音,心率 126 次/min,心律不齐,肝颈回流征(+),双下肢可凹性水肿。

13.该患者病情急性加重的诱因是( )

A.感染

B.急性左心衰竭

C.心律失常

D.缺氧

E.电解质紊乱

14.该患者治疗的关键是( )

A.持续低流量吸氧

B.给予镇静药

C.应用强心药

D.应用利尿药

E.抗生素控制感染

15.该患者氧疗的原则是( )

A.间歇给氧

B.乙醇湿化给氧

C.持续低流量给氧

D.持续高浓度给氧

E.高压氧舱治疗

参考答案

1. A   2. C   3. D   4. B   5. A   6. D   7. B   8. C   9. D   10. A
11. C   12. B   13. A   14. E   15. C

(邓双全)

第九节　肺血栓栓塞症

肺血栓栓塞症(pulmonary thromboembolism,PTE)是肺栓塞最常见的类型。肺栓塞(pulmonary embolism,PE)是各种栓子阻塞肺动脉系统时所引起的一组以肺循环和呼吸功能障碍为其主要临床表现和病理生理特征的临床综合征。肺动脉发生栓塞后,若其支配区的肺组织因血流受阻或中断而发生坏死,称为肺梗死(pulmonary infarction,PI)。引起PTE的血栓主要来源于深静脉血栓形成(deep venousthrombosis,DVT)。DVT与PTE实质上为一种疾病过程在不同部位、不同阶段的表现,两者合称为静脉血栓栓塞症(venous thromboembolism,VTE)。DVT是源,PTE是果,没有DVT很少会发生PTE,预防PTE的根本在于对DVT的防治。

PTE和DVT已经构成了世界性的重要医疗保健问题,其发病率较高,病死率亦高。我国随着诊断意识和检查技术的提高,诊断例数已有显著增加。尽管如此,由于PTE的发病过程较为隐匿,症状又缺乏特异性,确诊尚需特殊的检查技术,以至PTE的检出率偏低,临床上仍存在较严重的漏诊和误诊现象,对此应当给予充分关注。

【病因及发病机制】

引起PTE的血栓可以来源于下腔静脉径路、上腔静脉径路或右心腔,其中大部分来源于下肢深静脉,特别是从腘静脉上端到髂静脉段的下肢近端深静脉(占50%～90%)。近年来,由于颈内静脉和锁骨下静脉内插入、留置导管和静脉内化疗增加,使来源于上腔静脉径路的血栓较以前增多。

1. 危险因素　DVT和PTE具有共同的危险因素,即VTE的危险因素,包括任何可以导致静脉血液淤滞、静脉系统内皮损伤和血液高凝状态的因素。危险因素包括原发性和继发性两类。

(1)原发性危险因素　由遗传变异引起,包括V因子突变、蛋白C缺乏、蛋白S缺乏和抗凝血酶缺乏等,常以反复静脉血栓形成和栓塞为主要临床表现。以40岁以下的年轻患者无明显诱因反复发生DVT和PTE为特征,或发病呈家族聚集倾向。

(2)继发性危险因素　是指后天获得的易发生DVT和PTE的多种病理和病理生理

改变。包括骨折、创伤、手术、恶性肿瘤和口服避孕药等。年龄是独立的危险因素，随着年龄的增长，DVT 和 PTE 的发病率逐渐增高。

2.发病机制　肺动脉的血栓栓塞既可以是单一部位的，也可以是多部位的。病理检查发现多部位或双侧性的血栓栓塞更为常见。一般认为栓塞更易发生于右侧和下肺叶。

栓子阻塞肺动脉及其分支达一定程度后，通过机械阻塞作用，加之神经体液因素和低氧所引起的肺动脉收缩，导致肺循环阻力增加、肺动脉高压；右心室后负荷增高，右心室壁张力增高，至一定程度引起急性肺源性心脏病，右心室扩大，可出现右心功能不全，回心血量减少，静脉系统淤血；右心扩大致室间隔左移，使左心室功能受损，导致心排血量下降，进而可引起体循环低血压或休克；主动脉内低血压和右心房压升高，使冠状动脉灌注压下降，心肌血流减少，特别是心室内膜下心肌处于低灌注状态，加之 PTE 时心肌耗氧增加，可致心肌缺血，诱发心绞痛。

栓塞部位的肺血流减少，肺泡无效腔量增大；肺内血流重新分布，通气/血流比例失调；右心房压升高可引起功能性闭合的卵圆孔开放，产生心内右向左分流；神经体液因素可引起支气管痉挛；毛细血管通透性增高，间质和肺泡内液体增多或出血；栓塞部位肺泡表面活性物质分泌减少，肺泡萎陷，呼吸面积减小；肺顺应性下降，肺体积缩小并可出现肺不张；如累及胸膜，则可出现胸腔积液。以上因素导致呼吸功能不全，出现低氧血症，代偿性过度通气（低碳酸血症）或相对性低肺泡通气。

由于肺组织接受肺动脉、支气管动脉和肺泡内气体弥散等多重氧供，故 PTE 时很少出现肺梗死。如存在基础心肺疾病或病情严重，影响到肺组织的多重氧供，才有可能导致肺梗死。

PTE 所致病情的严重程度取决于以上机制的综合作用。栓子的大小和数量、多个栓子的递次栓塞间隔时间、是否同时存在其他心肺疾病、个体反应的差异及血栓溶解的快慢，对发病过程和预后有重要影响。

若急性 PTE 后肺动脉内血栓未完全溶解，或反复发生 PTE，则可能形成慢性血栓栓塞性肺动脉高压（CTEPH），继而出现慢性肺源性心脏病，右心代偿性肥厚和右心衰竭。

【临床表现】

1.症状　PTE 的症状多种多样，严重程度可以从无症状、隐匿，到血流动力学不稳定，甚或发生猝死。

常见症状有：①不明原因的呼吸困难及气促，尤以活动后明显，为 PTE 最多见的症状；②胸痛，包括胸膜炎性胸痛或心绞痛样疼痛；③晕厥，可为 PTE 的唯一或首发症状；④烦躁不安、惊恐甚至濒死感；⑤咯血，常为小量咯血，大咯血少见；⑥咳嗽、心悸等。临床上有时出现所谓"三联征"，即同时出现呼吸困难、胸痛及咯血，但仅见于约 20% 的患者。

2.体征

（1）呼吸系统体征　呼吸急促最常见，发绀，肺部有时可闻及哮鸣音和（或）细湿啰音；合并肺不张和胸腔积液时出现相应的体征。

（2）循环系统体征　心动过速；血压变化，严重时可出现血压下降甚至休克；颈静脉充盈或异常搏动；肺动脉瓣区第二心音（P_2）亢进或分裂，三尖瓣区收缩期杂音。

（3）其他　可伴发热,多为低热,少数患者有38℃以上的发热。

3. DVT的症状与体征　在考虑PTE诊断的同时,必须注意是否存在DVT,特别是下肢DVT。其主要表现为患肢肿胀、周径增粗、疼痛或压痛、皮肤色素沉着,行走后患肢易疲劳或肿胀加重。但需注意,半数以上的下肢DVT患者无自觉症状和明显体征。

应测量双侧下肢的周径来评价其差别。大、小腿周径的测量点分别为髌骨上缘以上15 cm处和髌骨下缘以下10 cm处。双侧相差>1 cm即考虑有临床意义。

4. 临床分型

（1）急性肺血栓栓塞症

1）大面积PTE(massive PTE)　临床上以休克和低血压为主要表现,即体循环动脉收缩压<90 mmHg,或较基础值下降幅度≥40 mmHg,持续15 min以上。须排除新发生的心律失常、低血容量或感染中毒症等其他原因所致的血压下降。

2）非大面积PTE(non-massive PTE)　不符合以上大面积PTE的标准,未出现休克和低血压的PTE。

（2）慢性血栓栓塞性肺动脉高压(CTEPH)　多可追溯到呈慢性、进行性发展的肺动脉高压的相关临床表现,后期出现右心衰竭;影像学检查证实肺动脉阻塞;常可发现DVT的存在;右心导管检查示肺动脉平均压增高;超声心动图检查示右心室壁增厚,符合慢性肺源性心脏病的诊断标准。

【实验室及其他检查】

1. 血浆D-二聚体(D-dimer)　敏感性高而特异性差,急性PTE时升高。若其含量低于500 μg/L,有重要的排除诊断价值。

2. 动脉血气分析　常表现为低氧血症、低碳酸血症,部分患者的血气结果可以正常。

3. 心电图　大多数病例表现有非特异性的心电图异常,最常见的改变为窦性心动过速。当有肺动脉及右心压力升高时,可出现$V_1 \sim V_4$的T波倒置和ST段异常、$S_IQ_{III}T_{III}$征（即I导联S波加深,III导联出现Q/q波及T波倒置）、完全或不完全性右束支传导阻滞、肺型P波、电轴右偏及顺钟向转位等。

4. X射线胸片　可显示:①肺动脉阻塞征:临床多见,表现为区域性肺纹理变细、稀疏或消失,肺野透亮度增加;②肺动脉高压征及右心扩大征:右下肺动脉干增宽或伴截断征,肺动脉段膨隆以及右心室扩大;③肺组织继发改变:尖端指向肺门的楔形阴影为肺栓塞的典型X射线征象,但不常见。也有肺不张或膨胀不全,有时合并少至中量胸腔积液。

5. 超声心动图　在提示诊断和排除其他心血管疾患方面有重要价值。对于严重的PTE病例,可以发现右心室壁局部运动幅度降低;右心室和（或）右心房扩大;室间隔左移和运动异常;近端肺动脉扩张;三尖瓣反流速度增快;下腔静脉扩张,吸气时不萎陷。

6. 下肢深静脉超声检查　下肢为DVT最多发部位,超声检查为诊断DVT最简便的方法,若阳性可以诊断DVT,同时对PTE有重要提示意义。

7. 螺旋CT　是目前最常用的PTE确诊手段。采用特殊操作技术进行CT肺动脉造影(CTPA),能够准确发现段以上肺动脉内的血栓。①直接征象:肺动脉内的低密度充盈缺损,部分或完全包围在不透光的血流之间（轨道征）,或者呈完全充盈缺损,远端血管不显影;②间接征象:肺野楔形密度增高影,条带状高密度区或盘状肺不张,中心肺动脉扩张及远端血管分支减少或消失。

8.放射性核素肺通气/血流灌注扫描($\dot{V}_A/\dot{Q}$) 是 PTE 的重要诊断方法。典型征象是呈肺段分布的肺血流灌注缺损,并与通气显像不匹配。

9.磁共振显像(MRI) MRI 肺动脉造影(MRPA)对段以上肺动脉内血栓的诊断敏感性和特异性均较高。

10.肺动脉造影 为诊断 PTE 的经典方法。直接征象有肺动脉内造影剂充盈缺损,伴或不伴轨道征的血流阻断;间接征象有肺动脉造影剂流动缓慢,局部低灌注,静脉回流延迟等。该检查属有创性检查技术,有发生致命性或严重并发症的可能,故应严格掌握其适应证。

【诊断要点】

如患者存在 DVT 危险因素,突发出现不明原因的呼吸困难、胸痛、心动过速,应高度怀疑本病的可能,及时安排相应检查。诊断程序一般包括疑诊、确诊、求因三个过程。

疑诊是当病人出现上述临床表现,特别是存在 DVT 危险因素的病人出现不明原因的呼吸困难、胸痛、晕厥、休克,或伴有单侧或双侧不对称性下肢肿胀、疼痛等,应进行 D-dimer、动脉血气分析、心电图和超声检查。在临床表现和初步检查提示 PTE 的情况下,应安排 PTE 的确诊检查,包括螺旋 CT、$\dot{V}_A/\dot{Q}$ 扫描、MRI、肺动脉造影 4 项,其中 1 项阳性即可明确诊断。同时应寻找 PTE 的成因和危险因素(求因),明确有无 DVT 并寻找发生 DVT 和 PTE 的诱发因素。

【治疗要点】

1.一般处理 对高度疑诊或确诊 PTE 的患者,应进行严密监护,监测呼吸、心率、血压、静脉压、心电图及动脉血气的变化;卧床休息,保持大便通畅,避免用力,以免促进深静脉血栓脱落;可适当使用镇静、止痛、镇咳等相应的对症治疗。

2.呼吸循环支持治疗 氧疗以纠正低氧血症。对于出现右心功能不全但血压正常者,可使用多巴酚丁胺和多巴胺;若出现血压下降,可增大剂量或使用其他血管加压药物,如去甲肾上腺素等。

3.溶栓治疗 主要适用于大面积 PTE 病例,对于次大面积 PTE,若无禁忌证可考虑溶栓,但存在争议;对于血压和右心室运动功能均正常的病例,不宜溶栓。

溶栓的时间窗一般定为 14 d 以内,但若近期有新发 PTE 征象可适当延长。溶栓应尽可能在 PTE 确诊的前提下慎重进行。对有明确溶栓指征的病例宜尽早开始溶栓。

溶栓治疗的主要并发症为出血,最严重的是颅内出血,发生者近半数死亡。用药前应充分评估出血的危险性,必要时应配血,做好输血准备。

常用的溶栓药物有尿激酶(UK)、链激酶(SK)和重组组织型纤溶酶原激活剂(rt-PA)。溶栓方案与剂量:①尿激酶:负荷量 4 400 IU/kg,静脉注射 10 min,随后以 2 200 IU/(kg·h)持续静脉滴注 12 h;另可考虑 2 h 溶栓方案:按 20 000 IU/kg 剂量,持续静脉滴注 2 h。②链激酶:负荷量 250 000 IU,静脉注射 30 min,随后以 100 000 IU/h 持续静脉滴注 24 h。

链激酶具有抗原性,故用药前需肌注苯海拉明或地塞米松,以防止过敏反应。链激酶6个月内不宜再次使用。③rt-PA:目前推荐 rt-PA50 mg 持续静脉注射 2 h 为国人标准治疗方案。

使用尿激酶、链激酶溶栓时无须同时使用肝素治疗;但以 rt-PA 溶栓,当 rt-PA 注射结束后,应继续使用肝素。

用尿激酶或链激酶溶栓治疗后,应每 2～4 h 测定一次凝血酶原时间(PT)或活化部分凝血活酶时间(APTT),当其水平降至正常值的 2 倍时,即应启动规范的肝素治疗。

溶栓后应注意对临床及相关辅助检查情况进行动态观察,评估溶栓疗效。

4.抗凝治疗　为 PTE 和 DVT 的基本治疗方法,可以有效地防止血栓再形成和复发,抗凝血药物主要有普通肝素(UFH)、低分子肝素(LMWH)和华法林(warfarin)。临床疑诊 PTE 时,即可开始使用 UFH 或 LMWH 进行有效的抗凝治疗。

UFH 或 LMWH 须至少应用 5 d,直到临床情况稳定。对大面积 PTE 或髂股静脉血栓,UFH 或 LMWH 须用至 10 d 或更长。

在肝素开始应用后的第 1～3 d 加用口服抗凝剂华法林,初始剂量为 3.0～5.0 mg。由于华法林需要数天才能发挥全部作用,因此与肝素需至少重叠应用 4～5 d,当连续两天测定的国际标准化比率(INR)达到 2.5(2.0～3.0)时,或 PT 延长至正常值的 1.5～2.5 倍时,方可停止使用肝素,单独口服华法林治疗。应根据 INR 或 PT 调节华法林的剂量。

一般口服华法林的疗程至少为 3～6 个月。对复发性 VTE、并发肺心病或危险因素长期存在者,抗凝治疗的时间应延长,达 12 个月或以上,甚至终生抗凝。

妊娠的前 3 个月和最后 6 周禁用华法林,可用肝素或低分子肝素治疗。产后和哺乳期妇女可以服用华法林。

华法林的主要并发症是出血。华法林所致出血可以用维生素 K 拮抗。华法林有可能引起血管性紫癜,导致皮肤坏死,多发生于治疗的前几周。

5.介入及手术治疗　如肺动脉血栓摘除术、肺动脉导管碎解和抽吸血栓、放置腔静脉滤器等。

【护理评估】

1.健康史　评估有无下肢深静脉血栓形成史;有无长期卧床史,有无偏瘫,近期有无下肢骨折、手术创伤史;有无慢性心脏病疾患,如心肌病、肺心病、风心病,是否存在损伤血管内皮易患因素;有无肿瘤、妊娠和服用避孕药等病史;以及是否有高龄、肥胖、脱水等。

2.身体评估　评估有无下肢 DVT,观察患者是否存在患肢肿胀、周径增粗、疼痛或压痛、皮肤色素沉着,行走后患肢易疲劳或肿胀加重,尤其测量双侧下肢的周径来评价其差别。评估是否存在肺栓塞所致低氧血症及循环障碍表现,有无呼吸困难、紫绀、胸痛、意识障碍、咯血等,有无低血压或休克表现。观察呼吸频率、心率是否过快。

3.实验室检查评估　根据动脉血气分析结果判断是否存在缺 O_2 和高通气(PCO_2 降低),D-二聚体(D-dimer)是否增高,心电图、胸片是否异常,查看下肢深静脉超声、放射性核素或 X 射线静脉造影、CT 静脉造影(CTV)、MRI 静脉造影(MRV)是否有阳性结果。

4.心理及社会评估 对病人重点评估内容包括对疾病的高危因素以及引起自身疾病直接因素的了解,对疾病预防重要性的认识程度和避免栓塞再复发方法的掌握程度,病人对应用溶栓和抗凝药物期间出血倾向的自我监测意义与方法的掌握程度,以及因胸痛等症状所引起的紧张、恐惧或焦虑的程度。

【常见护理诊断/问题】

1.气体交换受损 与肺血管阻塞致通气/血液比例失调有关。

2.恐惧 与胸痛及呼吸困难有关。

3.有出血的危险 与应用溶栓和抗凝药物有关。

4.潜在并发症 心搏骤停、再发栓塞。

【护理措施】

1.病情观察 监测重要生命体征,如呼吸、血压、心率、心律及体温等。如有变化,及时报告医生处理。注意保暖,特别是有休克、四肢末梢循环较差的病人。定期复查动脉血气及心电图。

2.生活护理 绝对卧床休息,特别是有下肢深静脉血栓形成的病人尤为重要,以防活动使静脉血栓脱落,再次发生肺栓塞。合理营养,饮食以清淡、易消化、富含维生素及纤维素为宜。急性肺栓塞病人常出现便秘,便秘可使腹压增加,造成深静脉血栓的脱落。所以在病人卧床期间要保持排便通畅,必要时可给予缓泻剂或甘油灌肠。

3.用药护理 溶栓和抗凝治疗的主要用药反应为出血,可达18%~27%。用药期间应观察出血症状和体征,如皮下穿刺点出血、牙龈出血、痰中带血,严重时可出现脑出血,当发现病人有头痛、头晕、恶心、呕吐、神志改变等脑出血症状,应及时报告医生,采取有效措施。为避免出血并发症,要监测凝血时间,使其较正常延长2~3倍;应尽量减少有创监测项目;动静脉穿刺要选用小号针头,穿刺后要充分压迫止血,放松压迫后要观察是否继续出现皮下渗血。肝素治疗可以引起血小板减少,可用等量鱼精蛋白对抗。

(1)溶栓治疗的护理 溶栓治疗是针对急性大块肺栓塞,特别是对血流动力学障碍的积极有效的治疗方法之一。但溶栓治疗也存在一定的危险性,适当的护理可以加强疗效,减少并发症,从而达到更好的治疗效果。

1)溶栓前的护理 将病人安置在重症监护或抢救室内,备好一切急救物品及仪器,如抢救车、止血药、除颤器等。治疗开始之前,病人必须接受全面细致的检查,以发现增加出血危险性的因素,包括详细的询问病史,体格检查以发现颅内病变和胃肠出血。实验室检查包括测定血红蛋白、出凝血时间、动脉血气分析、肝肾功能检查等。溶栓治疗的绝对禁忌证有活动性出血、近期自发性颅内出血。建立两条静脉通道,以方便溶栓中取血监测和输入药物。建立静脉通道最好选择较粗、易固定的静脉留置针便于给药。治疗前测量血压、心率、呼吸次数,并给予心电监护。

2)溶栓过程的护理 ①遵医嘱给予溶栓药物。②注意给药时间和要求,要保证药物输入剂量的准确,一般以采用微量泵泵入为宜,以便控制时间和速度。避免药液漏入皮下或管道阻塞不畅。③原动脉血气分析取血穿刺处,应给予压迫止血。动静脉穿刺要选用小号针头,穿刺后要充分压迫止血,放松压迫后要观察是否继续出现皮下渗血。④注意倾听病人主诉,及时发现病情变化。如病人诉头痛、胸痛、咳嗽、咯血等,应及时报告医生并处理。

3)溶栓治疗后的护理　①心理护理:随着溶栓药物的应用,血栓逐渐溶解,肺动脉的再通,病人临床上自觉症状减轻,最明显的是喘憋、气短明显好转,心率减慢。病人均有不同程度的想下床活动的要求。这时要做好解释工作,让病人了解溶栓后仍需卧床休息,以免栓子脱落造成再栓塞,避免病人由于知识缺乏导致不良后果。②有效制动:急性肺栓塞溶栓后,下肢深静脉血栓松动,极易脱落,此时要告知病人绝对卧床两周,不能做双下肢用力的动作及做双下肢按摩,要避免使腹压增加的因素。如上呼吸道感染,要积极治疗,以免咳嗽时腹压增大,造成血栓脱落。吸烟者应劝其戒烟。卧床期间所有的外出检查均要平车接送。有效制动是预防肺栓塞再发的重要护理措施之一。③做好皮肤护理:急性肺栓塞溶栓后,卧床时间较长,平时要注意病人皮肤保护,在护理人员的协助下,每 2 h 翻身 1 次,避免局部皮肤长期受压、破损。

(2)华法林的用药护理

1)嘱患者严格按照医嘱服药,如果遗漏一次剂量立即补服,不要一次双倍服药。告诉医生遗漏服药的次数。

2)减少食用含维生素 K 高的食物如猪肉、牛奶、包心菜、莴笋、芦笋、西兰花、菜花、奶酪、芥菜、菠菜、白萝卜、酸奶、豆制品、豆芽。患者应该限制以上食物,因为维生素 K 是华法林的拮抗剂。经常服用这些食物可以造成 PT 水平不稳定。

3)告诫患者避免肌内注射及做可能会引起受伤的活动。使用软牙刷刷牙、不用牙签、预防牙龈出血,不用电剃刀。告诉患者静脉穿刺后需要按压穿刺部位以预防出血和血肿的形成。

4)告诉患者勿饮酒,不要自行服用药店里买的药,尤其是含阿司匹林和布洛芬的药物。

5)在抗凝治疗期间患者应随身携带抗凝药物使用卡,包括疾病诊断、药名、剂量等。

6)告诉患者在做牙科或其他外科手术前,告知医生正在接受华法林治疗。

4.对症护理

(1)镇痛　部分急性肺栓塞特别是肺梗死的病人存在不同程度的胸痛症状。对于胸痛程度轻能够耐受的病人,可不处理。但对胸痛较重、影响呼吸的病人,应给予镇痛处理,以免剧烈胸痛影响病人的呼吸运动。

(2)吸氧　氧气吸入是一项重要的治疗措施也是护理的重点之一。护理时要注意吸氧管通畅,最好用面罩给氧,流量一般为 3～5 L/min,氧浓度一般为 30% 左右。当合并严重的呼吸衰竭时,可气管插管行机械通气,应避免气管切开,以免在抗凝或溶栓过程中局部大出血。

5.心理护理　急性肺栓塞病人几乎全部有不同程度的恐惧和焦虑,评估后,给予恰当的心理护理,解除病人的心理负担,使其能很好地配合治疗,以达到预期的治疗效果。

【健康教育】

1. 急性期患者绝对卧床休息。

2. 低脂、清淡饮食，注意减少胆固醇的摄入，多吃蔬菜水果，适量饮茶。

3. 保持大便通畅，避免便秘、咳嗽等，以免增加腹腔压力，影响下肢静脉血液回流。

4. 水肿及压痛缓解后可逐渐下床活动。

5. 下肢深静脉血栓形成患者应抬高患肢，保持患肢高于心脏水平面 20～30 cm，以利于静脉血液回流，减轻患肢肿胀。

6. 严禁挤压、按摩患肢，防止血栓脱落，造成再次肺栓塞。

7. 用药指导　告知患者按时服药，特别是抗凝剂的服用，一定要保证按医嘱服用。教会患者自我观察出血现象，熟悉药物的作用与不良反应。按照医嘱定期复查抗凝指标，了解并学会看抗凝指标化验单。

8. 改变生活方式　戒烟，适当运动、控制体重，保持心情舒畅。长期操作电脑和乘飞机、车船长途旅行时，应穿宽松的衣裤和鞋袜，多饮水、多活动下肢。一旦出现下肢肿胀，应及时到医院就诊。

9. 了解肺栓塞的高危因素　血栓性静脉炎、静脉曲张、高龄、外科手术，骨盆、髋骨或长骨骨折和创伤，心力衰竭和心肌梗死(慢性充血性心衰，房颤)，恶性肿瘤，妊娠和服用避孕药，结缔组织病和抗磷脂抗体综合征等。

(秦　超)

第十节　自发性气胸

胸膜腔是由胸膜脏层与胸膜壁层构成的不含空气的潜在性腔隙。胸膜腔呈负压，任何原因使空气进入胸膜腔造成胸膜腔积气和肺萎陷称为气胸(pneumothorax)。气胸可分为自发性、外伤性和医源性 3 种。自发性气胸(spontaneous pneumothorax)是在没有创伤或人为的因素下肺组织和脏层胸膜自发破裂，空气进入胸膜腔所致的气胸，可分为原发性和继发性，前者发生于无基础肺疾病的健康人，后者发生于有基础疾病的病人。

【病因及发病机制】

1. 原发性气胸　常规 X 射线检查肺部未发现明显病变，但脏层胸膜下有肺大泡，一旦破裂可形成气胸。多见于瘦高体型男性、吸烟青壮年。

2. 继发性气胸　常继发于肺或胸膜疾病基础上，如慢性阻塞性肺病、肺结核、尘肺、肺癌、肺脓肿等疾患形成肺大泡或直接损伤胸膜所致。

此外航空、潜水作业而无适当防护措施,从高压环境忽然进入低压环境也可发生气胸。剧烈咳嗽、喷嚏、屏气、高喊大笑、抬举重物等用力过度常为气胸的诱因。

3. 自发性气胸分类 临床上根据胸膜破口的情况及发生气胸后对胸膜腔内压力的影响,将自发性气胸分为以下几种类型。

(1)闭合性(单纯性)气胸 脏层胸膜破裂口较小,随肺脏萎陷而闭合,空气不再继续进入胸膜腔,抽气后胸膜腔压力不再升高,表明其破裂口不再漏气。胸膜腔内残余气体吸收后,胸膜腔内恢复负压,肺随之复张。

(2)交通性(开放性)气胸 胸膜破口较大或两层胸膜间有粘连和牵拉,使破口持续开放,空气在吸气和呼气时自由进出胸膜腔。患侧胸膜腔测压为零上下,抽气后观察数分钟,压力仍无变化。

(3)张力性(高压性)气胸 胸膜破口呈活瓣样阻塞,吸气时开启,空气进入胸膜腔;呼气时破口关闭,胸膜腔内气体不能再经破口返回呼吸道排出体外。其结果使胸膜腔内气体愈积愈多,形成高压,最高可达 20 cmH$_2$O,胸膜腔压力明显升高,此型气胸对呼吸循环影响较大,须紧急处理。

【临床表现】

1. 症状

(1)胸痛 病人多在抬举重物、屏气、剧烈运动时突然出现一侧针刺样或刀割样胸痛,吸气时加剧,多发生在前胸、腋下等部位。

(2)呼吸困难 为气胸的典型症状,呼吸困难程度与气胸的类型、肺萎陷程度以及气胸发生前基础肺功能有密切关系。如基础肺功能良好,肺萎陷20%,病人可无明显症状;而张力性气胸或原有阻塞性肺气肿的老年人,即使肺萎陷仅10%,病人亦有明显的呼吸困难。张力性气胸患者表现出烦躁不安,因呼吸困难被迫坐起,发绀、四肢厥冷、大汗、脉搏细速、心律不齐、意识不清等呼吸循环障碍的表现。血气胸病人如失血过多会出现血压下降,甚至休克。出血与发生气胸时脏层胸膜或胸膜粘连中的血管撕裂有关。

(3)刺激性干咳 由气体刺激胸膜产生,多数不严重。

2. 体征 呼吸增快,发绀,气管向健侧移位,肋间隙饱满,患侧呼吸运动和语颤减弱,叩诊呈鼓音。左侧气胸可出现心脏浊音界消失,右侧气胸时,肝浊音界下移。听诊呼吸音明显减弱或消失,有液气胸时可闻胸内振水音。并发纵隔气肿可在左胸骨缘闻及与心跳一致的咔嗒音或高调金属音(Hamman 征)。皮下气肿时有皮下握雪感。

3. 并发症 脓气胸、血气胸、纵隔气肿、皮下气肿及呼吸衰竭等。

【实验室及其他检查】

1. 血气分析 可有不同程度低氧血症。

2. X 射线检查 是诊断气胸的重要方法。气胸侧透亮度增加,无肺纹理,肺脏向肺门收缩,其边缘可见发线状阴影,如并发胸腔积液,可见液平面。根据 X 射线检查还可判断肺压缩面积的大小。

【诊断要点】

1. 突然发生的胸痛、呼吸困难和刺激性干咳。
2. 有气胸的体征。
3. X 射线检查显示胸腔积气和肺萎缩。

【治疗要点】

治疗原则在于排除气体,缓解症状,促使肺复张,防止复发。

1. 保守治疗　适用于稳定型小量闭合性气胸,主要包括严格卧床休息、给氧、酌情给予镇静和镇痛等药物,积极治疗原发病及诱因,预防或处理继发的细菌感染(如脓气胸)。

2. 排气治疗　主要取决于气胸的类型和积气的多少。单纯性气胸,少量积气(肺萎陷小于 20%)可继续观察,不必抽气,一般空气可自行吸收。肺萎陷>20%,或症状明显者需进行排气治疗。

(1)胸腔穿刺排气　适用于少量积气、呼吸困难较轻、心肺功能尚好的闭合性气胸病人。穿刺部位常在患侧锁骨中线外侧第二肋间或腋前线第 4～5 肋间。胸腔内气体较多时,1 次抽气量不宜超过 1 000 ml,每天或隔天抽气 1 次。紧急时,可迅速将无菌粗针头经患侧肋间插入胸膜腔,使胸膜腔内高压气体得以排出,缓解呼吸困难等症状。亦可在大号针头尾部绑扎一橡皮指套,在指套顶端剪一裂口后将针刺入胸膜腔,高压气体从小裂缝排出,待胸腔内压减至负压时,套囊塌陷,裂缝关闭,外界空气不能进入胸腔。还可用 50 ml 或 100 ml 注射器进行抽气,注射器应以胶管与针头相连,以便抽气后钳夹,防止空气进入。

(2)胸腔闭式引流术或连续负压吸引　适用于经反复抽气疗效不佳的气胸或张力性气胸,一般采用单瓶水封瓶引流。胸膜腔积液多时,可采用双瓶引流。肺复张不满意时采用连续负压吸引。

3. 化学性胸膜固定术　适用于气胸反复发作,不宜手术治疗的病人。将化学粘连剂(如滑石粉、红霉素、四环素粉针剂)、生物刺激剂(如支气管炎菌苗,卡介苗)或 50% 葡萄糖等注入或喷撒在胸膜腔,引起无菌性变态反应性胸膜炎症,局部炎症渗出,使脏层和壁层胸膜增厚、粘连,减少其破裂的可能,从而达到防治气胸的目的。

4. 手术治疗　慢性气胸(病程超过 3 个月);反复发作的气胸;张力性气胸闭式引流失败者;双侧性气胸,尤其是同时发生者;大量血气胸;胸膜肥厚所致肺膨胀不全者;支气管胸膜瘘伴胸膜增厚者;以上类型气胸均应考虑手术治疗。

【护理评估】

1. 健康史　询问病人有无慢性肺部疾病史,发病前有无剧烈咳嗽、屏气、抬举重物等诱因。

2. 身体评估　评估病人呼吸频率、节律如何;有无发绀;气管是否向健侧移位;肺部检查有无患侧呼吸运动和语颤减弱,叩诊呈鼓音,听诊呼吸音明显减弱或消失,有液气胸时可闻胸内振水音;皮下是否有握雪感。

3.实验室及其他检查 X 射线检查有无气胸的改变。血气分析多有 PaO_2 降低，$PaCO_2$ 多为正常的改变。

4.心理及社会评估 因自发性气胸出现突然剧痛、呼吸困难,因此病人常出现担心、害怕等不良情绪;评估病人家属对疾病认识的程度及对病人的态度。

【常见护理诊断/问题】

1.疼痛 与胸膜摩擦、胸膜腔闭式引流术有关。
2.气体交换受损 与肺的顺应性下降、疼痛、缺氧、焦虑有关。
3.活动无耐力 与日常活动时氧供不足有关。
4.焦虑 与胸痛、呼吸困难、气胸复发、胸腔穿刺或闭式引流置管有关。

【护理目标】

1.疼痛减轻或消失。
2.自觉气急改善,发绀消失。
3.劳动能力得到改善,生活能自理。
4.情绪稳定。

【护理措施】

1.病情观察 观察病人生命体征和神志,密切注意呼吸频率、深度的改变及有无呼吸困难的表现;必要时进行动脉血气分析,以便掌握病情的动态变化。

2.生活护理 嘱病人绝对卧床休息,少讲话,减少肺活动,有利于破裂口的愈合和气体吸收。保持病房安静,保证病人充足的休息时间,协助采取有利于呼吸的体位,如抬高床头,半坐位或端坐位等,避免一切增加胸腔内压的活动,如屏气、咳嗽等。

3.用药护理 根据病情给予适当的止咳药物,但痰液黏稠、量多或慢性呼吸衰竭伴 CO_2 潴留者禁用中枢性镇咳剂,如可待因糖浆。按医嘱给予止痛药,及时观察疗效和可能出现的不良反应,如果疼痛不缓解或疼痛的性质发生改变时,及时与医师联系并有效地处理。

4.对症护理 协助医师做好各种检查前的准备和配合工作,如胸膜腔穿刺术等,必要时准备胸膜腔内抽气或胸膜腔闭式引流物品,并做好配合工作,使肺尽早复张,减轻呼吸困难症状。病人疼痛剧烈时,遵医嘱给予止痛剂。行胸膜腔闭式引流的病人,应做好以下的护理工作。

(1)向病人简要说明手术的目的、意义、过程及注意事项,以取得病人的理解和配合。

(2)水封瓶、引流瓶及橡胶管必须无菌。引流瓶内需注入适量无菌蒸馏水或生理盐水 500 ml,标记好引流瓶内所需的液面,引流玻璃管的一端置于水面下 2~3 cm,以确保病人的胸膜腔和引流装置之间为一密封系统。放置引流瓶时,位置一定要低于胸膜腔。尽可能靠近地面或贴紧床沿并放置妥当,防止瓶内液体倒流入胸膜腔。

(3)连续观察引流装置是否通畅,若有气体自水封瓶液面逸出或引流管内的水柱随呼吸上下移动,表明引流通畅。若水柱停止移动,应查找原因,如管道是否被堵塞或扭曲等。

(4)保持引流管通畅,妥善固定引流管,避免扭曲受压。搬动病人时需用两把止血钳将引流管交叉双重夹紧,防止在搬动过程中发生管道脱节、漏气或倒吸等意外情况。

(5)根据病情定期挤压引流管(先用一手捏住近胸膜腔端引流管,另一手在其下方向引流瓶方向挤压),以防止胸膜腔积液或渗出物堵塞引流管。

(6)鼓励病人适当翻身,并进行深呼吸和咳嗽,以促进受压萎陷的肺组织尽早复张。

(7)在插管、引流排气和伤口护理时要严格执行无菌操作,每日更换引流瓶。

(8)病人采取舒适体位,如在胸膜腔引流管下方垫一小毛巾以减轻病人的不适,还可防止引流管受压。

(9)及时记录引流液色、质、量。血气胸病人引流时,应密切观察生命体征。

(10)引流管无气体逸出后 24 h,再夹管 24 h,观察病人无气急、呼吸困难,X 射线检查未发现气胸复发,做好拔管的准备。

5.心理护理　告诉病人有关气胸的一般知识,如气胸的诱因、治疗的基本方法等,以消除病人的紧张心理,以避免过度紧张而加剧疼痛。教会病人自我放松技巧,如缓慢地深呼吸,听音乐、广播或看书看报,以分散注意力,减轻疼痛。

【健康教育】

1.指导病人积极治疗原发病。

2.教会病人自我放松,避免各种诱因,防止气胸复发:①保持心情愉快,情绪稳定;②注意劳逸结合,多休息;气胸痊愈合后 1 个月内避免剧烈运动,如跑步、打球、骑自行车;避免抬提重物;避免屏气等用力过度以致增加胸膜腔内压,使气胸复发;③预防感冒,以免引起剧烈咳嗽而造成肺泡破裂;④养成良好的饮食习惯,戒烟、保持大便通畅,多食蔬菜、水果及粗纤维食物。

3.一旦感胸闷、突发性胸痛或气急则提示气胸复发的可能,应及时就医。

(秦　超)

第十一节　呼吸衰竭

呼吸衰竭(respiratory failure)简称呼衰,是指由于各种原因引起肺通气和(或)换气功能障碍,以致在静息状态下亦不能进行有效的气体交换,导致机体缺 O_2 伴(或不伴)CO_2 潴留,从而产生一系列病理生理改变的临床综合征。即静息状态时,呼吸室内空气,动脉血氧分压(PaO_2)<60 mmHg(8 kPa)伴(或不伴)二氧化碳分压($PaCO_2$)>50 mmHg(6.67 kPa),为呼吸衰竭。

【病因及发病机制】

1.病因 引起呼吸衰竭的病因很多,在我国以慢性呼吸道疾病引起者最为常见。

(1)呼吸系统疾病 肺部病变如慢性支气管炎、支气管哮喘、严重肺炎、重症肺结核、肺水肿、成人型呼吸窘迫综合征、硅肺等;胸廓病变如胸廓畸形、外伤、手术创伤、气胸和大量胸腔积液等;肺血管疾病等。

(2)神经系统及呼吸肌疾病 脑血管病变、脑外伤、脑炎、脊髓灰质炎、多发性神经炎、重症肌无力、肌萎缩侧束硬化、药物中毒及电击等抑制呼吸中枢。

2.发病机制 缺O_2和CO_2潴留发生的主要机制为肺泡通气量不足,通气与血流比例(V/Q)失调以及弥散障碍。

(1)肺泡通气不足 呼吸驱动力减弱,生理死腔增加,气道阻力增加均可导致通气不足而引起缺O_2和CO_2潴留。

(2)通气与血流比例失调 是低氧血症最常见的原因。通气与血流比例(V/Q)正常应保持在0.8,才能保证有效的气体交换。若V/Q<0.8,则产生右至左肺动静脉样分流;V/Q>0.8,生理死腔增多。V/Q比例失调最终引起缺O_2而无CO_2潴留。

(3)弥散障碍 氧的弥散能力仅为CO_2的1/20,故弥散障碍时产生单纯性缺O_2。

3.缺O_2和CO_2潴留对机体的影响

(1)对中枢神经系统的影响 脑组织细胞对缺O_2十分敏感,突然中断供氧20 s可出现深昏迷和抽搐。轻度缺O_2可使人注意力不集中、定向障碍;随着CO_2的增加,对皮质下层刺激增加,间接兴奋大脑皮质,导致烦躁不安、神志恍惚、谵妄甚至昏迷;若CO_2继续增多,皮质下层受抑制,使中枢神经处于麻醉状态。缺O_2和CO_2潴留均会使脑血管扩张,血流量增加。严重缺氧会引起脑间质水肿,导致颅内高压,病人可因脑疝而死亡。

(2)对心脏、循环的影响 当缺O_2和CO_2潴留时,使心率加快,心搏量增加,血压上升,引起肺动脉收缩,肺循环阻力增加,导致肺动脉高压、右心负荷加重。$PaCO_2$轻、中度升高,使浅表毛细血管和静脉扩张,使部分肌肉和血管收缩,因此病人四肢温暖。急性严重缺O_2或酸中毒可引起严重心律失常或心搏骤停。

(3)对呼吸的影响 缺O_2主要通过颈动脉窦和主动脉体化学感受器的反射作用刺激通气,缺O_2则刺激外周感受器,反射性引起通气量增加,当PaO_2明显降低时,对呼吸中枢有抑制作用。CO_2是呼吸中枢兴奋剂,$PaCO_2$增加时,呼吸频率及潮气量增加,当$PaCO_2$过高时,通气量反而下降。肺通气量并不相应增加,此时主要靠缺O_2来刺激呼吸。

(4)对电解质和酸碱平衡的影响 严重缺O_2抑制细胞能量代谢,产生大量乳酸和无机磷,导致代谢性酸中毒。急性CO_2潴留加重酸中毒,常伴高钾和低氯血症。

(5)对肝肾功能的影响 缺O_2可损害肝细胞,导致丙氨酸氨基转移酶升高,随着缺O_2的纠正,肝功能逐渐恢复正常,轻度缺O_2和CO_2潴留会扩张肾血管,增加肾血流量和肾小球滤过率;但当PaO_2<40 mmHg,$PaCO_2$>65 mmHg时,肾血管收缩,肾功能被抑制,尿量减少。

【分类】

1.按病理生理和动脉血气分类 通常分为Ⅰ型呼吸衰竭和Ⅱ型呼吸衰竭。Ⅰ型呼吸

衰竭仅有缺 O_2,不伴有 CO_2 潴留或伴 CO_2 降低；Ⅱ型呼吸衰竭既有缺 O_2,又有 CO_2 潴留。

2.按疾病发生的缓急分类　分为急性呼吸衰竭和慢性呼吸衰竭,急性呼吸衰竭指既往呼吸功能正常,由于突发因素,如溺水、电击、药物中毒、神经肌肉疾病等,导致肺功能突然衰竭。慢性呼吸衰竭是在原有慢性呼吸道疾病的基础上,呼吸功能损害逐渐加重,若机体通过代偿适应,仍能从事个人日常生活活动,称为代偿性慢性呼吸衰竭；若合并呼吸道感染等,呼吸功能负担进一步加重,出现严重缺 O_2、CO_2 潴留和酸中毒等临床表现时,称为失代偿性慢性呼吸衰竭。

3.按发病机制分类　分为泵衰竭和肺衰竭。泵衰竭是由呼吸泵功能障碍引起,以Ⅱ型呼吸衰竭表现为主；而肺衰竭是由肺组织及肺血管病变或气道阻塞引起,可表现Ⅰ型或Ⅱ型呼吸衰竭。

【临床表现】

除引起呼吸衰竭的原发病表现外,呼吸衰竭的临床症状和体征以缺 O_2 与 CO_2 潴留引起的多脏器功能紊乱的表现为主。

1.呼吸困难　常见的有胸闷、呼吸费力、喘鸣,但呼吸困难的严重程度与呼吸衰竭的程度不一定呈正相关。呼吸频率、节律和深度可发生改变。若上呼吸道梗阻则表现为吸气性呼吸困难,严重时有三凹征。慢性阻塞性肺疾病为呼气性呼吸困难,出现浅快或不规则呼吸,伴有辅助呼吸肌参与活动的点头或提肩呼吸。中枢性呼吸衰竭表现为潮式呼吸、间停呼吸。

2.发绀　是缺氧的典型表现。

3.精神神经症状　急性缺 O_2 可出现精神错乱、躁狂、昏迷、抽搐等症状。慢性缺 O_2 出现智力或定向障碍。CO_2 潴留常表现为先兴奋后抑制的现象。兴奋症状包括多汗、烦躁、睡眠倒错。若 CO_2 潴留进一步加重,则导致 CO_2 麻醉发生肺性脑病。表现为神志淡漠,甚至谵妄、扑翼样震颤、昏睡、昏迷等。

4.循环系统症状　早期心率增快、血压升高,晚期严重缺 O_2、酸中毒引起循环衰竭、血压下降、心律失常、心脏停搏。CO_2 潴留使皮肤毛细血管扩张,出现皮肤潮红、湿润、多汗。

5.其他　上消化道出血、黄疸、丙氨酸氨基转移酶升高、蛋白尿、红细胞尿、尿素氮升高。上述症状随着缺 O_2 和 CO_2 潴留的改善而消失。

【实验室及其他检查】

1.血气分析　$PaO_2<60$ mmHg,$PaCO_2>50$ mmHg,血液 pH 值低于 7.35 为失代偿性酸中毒,高于 7.45 为失代偿性碱中毒。但 pH 值异常不能说明是何种性质的酸碱失衡。剩余碱(BE)为机体代谢性酸碱失衡的定量指标,代谢性酸中毒时,BE 负值增大；代谢性碱中毒时,BE 正值增大。二氧化碳结合力(CO_2 CP)在一定程度上反映呼吸性酸中毒的严重程度。代谢性酸中毒或呼吸性碱中毒时 CO_2 CP 降低,呼吸性酸中毒或代谢性碱中毒时 CO_2 CP 升高。

2.电解质　呼吸性酸中毒合并代谢性酸中毒时,常伴有高钾血症。呼吸性酸中毒合并代谢性碱中毒时,常有低钾和低氯血症。

3.痰检查　痰液涂片与细菌培养的检查结果,有助于病因诊断及指导治疗。

4.肺功能　FEV_1、FVC 低于正常值。

【诊断要点】

1.呼吸衰竭的病因、基础疾病或诱因。

2.有低氧血症或伴高碳酸血症的临床表现。

3.在海平面的大气压下,静息状态下呼吸空气时,若 $PaO_2 < 60$ mmHg,或伴 $PaCO_2 > 50$ mmHg,即可诊断为呼吸衰竭,判断其类型与严重程度如下。

(1)呼衰类型　分为Ⅰ型、Ⅱ型;急性和慢性。

(2)按血气分析、发绀、意识状态将呼衰分为轻、中、重三度,详见表2-2。

表2-2　轻、中、重呼吸衰竭标准

	轻度	中度	重度
PaO_2	>50 mmHg	40~50 mmHg	<40 mmHg
$PaCO_2$	50 mmHg	>70 mmHg	>90 mmHg
SaO_2	>85%	75%~85%	<75%
发绀	无	有或明显	严重
神志	清醒	嗜睡、谵妄	昏迷

【治疗要点】

呼吸衰竭治疗的基本原则是迅速纠正严重的缺 O_2 和 CO_2 潴留,积极处理原发病或诱因,维持心、脑、肾等重要脏器的功能,预防和治疗并发症。

1.建立通畅的气道　呼吸道通畅是纠正缺 O_2 和 CO_2 潴留的前提条件。

(1)消除呼吸道分泌物　清除口腔、鼻、咽喉部及支气管的分泌物;适当补充液体使痰液稀释,保持气道的湿化;口服或雾化吸入溴己新等祛痰剂稀释痰液;对于咳痰无力,神志不清,分泌物黏稠不易咳出者,应立即进行机械吸引;必要时建立气管插管或气管切开等人工气道。

(2)缓解支气管痉挛　用支气管解痉剂,必要时给予肾上腺糖皮质激素。

2.氧疗　通过提高肺泡的氧分压,增加氧的弥散能力,提高 PaO_2,改善低氧血症导致的组织缺氧。根据呼吸衰竭病因不同、类型不同,则氧疗的指征、给氧的方法不同。可根据 PaO_2、是否伴有 CO_2 潴留及其程度决定给氧的方法。一般将 $PaO_2 < 60$ mmHg 定为氧疗的指征,$PaO_2 < 55$ mmHg 者必须氧疗。

3.增加通气量,减少 CO_2 潴留

(1)呼吸兴奋剂　呼吸兴奋剂通过刺激呼吸中枢或周围化学感受器,增加呼吸频率

和潮气量来改善通气。常用的药物有尼可刹米、洛贝林、多沙普仑、阿米三嗪等。尼可刹米常规用量为 0.375 ~ 0.75 g，静脉缓慢推注，然后以 3.0 ~ 3.75 g 加入 500 ml 的液体中，以 1 ~ 2 ml/min 静脉滴注。

(2)机械通气　严重通气和换气功能障碍，经上述治疗无效者应及时采用机械通气。

3. 纠正酸碱平衡失调和电解质紊乱

(1)呼吸性酸中毒　主要治疗措施是改善肺泡通气量，一般不宜补碱。

(2)代谢性酸中毒　多为低氧血症所致乳酸增多，血容量不足，周围循环衰竭，肾功能障碍影响酸性代谢产物的排出而引起酸中毒，其治疗是通过改善缺氧，及时治疗引起代谢性酸中毒的病因，若 pH 值<7.20，可给予碱性药。

(3)呼吸性酸中毒合并代谢性碱中毒　常因使用快速利尿剂或激素而致低血钾、低血氯，补充碱性药过量，治疗中 $PaCO_2$ 下降过快。因此应注意在使用机械通气时避免 CO_2 排出过快，严格掌握补碱量，在应用排钾利尿剂时应注意补充氯化钾等。

(4)呼吸性碱中毒　因过度通气，$PaCO_2$ 下降过快所致，因此应适当控制通气量。

5. 抗感染治疗

(1)控制感染　呼吸道感染是呼吸衰竭最常见的诱因。所以呼吸衰竭病人在加强痰液引流的同时，应选择有效抗生素迅速控制呼吸道感染。药物选择根据痰液培养及药物敏感试验结果全面分析。

(2)病因治疗　积极治疗原发病，如慢性肺部疾病、脑血管疾病及药物中毒等。

6. 并发症的防治　如一旦出现休克、上消化道出血、DIC 等并发症时应及时处理。

7. 营养支持　呼吸衰竭时因摄入不足，呼吸功增加、发热等因素，导致能量消耗增加，机体代谢处于负平衡。故抢救时常规鼻饲高蛋白、高脂肪、低碳水化合物，以及含多种维生素、微量元素的流质饮食，必要时给予静脉高营养治疗。病情稳定后，鼓励病人经口进食。

【护理评估】

1. 健康史　询问病人有无慢性阻塞性肺疾病、重症肺结核、广泛胸膜粘连以及有无胸部手术、胸廓畸形等病史。近期有无感染、高浓度吸氧、手术、使用麻醉药等诱因。

2. 身体评估　评估病人呼吸的频率、节律、深度；有无发绀、精神神经症状；肺部检查有无原发病体征，有无心率增快、心律失常等。

3. 实验室及其他检查　血气分析结果如何，有无酸碱失衡及电解质紊乱，痰培养结果及肺功能情况。

4. 心理及社会评估　当脑细胞缺氧时，病人的记忆、思维、定向力紊乱，生活自理能力降低，需医护人员帮助。当病情进一步加重时，病人出现情绪低落、精神错乱，失去对外界的反应能力。

【常见护理诊断/问题】

1. 气体交换受损　与肺部感染时呼吸道分泌物过多，呼吸衰竭时不能维持自主呼吸有关。

2. 清理呼吸道无效　与呼吸道分泌物过多或黏稠,无效或无力咳嗽有关。

3. 自理能力缺陷　与长期患病、反复急性发作致呼吸功能衰竭有关。

4. 营养失调:低于机体需要量　与呼吸肌衰竭和呼吸道感染加重而致食欲下降、疲乏有关。

5. 语言沟通障碍　与气管插管或切开、脑组织缺氧,使语言表达障碍有关。

6. 潜在并发症　休克(出血性、中毒性)、消化道出血等。

【护理目标】

1. 呼吸改善,发绀减轻或消失。

2. 气道通畅,能排出痰,痰鸣音消失。

3. 自我护理能力增强。

4. 摄入增加,体重不减或稍增加。

5. 能进行有效的沟通交流。

6. 无并发症发生,一旦发生能及时发现、及时得到救治。

【护理措施】

1. 病情观察　观察病人的呼吸频率、节律和深度,使用辅助呼吸机的情况,密切观察病人呼吸困难的程度。定时监测生命体征,听诊肺部,注意有无异常呼吸音,并记录痰的色、质、量,监测动脉血气分析值。评估意识状况及神经精神症状,观察有无肺性脑病的症状,如有异常应及时与医师联系。

2. 生活护理　安排好病人适当的活动量,避免采取一切增加氧耗量的活动,如协助病人安排合理、舒适的体位等,帮助病人制订解决呼吸困难的办法。若呼吸困难明显的病人绝对卧床休息。

3. 用药护理　按医嘱正确给药,并密切观察其不良反应。①茶碱类、β_2 受体兴奋剂等药物,能松弛支气管平滑肌,减少气道阻力,改善通气功能,教会病人正确使用支气管解痉气雾剂,减轻支气管痉挛。②呼吸兴奋剂如尼可刹米,能改善通气,减轻 CO_2 潴留。由于呼吸中枢兴奋剂在改善通气的同时增加呼吸功,增加氧耗量和 CO_2 的产生量,所以使用此类药时应注意保持呼吸道通畅,适当提高吸入氧浓度,静脉滴注时速度不宜过快,及时观察神志以及呼吸频率、深度的变化,若出现恶心、呕吐、烦躁、面色潮红、皮肤瘙痒现象,应减慢滴数,并及时通知医师减量;出现严重肌肉抽搐者应及时停药。Ⅱ型呼吸衰竭病人常因呼吸困难,痰多黏稠等导致夜间失眠,缺 O_2 或 CO_2 潴留引起烦躁不安,护士在执行医嘱时应结合临床表现给予判别,禁用对呼吸有抑制作用的药物,如吗啡等。

4. 对症护理

(1)正确氧疗的护理

1)Ⅰ型呼吸衰竭　可用一般流量(2～4 L/min)给氧,如果严重低氧血症者,可短时间内间歇高浓度(>50%)或高流量(>6 L/min)吸氧;但 PaO_2 >70 mmHg 时则应逐渐降低吸氧浓度,避免长期吸入高浓度氧引起氧中毒。

2)Ⅱ型呼吸衰竭　病人 PaO_2 在 50 mmHg 以下,$PaCO_2$ 高于 50 mmHg 时,应持续低浓

度(浓度<35%)或低氧流量(1~2 L/min)吸氧,以防止缺 O_2 纠正过快,削弱缺氧对呼吸中枢的兴奋作用,加重 CO_2 潴留。

3)氧疗的方法有鼻导管、鼻塞、面罩、气管内和呼吸机给氧。如缺 O_2 严重而无 CO_2 潴留,可用面罩给氧;缺 O_2 而伴有 CO_2 潴留者,可用鼻导管或鼻塞法给氧。

4)氧疗实施过程应专人负责监护,密切观察疗效,根据动脉血气结果及时调整吸氧流量或浓度,以防止发生氧中毒和 CO_2 麻醉。注意保持吸入氧气的湿化,以免干燥的氧气对呼吸道刺激及气道黏液栓的形成;输送氧气的面罩、导管、气管导管等应定时更换消毒,防止交叉感染。按医嘱正确使用抗生素,根据痰液培养及药物敏感试验结果,选用敏感抗生素,并密切观察药物的疗效与不良反应。

(2)机械通气的护理 见第十二节。

5.心理护理 要关心、了解病人的心理负担,尤其是建立人工气道和使用呼吸机治疗的病人,应常到床边巡视,通过语言或非语言交流安慰病人。在采用各项医疗护理措施前,应向病人作简要说明,以同情、关切的态度和有条不紊的工作给病人以安全感,取得病人的信任和合作。

【健康教育】

1.用通俗易懂的语言向病人及其家属讲解疾病的发病机制、诱因等。

2.教病人学会缩唇呼吸、腹式呼吸、体位引流、有效咳嗽咳痰等。

3.让病人明确遵医嘱正确用药的重要性,熟悉药物的剂量、用法等,指导低氧血症病人和家属学会合理的家庭氧疗方法以及注意事项。

4.应根据呼吸衰竭病人的不同情况做好针对性的教育。预防上呼吸道感染,如冷水洗脸等耐寒锻炼;并建议病人加强营养,增强体质。

5.若痰液增多、色变黄,咳嗽加剧,气急加重或出现神志改变等应尽早就医。

(秦 超)

第十二节 呼吸系统常用诊疗技术及护理

一、采集动脉血与血气分析

采集动脉血进行血气分析能客观地反映出呼吸衰竭的性质和程度,是判断病人有无缺 O_2 和 CO_2 潴留的可靠方法。

【目的】

通过动脉血气分析,了解病人有无缺 O_2 和 CO_2 潴留,以指导氧疗及调节机械通气的各种参数,纠正酸碱和电解质失衡。

【适应证】

1.因各种疾病、创伤或外科手术而发生呼吸衰竭的病人。

2.心肺复苏病人。

3.急、慢性呼吸衰竭和进行机械通气的病人。

【护理】

1.操作前准备

(1)向病人解释穿刺的目的和术中注意事项。

(2)用物准备　注射盘、1 ml 注射器、肝素、软木塞,必要时备无菌手套。

2.术中配合

(1)用注射器抽吸肝素 0.5 ml,使注射器内壁湿润后,排弃多余的肝素和针筒内的空气。

(2)一般可选择股动脉、肱动脉或桡动脉为穿刺点进针。操作者用手摸清动脉的搏动、走向和深度,常规消毒皮肤后,戴无菌手套或消毒左手的手指、中指,固定欲穿刺的动脉,右手持注射器,在两指间垂直或与动脉走向呈 40°刺入动脉,见有鲜红色回血,右手固定穿刺针的方向和深度,左手以最快速度采血 1 ml。

(3)拔针后立即将针头刺入软木塞使血液与空气隔绝,用手旋转注射器使血液与肝素充分混匀。

3.术后护理

(1)拔针的同时用无菌纱布加压按压穿刺点 5 ~ 10 min,以防止局部出血。

(2)详细填写化验单,注明吸氧浓度、患者体温及血红蛋白含量以及采血时间等。

(3)采血后立即送验,以免影响测定结果。

【注意事项】

1.操作过程中严格执行无菌技术,以防感染。

2.穿刺抽血时,不可用力抽吸,避免抽入空气,影响检验结果。

3.有出血倾向的患者宜谨慎使用。

二、胸腔穿刺术

胸腔穿刺术是用胸腔穿刺针经皮肤刺入胸膜腔,抽取胸腔积液、积气或行胸腔内给药的一项诊疗技术。

【目的】

1. 采集标本,如抽取胸腔内液体,检查胸腔积液的性质。
2. 抽出胸腔积液和积气,以缓解压迫症状,减轻呼吸困难。
3. 胸腔内注射药物进行局部治疗。

【适应证】

1. 凡胸腔积液性质不明者,抽取胸腔积液送验,以明确胸水性质,协助诊断。
2. 凡有胸腔积液或气胸者,抽取积液或积气,以改善压迫症状。
3. 脓胸或恶性胸腔积液,需胸腔内注射药物以辅助治疗。

【护理】

1. 术前准备

(1)核对病人,向病人解释胸腔穿刺的目的及术中注意事项,如穿刺时不要咳嗽或深呼吸,术中不能移动体位,以免损伤胸膜,导致气胸的发生。

(2)穿刺部位可直接叩诊,必要时经超声或 X 射线检查确定。一般胸腔积液的穿刺点取肩胛骨下第 7~9 肋间隙或腋中线第 6~7 肋间隙,气胸者取锁骨中线第 2 肋间隙进针。

(3)如应用普鲁卡因局麻需进行普鲁卡因皮试,并于病历上记录结果。

(4)备齐用物,需准备常规消毒治疗盘一套,无菌胸腔穿刺包(内有针栓接有橡胶管的胸腔穿刺针、5 ml 和 50 ml 注射器、7 号针头、洞巾、血管钳、纱布等),1% 普鲁卡因或 2% 利多卡因、1∶1 000 肾上腺素、无菌手套、无菌试管、量杯、胶布、棉签、消毒液等。

(5)协助病人反坐于靠背椅上,双臂平放于椅背上缘;不能下床的病人,可取床上坐位或半坐卧位;抽液时,嘱患者穿刺侧上肢弯曲上举置于头颈部,使肋间隙增宽。排气时,可取半坐位或仰坐位。

2. 术中配合

(1)常规消毒穿刺点皮肤。操作者带手套,铺洞巾,用麻醉剂逐层浸润麻醉直达胸膜。

(2)术者以左手示指、中指固定穿刺部位皮肤,右手持穿刺针(针栓接有橡皮管并用止血钳夹紧),在局部麻醉部位沿肋骨上缘缓慢刺入胸腔,将注射器连接橡皮管,护士松开止血钳并协助固定穿刺针。术者抽取胸水或气体,当注射器抽满后,护士用止血钳夹紧胶管,术者取下注射器排液,再接上注射器,如此反复。

(3)每次抽液、抽气时,不宜过快过多,以防胸腔内压骤然下降,发生肺水肿、循环障碍。首次抽液量不宜超过 700 ml,抽气量不宜超过 1 000 ml,以后每次抽液量不应超过 1 000 ml。

(4)按需要留取胸水标本,如治疗需要,可注入药物。术毕拔出穿刺针覆盖无菌纱布,胶布固定。

(5)术中密切观察病人情况,如有无头晕、面色苍白、出冷汗、心悸、胸部剧痛、刺激性咳嗽等,一旦发生应立即停止抽液,协助病人平卧,密切观察血压,防止休克。必要时按医嘱皮下注射 1∶1 000 肾上腺素 0.5 ml。

3.术后护理

(1)术后嘱病人平卧或半卧位休息,继续观察病人呼吸、脉搏等情况,注意穿刺点有无渗血、渗液或气体逸出。

(2)注入药物者,嘱病人稍活动,以利于药物在胸腔内混匀,并注意观察有无注入药物的不良反应,如发热、胸痛等。

(3)记录抽出液的颜色、性质和量,标本及时送验。

【注意事项】

1.严格执行无菌操作,避免胸腔内继发感染。

2.维护病人自尊,并注意保暖,避免受凉。

3.嘱患者穿刺过程中勿咳嗽及转动体位。

4.抽液后需向胸腔内注药时,接上盛有药液的注射器,先抽出胸水少许与药液混合后再行注入,要确保注入胸腔内。

5.穿刺时注意防止空气进入胸腔。当医师将注射器拔离橡皮管前,护士须先用血管钳将通往胸腔的橡皮管夹住。

6.有靠近纵隔、心脏和大血管附近的局限性积液、积脓者;有严重肺气肿、肺大泡者;有在心脏、肝、脾增大的附近穿刺者,应严格慎重穿刺。

三、纤维支气管镜检查

纤维支气管镜检查(fiberoptic bronchoscopy)是利用光学纤维内镜插入支气管,对支气管、肺部病变实施诊疗的一项技术。

【目的】

1.判定咯血的病因、出血部位。

2.观察局部病变,进行活体组织检查,明确病变性质。

3.引流呼吸道分泌物,作支气管肺泡灌洗。

4.向气管、支气管内注入药物进行治疗。

【适应证】

1.疑有肺癌或咯血及胸腔疾病性质不明等,摘取活体组织检查以协助病因诊断。

2.气管息肉者,进行息肉摘除术,局部用药和止血治疗。

3.对疑有气管、支气管内异物患者,进行支气管插管的引导,用于急诊抢救。

4.对反复大量咯血,经内科治疗无效的患者进行局部止血。

【禁忌证】

1. 有严重心脏病、心功能不全、严重心律失常、频发心绞痛。

2. 主动脉瘤有破裂危险。

3. 颈椎畸形，无法插入。

4. 出凝血机制严重障碍者。

5. 极度衰竭不能耐受检查。

6. 对麻醉药过敏。

7. 气胸、两周内支气管哮喘发作或大咯血者。

【护理】

1. 术前准备

(1) 向病人解释检查的目的、操作过程及有关配合注意事项，以消除紧张情绪，取得合作。

(2) 详细了解病史，进行体格检查，评估胸片，做出凝血时间、血小板、乙肝、梅毒、艾滋病感染情况等检查，对心肺功能不佳者必要时做心电图和血气分析。

(3) 术前 4 h 禁食、禁水，术前半小时遵医嘱肌内注射阿托品 0.5 mg，口服西地泮 5 ~ 10 mg，静脉注射 50% 葡萄糖 40 ml（糖尿病患者除外），年老体弱、病重或肺功能不全者给予吸氧。

(4) 用物准备　纤维支气管镜、吸引器、活检钳、细胞刷、冷光源、注射器、弯盘、甲醛固定液标本瓶，药物（2% 利多卡因、阿托品、1∶1 000 肾上腺素、50% 葡萄糖、生理盐水、凝血酶、垂体后叶素等药物）、氧气，必要时准备心电监护仪、气管插管、除颤仪等抢救设备。

2. 术中配合

(1) 用 2% 利多卡因作咽喉喷雾麻醉，喷雾后嘱病人做吞咽动作，当感觉咽部麻木，吞咽似有梗阻感即可。

(2) 病人仰卧躺于检查台上，根据病情选择经口或鼻插管，并经纤维支气管镜滴入麻醉剂作黏膜表面麻醉。

(3) 按需要配合医师做吸引、活检、治疗等工作，注意观察病情，最后协助拔管。

3. 术后护理

(1) 严格遵守无菌操作技术，严格按照内镜消毒管理原则消毒内镜，避免感染及交叉感染。

(2) 术后继续禁食 2 h，以防误吸入气管。2 h 后可进流质或半流质饮食。

(3) 术后密切观察病人有无发热、声音嘶哑或咽喉疼痛，注意胸部及呼吸道出血情况。呼吸道出血为痰中带血丝或咳血痰等，一般不需特殊护理，但出血量多时应及时通知医师，发生大咯血时应及时抢救。应鼓励病人轻轻咳出痰液和血液，如有声音嘶哑或咽喉疼痛，可给予雾化吸入。

(4) 及时留取痰液标本送验。

(5)必要时按医嘱应用抗生素,预防呼吸道感染。

【注意事项】

1.术前应详细了解病史和体格检查,对拟行插管的鼻腔做鼻窥镜检查;若经口插入,有义齿者应取下。

2.对老年和心血管疾病者,术前应做心电图检查。

3.有呼吸困难、低氧表现,$PaO_2 < 70$ mmHg 者,镜检时应吸氧并于术中监测血氧饱和度。

4.为防误吸,镜检术后应禁食水 2 h,待麻醉作用消失后方可进食,并尽量少讲话,使声带得到休息。

5.术后 24～48 h 注意观察病人体温、肺部啰音,必要时按医嘱应用抗生素,预防上呼吸道感染。

四、机械通气

正常肺通气的动力是机体自主产生的肺泡内压与大气压之间的压力差。机械通气(mechanical ventilation)是借助呼吸机建立气道口与肺泡间的压力差而产生肺通气,给予呼吸功能不全的病人以呼吸支持,即利用机械装置来代替、控制或改变自主呼吸运动的一种通气方式。机械通气的加压方式分为呼吸道直接加压和胸腔加压,吸气冲动可来自病人,也可完全由呼吸机发出。

【呼吸机的类型】

1.正压呼吸机 呼吸机在吸气时增加气道口的压力,使其超过肺内压,将气体压入肺泡内,引起吸气;停止送气后移去外加的压力,气道口恢复大气压。目前临床上广泛使用此类呼吸机。

2.负压呼吸机 其工作原理是利用机械装置产生负压,引起胸腔扩大,胸腔内负压增加,外界空气顺压力差进入肺内,产生吸气;当装置压力由负变为正时,胸廓受压,胸廓和肺回缩,肺泡气排出体外产生呼气。此型呼吸机临床已少用。

3.高频呼吸机(HFV) 指呼吸频率远高于正常的呼吸频率(600～3 000 次/min),而潮气量接近或低于生理无效腔气量的一种机械通气技术。HFV 的特点是在非密闭气道条件下,低潮气量、低气道压力,减少肺损伤;低胸腔内压,对循环系统影响小,反射性抑制自主呼吸。HFV 适用于心功能差、低血压、休克、支气管胸膜瘘难以用正压呼吸机进行通气的病人。HFV 主要用于改善缺氧。

【目的】

维持和增加机体通气量,纠正威胁生命的低氧血症。

【适应证】

1.治疗呼吸衰竭和呼吸暂停

(1)严重的急、慢性呼吸衰竭,如 COPD、重症哮喘、中枢神经系统或呼吸肌疾病所致的严重通气不足;严重肺部感染、ARDS 所致的严重换气功能障碍等。

(2)心肺复苏。

2.预防呼吸衰竭的发生或加重,如心、胸外科手术后,使用呼吸机帮助减轻因手术创伤而加重的呼吸负担,以减轻心肺功能和体力上的负担,缓解呼吸困难症状。

【使用呼吸机的指征】

1.临床指征 极度呼吸困难,呼吸浅、慢、不规则,并伴意识障碍或呼吸频率 35 次/min以上。

2.血气分析结果

(1)$PaCO_2$ 一般急性呼吸衰竭时,$PaCO_2 > 55$ mmHg;慢性呼吸衰竭 $PaCO_2 > 70 \sim 80$ mmHg,pH 值 $< 7.20 \sim 7.25$。

(2)PaO_2 在 $FiO_2 > 50\%$,30 min 后 PaO_2 仍 < 50 mmHg 也是使用呼吸机的指征。

【禁忌证】

一旦病人出现呼吸衰竭,均应行机械通气,严格地说,机械通气治疗无绝对的禁忌证。正压通气的相对禁忌证为:未经引流的张力性气胸或纵隔气肿、大咯血、急性心肌梗死、低血容量性休克未补足血容量前、重症肺大泡等。

【护理】

1.机械通气治疗前的准备

(1)检查呼吸机的性能,根据病情调整呼吸机参数。

(2)向病人进行必要的解释,使病人了解呼吸机治疗的目的;能配合的病人可用面罩,也可经口或鼻腔行气管内插管;插管与呼吸机正确相连,进行机械通气;并根据血气分析的参考值,随时调整呼吸机各项指标。

(3)准备好清洁、功能完好的呼吸机及供氧设备,包括人工呼吸机、消毒呼吸机管道、湿化用蒸馏水 500 ml、面罩或口含管、气管插管、气管切开包、吸痰管、治疗碗及供氧设备等。

2.使用期间护理

(1)密切监测病情变化,监测目的是为了了解机械通气的效果,预防和处理可能发生的并发症。监护内容主要有以下几个方面。

1)呼吸 有无自主呼吸,与呼吸机是否同步,呼吸的频率、节律、深浅度、类型及两侧呼吸运动的对称性,两侧呼吸音性质、有无啰音。

2)心率、血压 若出现血压明显或持续下降伴心率增快,提示有通气不足或通气过度,应及时报告。

3) 意识状态　行呼吸机治疗后病人意识障碍程度减轻,表明通气状况改善,若有烦躁不安,自主呼吸与呼吸机不同步,多为通气不足。如病人病情一度好转,胸廓起伏良好,突然出现兴奋、语言增多,甚至抽搐,应警惕通气过度引起的碱中毒。

4) 体温　发热常提示感染。而体温升高会使氧耗量和 CO_2 产生增加,故应酌情调节通气参数;高热时还应适当降低湿化器的温度,以改善呼吸道的散热作用。

5) 皮肤、黏膜及周围循环状况　皮肤潮红、多汗和浅表静脉充盈,提示 CO_2 潴留尚未改善。若缺氧改善,发绀减轻。颈静脉充盈、怒张,常与气胸、气管切开有关。了解皮肤黏膜的完整性,及时发现并处理褥疮、口腔溃疡及继发性真菌感染等情况。

6) 痰液　观察痰液的颜色、性质和量,为肺部感染的治疗提供重要依据。

7) 出入量　准确记录出入量,尤其是尿量的变化,是反映体液平衡及心肾功能的重要指标。

8) 检查腹部胀气及肠鸣音情况　如面罩机械通气者,人机配合欠佳,病人吞入过多的气体,气管插管或气管切开导管气囊漏气,均可引起腹胀、肠鸣音减弱,应警惕低钾血症。

(2) 气道的护理

1) 加强呼吸道的湿化　一般使吸入气(气道口气体)的温度维持在 35~37℃,不宜超过 40℃。湿化器的水温常常保持在 50℃左右。湿化器内只能加无菌蒸馏水,禁用生理盐水或加入药物,要注意防止水蒸干。在病情允许的情况下,应注意补充水分,每日保证入水量在 1 500 ml 以上。保持环境的整洁、舒适,并维持适宜的室温(18~20℃)与湿度(50%~60%),以充分发挥呼吸道的自然防御功能。

2) 人工气道病人的痰液吸引　人工气道正压通气病人不能进行有效咳嗽,必须借助机械吸引来排除呼吸道内分泌物,保持呼吸道通畅,改善气体交换,同时留取痰标本进行检查。

3) 做好导管的护理　每日检查并及时更换固定用胶布和固定带,每日检查气管插管的深度、口垫的固定情况,安全固定气管插管或气管切开套管,避免意外拔管的隐患。对于烦躁或意识不清的病人,应适当约束。

(3) 其他　维持水电解质平衡、改善营养状态,准确记录出入量,按时完成补液计划,注意尿比重和电解质的变化。

(4) 心理、社会支持　对所有机械通气病人,无论其意识清醒与否,均应受到尊重,向病人作细致的解释、进行鼓励和精神安慰,可起到增强病人的自信心和通气效果的作用。

3. 停机前后的护理　此阶段包括准备停机开始,一直到完全停机、拔除气管插管。做好本阶段的护理可帮助病人安全、顺利脱离呼吸机。

(1) 帮助病人树立信心　长期接受呼吸机治疗的病人,由于治疗前病情重,治疗后病情缓解,病人对呼吸机产生依赖,恐惧停用呼吸机后病情会引起反复,故反对撤机的病人常见。为此,撤机前要向病人(必要时包括家人)解释撤机的重要性和必要性。

(2) 按步骤有序撤机　当人工气道病人具备完全脱离呼吸机的能力后,需按以下四个步骤进行,即撤离呼吸机→气囊放气→拔管→拔管后继续吸氧。

【注意事项】

1. 注意呼吸机工作是否正常、有无漏气,妥善固定面罩,防止面罩与连接管道的滑脱,防止人工气道的移位、脱开和阻塞。

2. 面罩机械通气者,防止头面部皮肤的压迫与受损。

3. 保持面部清洁,面罩每周定期消毒三次。保持气管切开伤口的干燥清洁。

4. 定期翻身和进行胸部叩击是防止褥疮、促进痰液引流、保持呼吸道通畅、预防肺部并发症的重要措施。

5. 停用呼吸机后按呼吸机说明书要求,拆卸管道(包括主机内部的管道系统及传感器),进行彻底的清洁和消毒,然后再按原结构重新安装、调试备用。

思考与练习

一、A1/A2 型题

1. II 型呼吸衰竭时不可能出现(　　)

  A. 皮肤干燥

  B. 头痛、头晕

  C. 球结膜水肿

  D. 精神、神经症状

  E. 呼吸深快

2. 最可能发生纵隔扑动的是(　　)

  A. 开放性气胸

  B. 闭合性气胸

  C. 张力性气胸

  D. 损伤性血胸

  E. 机化性血胸

3. 关于胸腔闭式引流的叙述中错误的是(　　)

  A. 衔接紧密,防止漏气

  B. 拔管时患者可自由呼吸

  C. 长玻璃管水柱随呼吸波动,提示引流通畅

  D. 气胸引流管置于患侧第 2 肋间

  E. 水封瓶液面低于引流管胸腔出口平面 60 ~ 80 cm

4. 某老年呼吸衰竭患者,近来呼吸困难明显,又出现头痛、头胀,且日轻夜重,昼睡夜醒,伴局限性肌群抽搐、神志恍惚等,应考虑并发(　　)

  A. 脑疝

  B. 脑瘤

  C. 肺性脑病

  D. 脑栓塞

E. 脑炎

5. 患者,男性,68 岁,因近日咳嗽、咳痰、气急明显,伴烦躁、发绀而入院。既往有慢性阻塞性肺疾病史。动脉血气分析 pH 值 7.31,PaO_2 7.4 kPa(56 mmHg),$PaCO_2$ 9.6 kPa (72 mmHg),给予低浓度氧疗的依据是(　　)

 A. 利于应用呼吸兴奋药

 B. 慢性呼吸衰竭时,呼吸中枢对 CO_2 的刺激非常敏感

 C. 缺氧是维持患者呼吸的重要刺激因子

 D. 氧浓度大于 30% 易引起氧中毒

 E. 高浓度氧疗容易使患者呼吸兴奋

6. 患者,男性,72 岁,慢性阻塞性肺疾病十余年,剧烈咳嗽后突然出现右侧剧烈胸痛,呼吸困难加重,右胸叩诊鼓音。该患者出现的并发症最可能为(　　)

 A. 慢性肺心病

 B. 肺炎

 C. 自发性气胸

 D. 肺不张

 E. 胸膜炎

二、A3/A4 型题

(7~9 题共用题干)

患者,男性,65 岁,因慢性阻塞性肺疾病、肺部感染、呼吸衰竭入院。护理查体:气促,不能平卧,痰黏呈黄色,不易咳出。测动脉血气分析:PaO_2 5.3 kPa(40 mmHg),$PaCO_2$ 10.6 kPa(80 mmHg)。

7. 给其氧疗时氧流量应为(　　)

 A. 2 L/min

 B. 4 L/min

 C. 6 L/min

 D. 8 L/min

 E. 10 L/min

8. 帮助患者排痰最适宜的措施是(　　)

 A. 加大氧流量

 B. 定时翻身拍背

 C. 鼓励用力咳嗽

 D. 鼻导管吸痰

 E. 体位引流

9. 护士巡视时,发现患者烦躁不安,呼吸频率及心率加快,球结膜充血,应采取什么措施(　　)

 A. 使用镇静药

 B. 加大氧流量

 C. 使用呼吸兴奋药

    D. 降低氧浓度

    E. 做好气管切开准备

(10~14 题共用题干)

患者,男性,28 岁,胸部外伤致右侧第 5 肋骨折并发气胸,呼吸极度困难,发绀,出冷汗。检查:血压 10.6/8 kPa(80/60 mmHg),气管向左侧移位,右胸廓饱满,叩诊呈鼓音,呼吸音消失,颈胸部有广泛皮下气肿等。医生采用胸腔闭式引流治疗。

10. 造成患者极度呼吸困难、发绀的根本原因是(　　　)

    A. 左侧肺受压迫

    B. 纵隔向左侧移位

    C. 静脉血液回流受阻

    D. 右侧胸腔压力升高

    E. 颈胸部广泛皮下气肿

11. 护士在巡视病房时,发现引流管衔接处脱节,应立即做出的处理是(　　　)

    A. 更换胸腔引流管

    B. 引流管重新连接

    C. 钳闭引流管近端

    D. 拔出胸腔引流管

    E. 通知医生,等待处理

12. 判断胸腔引流管是否通畅的最简单方法是(　　　)

    A. 检查患者的呼吸音是否正常

    B. 检查引流管是否扭曲

    C. 检查引流瓶中是否有引流液

    D. 检查引流管是否有液体引出

    E. 检查水封瓶中长管内水柱有无波动

13. 搬动此患者时应(　　　)

    A. 保持引流通畅

    B. 保持引流瓶直立

    C. 用两把止血钳夹闭引流管

    D. 嘱患者屏住呼吸

    E. 注意观察引流液排出情况

14. 该患者目前最适宜的体位是(　　　)

    A. 侧卧位

    B. 半卧位

    C. 平卧位

    D. 头低足高位

    E. 仰卧中凹位

参考答案

1. A　2. A　3. B　4. C　5. C　6. C　7. A　8. B　9. E　10. D
11. C　12. E　13. C　14. B

（秦　超）

第三章

循环系统疾病病人的护理

循环系统疾病包括心脏和血管病变,合称为心血管病。心血管病具有起病急骤,症状复杂、病情凶险而易突变等特点,严重时甚至发生猝死。可由缺血、感染、发育畸形、动脉粥样硬化、内分泌代谢异常及某些全身疾病引起,亦受心理、社会环境因素的明显影响。2011 年初,世界卫生组织公布的心血管病最新研究结果显示,心血管病是全球范围人类死亡的最主要原因。我国随着经济的发展、人们生活水平的提高、饮食结构的改变及人口老龄化,心血管病的发病率和死亡率均呈上升趋势。《中国心血管病报告 2010》的资料显示全国每年死于心血管病者 300 万人,占总死亡原因的 41%,已成为目前首要死亡原因,是危害人们健康和社会劳动力的重要疾病。

第一节 概 述

一、循环系统解剖生理

循环系统由心脏、血管和调节血液循环的神经体液组成,其主要功能是为身体各组织器官运输血液,通过血液给组织输送氧、营养物质及激素等,并收集组织代谢废物,运输到相应器官排泄或转化,以保证机体内环境的稳定,维持新陈代谢的正常进行。循环系统也具有内分泌功能,心肌细胞和血管内皮细胞能分泌心房肽、内皮素和内皮舒张因子等活性物质,对维持正常的循环功能起重要作用。

(一)心脏

1. 心脏的解剖结构 心脏是整个血液循环的发动机,由房室间隔及房室瓣分隔成四个心腔。左右心房的功能主要是分别接受、储存和转运由肺静脉和体静脉回心的血液;左右心室的功能是充分接收由心房来的血液,然后由心脏冲动引起心室肌收缩,使血液排入主动脉和肺动脉及其分支。心壁由心内膜、心肌、心外膜三层构成,心内膜由内皮细胞和薄结缔组织构成,各瓣膜都是由心内膜皱折而成。心外膜即心包的脏层,与心包壁层之间形成一个间隙称为心包腔。心肌层是心壁的主要部分,由心肌纤维构成。心房肌层薄,心室肌层厚,二者之间由二尖瓣和三尖瓣隔开,故心房与心室可在不同时间内收缩。

2. 心脏的传导系统 心脏传导系统由特殊心肌细胞构成,包括窦房结、结间束、房室交界区、房室束、左右束支及其分支和普肯耶纤维,其主要功能是产生并传导激动,维持正常的心脏搏动节律。

3. 心脏的血液供应 心脏自身的血液由冠状动脉供应,冠状动脉为心脏的营养血管。左、右冠状动脉分别开口于主动脉窦的左前及右前窦内。左冠状动脉分两大支,前降支与回旋支。前降支供血给左室前壁及部分侧壁、室间隔及心尖。回旋支供血给左室、侧壁、后壁(膈面)以及左心房。右冠状动脉除供血给右心房、右心室外,还供血给左心室后壁(膈面)及室间隔之后半部。窦房结和房室结的血供多数人来自右冠状动脉,少数人来自左冠状动脉。动脉粥样斑块好发于左冠状动脉前降支上 1/3、右冠状动脉或回旋支的近端。当动脉粥样斑块等阻塞血管可引起相应血管供血心肌的缺血、坏死。

(二)血管

血管分为动脉、静脉和毛细血管。动脉管壁含平滑肌和弹力纤维,其张力对维持循环血压起重要作用,又称为“阻力血管”。静脉容量大,又称“容量血管”。毛细血管是血液与组织之间物质交换的场所,又称为“功能血管”。容量血管和功能血管对维持和调节心脏功能有重要作用。

(三)血液循环的神经体液调节

心血管的神经支配有交感神经及副交感神经。如交感神经兴奋,通过肾上腺素能受体,可使心率加快,心肌收缩力增强,周围血管收缩,血压升高;副交感神经兴奋通过乙酰胆碱能受体,可使心率减慢,心肌收缩力减弱,周围血管扩张,血压下降。体液调节主要包括肾素–血管紧张素–醛固酮系统(RAS)、血管内皮系统等。肾素–血管紧张素–醛固酮系统是调节钠钾平衡、血容量和血压的重要物质。血管内皮系统主要具有收缩或扩张血管的作用。上述神经体液调节机制中,大脑皮层起着主导作用。

二、心血管病的分类

心血管病的分类有其特殊性,包括病因、病理解剖和病理生理的分类。

(一)病因分类

根据致病因素分为先天性和后天性两大类。先天性心血管病(先心病)为心脏大血管在胎儿期发育异常所致。后天性心血管病为出生后心脏、大血管受外界因素或机体内在因素作用而致病,如动脉粥样硬化(常累及主动脉、冠状动脉、脑动脉、肾动脉、周围动脉等)、风湿性心脏病(风心病)、原发性高血压、肺源性心脏病(肺心病)、感染性心脏病、内分泌性心脏病(如甲状腺功能亢进症、甲状腺功能减退性心脏病等)、血液性心脏病(如贫血性心脏病)等。

(二)病理解剖分类

常分为:①心内膜病,如心内膜炎、心瓣膜脱垂、黏液样变性等导致瓣膜狭窄或关闭不全;②心肌病,如心肌炎症、变性、肥厚、缺血、坏死等导致心脏扩大;③心包疾病,如心包炎症、心包积液、心包缺损等;④大血管疾病,如动脉粥样硬化、动脉瘤、血管炎症、血栓形成或栓塞等;⑤各组织结构的先天性畸形。

(三)病理生理分类

可分为心力衰竭、心源性休克、心律失常、冠状循环功能不全、心脏压塞等。

三、循环系统疾病常见症状体征的护理

循环系统常见症状有心源性呼吸困难、心源性水肿、胸痛、心悸、晕厥、发绀。

(一)心源性呼吸困难

心源性呼吸困难(cardiogenic dyspnea)是指由于各种心血管疾病引起病人呼吸时感到空气不足,呼吸费力,出现紫绀,端坐呼吸,并伴有呼吸频率、深度或节律的改变。最常见的病因是左心衰竭,也可见于右心衰竭、心包积液、心脏压塞等。左心衰竭出现呼吸困难的主要机制为肺淤血和肺顺应性降低所致。右心衰竭时出现呼吸困难的主要机制为体循环淤血和发淤血性肝肿大等,使呼吸受限、右心房及上腔静脉压升高等。心源性呼吸困难常表现为:①劳力性呼吸困难:在体力活动时发生或加重,休息后减轻或消失,常为左心衰竭早期表现,系体力活动使静脉回心血量增多,加重肺淤血所致。引起呼吸困难的体力活动有快步行走、上楼、穿衣、洗漱等。②夜间阵发性呼吸困难:病人在夜间入睡后突然憋醒,被迫坐起,呼吸深快,轻者坐起后数分钟可缓解,重者出现咳嗽、咳粉红色泡沫痰、肺部湿啰音,或伴哮鸣音,又称心源性哮喘。③端坐呼吸:为心力衰竭后期表现,病人休息时仍感呼吸困难,不能平卧,常被迫取半卧位或坐位,以减轻呼吸困难。

1. 护理评估

(1)健康史　评估病人有无心脏疾病,呼吸困难起始及发展的特点、加重或缓解的因素,睡眠时采取的姿势;评估病人呼吸困难是否伴有心悸、咳嗽、咳粉红色泡沫痰;评估病人在呼吸困难加重时是否有精神紧张、焦虑不安、出冷汗等表现。

(2)身体评估　评估病人呼吸、脉搏、血压情况,观察呼吸频率、幅度、节律有无变化,有无"三凹征",有无发绀、水肿、颈静脉怒张,两肺有无湿啰音等。

(3)实验室及其他检查　评估病人血氧饱和度和血气分析结果,了解心电图和 X 射线检查情况等。

(4)心理及社会评估　病人因心力衰竭发展,呼吸困难逐步加重,影响其活动能力,常有精神紧张、焦虑等不良心理反应。评估时应引起重视,观察病人的情绪变化,评估其

焦虑的程度。

2.常见护理诊断/问题

(1)气体交换受损　与肺淤血、肺水肿或伴肺部感染有关。

(2)活动无耐力　与氧的供需失衡有关。

3.护理目标

(1)病人呼吸困难减轻或消失。

(2)活动耐力逐渐增加,活动时心率、血压正常,无明显不适。

4.护理措施

(1)病情观察　密切观察呼吸困难变化,如呼吸频率、节律、幅度,紫绀改善情况,血气分析结果等。

(2)嘱病人卧床休息,根据病情需要采取不同的体位。病情允许时,鼓励病人多翻身、变换体位、咳嗽,以利痰液排出。保持室内空气流通,温湿度合适、安静、整洁,为病人创造一个舒适的环境。衣被宽松、轻软,以减轻憋闷感。

(3)遵医嘱给予强心、利尿、抗感染的药物,以改善肺泡通气状况。

(4)保持呼吸道通畅。给予氧气吸入,并根据病情需要调整时间、浓度、流量、湿化液等。

(5)经常和病人接触,了解病人的心理动态,给以安慰和疏导。病人表现出对疾病的困惑,应及时解释,以稳定病人的情绪,降低交感神经的兴奋性,使心率减慢、心肌耗氧量减少,从而减轻呼吸困难。

5.评价

(1)病人经适当休息、氧气吸入及药物治疗,呼吸困难、发绀减轻或消失。

(2)能根据自身耐受能力,完成活动计划,活动耐力增加,活动时无明显不适,且心率、血压正常。

(二)心源性水肿

心源性水肿(cardiogenic edema)是由于心力衰竭引起体循环静脉淤血,使机体组织间隙有过多液体积聚。最常见的病因为右心衰竭或全心衰竭,也见于心包积液和缩窄性心包炎。其主要机制是由于体循环静脉淤血致毛细血管内压力升高,有效循环血量减少,肾血流量下降,继发性醛固酮增加引起钠、水潴留使组织间积液过多。此外,组织液回吸收过少也可能发生水肿。

1.护理评估

(1)健康史　询问病人水肿的特点,了解水肿起始的部位、出现的时间、程度、性质、进展过程、伴随症状、体位与饮食、缓解与加重的因素,了解水肿的原因,摄水、摄盐量等。估计其临床意义和严重性。

(2)身体评估　评估水肿的特点和程度。心源性水肿的特点是:水肿从身体下垂部位开始,呈凹陷性,以脚踝内侧、胫前部明显,逐渐蔓延至全身,发展较缓慢,久病卧床者出现腰骶部水肿。检查水肿部位、程度、压之有无凹陷,观察生命体征、体重、静脉充盈程度、有无胸水、腹水征。了解有无低蛋白血症和电解质紊乱及其程度。观察有无伴随症状,如水肿部位因长期受压易致皮肤溃烂、水肿液外溢、软组织坏死形成褥疮;因长期低盐饮食、食欲减退伴发营养不良;利尿剂使用不当可引起水、电解质紊乱。

(3)实验室及其他检查　评估病人尿常规和电解质检查结果,了解肝功能和肾功能检查情况等。

(4)心理及社会评估　水肿引起形象改变、躯体不适都可使病人心情抑郁、烦躁等,评估时应引起重视。

2.常见护理诊断/问题

(1)体液过多　与钠水潴留、低蛋白血症有关。

(2)有皮肤完整性受损的危险　与水肿、卧床过久或躯体活动受限有关。

3.护理目标　病人水肿减轻或消失;皮肤完整、不发生褥疮。

4.护理措施

(1)观察病人的尿量、体重及水肿消涨情况,并注意有无电解质紊乱。定期测体重,记录24 h出入量。

(2)病人应多卧床休息,伴胸水、腹水病人应取半卧位;给予低盐、高蛋白、易消化饮食,加强营养,必要时可补充白蛋白。向病人及家属说明限制钠盐和养成清淡饮食的重要性,严重水肿且利尿剂效果不佳时,每日进液量控制在前一天尿量加500 ml左右。

(3)遵医嘱用利尿药,观察用药后尿量、体重情况及水肿消涨情况,观察有无电解质紊乱。

5.评价　能自觉配合饮食、治疗要求,水肿已减轻或消失;能说出褥疮发生的诱因,住院期间皮肤完整,未发生褥疮。

(三)胸痛

胸痛(chest pain)指由各种理化因素刺激支配心脏、主动脉或肋间神经的感觉纤维引起的疼痛。胸痛的部位和程度不一定与病变的部位和程度相一致,心绞痛和急性心肌梗死为最常见原因,其部位常见于心前区或胸骨后,多因冠状动脉供血不足导致心肌暂时或持久缺血缺氧所致。此外,急性心包炎、胸壁病变、肺胸膜疾病因炎症累及心包或胸膜壁层也可引起疼痛。纵隔及部分消化道疾病等也可引起胸痛,评估时应引起重视。

1.护理评估

(1)健康史　询问病人胸痛的特点、性质、程度、诱因、加剧或缓解的因素,观察病人是否伴随呼吸困难、焦虑、濒死感;了解病人既往有无心肺疾病等病史。

典型心绞痛引起的胸痛部位在胸骨体中上段,呈发作性压榨性疼痛,心肌梗死引起的胸痛部位、性质与心绞痛相似,但程度更剧烈,时间更长。心包炎的疼痛常在心前区,多在体位改变、咳嗽或深呼吸时加重,坐位身体前倾时减轻。心脏神经官能症无心脏病史,胸痛常为瞬间针刺样痛或持续性隐痛,与活动、休息无关,并在活动或转移注意力后减轻,多伴有其他神经衰弱的表现。

(2)身体评估　观察脉搏、血压、心率及节律的变化,并估计其临床意义和严重性。

(3)实验室及其他检查　评估病人血脂、血糖、X射线、心电图、冠状动脉造影等结果。

(4)心理及社会评估 评估病人有无因剧痛而产生焦虑、愤怒、恐惧等情绪反应,社交活动是否受限。

2.常见护理诊断/问题

(1)疼痛 与冠状动脉供血不足、心肌缺血缺氧及炎症累及心包或胸膜有关。

(2)焦虑 与疼痛迁延不愈有关。

3.护理目标 病人疼痛减轻或消失;能说出引起疼痛的原因,情绪逐渐稳定。

4.护理措施

(1)仔细观察病人的情绪,针对不同病因引起的胸痛进行病情解释,消除病人对疾病的恐惧感,对心绞痛、心肌梗死病人须加强心理护理。

(2)疼痛发作时应安置病人在良好的休息环境,协助病人满足生活需要。心绞痛引起胸痛的病人应立即停止一切活动;心肌梗死引起胸痛的病人应绝对卧床休息;心包炎引起者,应嘱病人卧床休息,可采取坐位身体稍前倾以减轻疼痛。保持情绪稳定,勿用力咳嗽或突然改变体位,以免使疼痛加重。

(3)遵医嘱给予镇静剂、止痛剂及病因治疗,针对不同疾病进行健康指导。心脏神经官能症引起者,应给病人以安慰,消除其顾虑,鼓励病人参加体力和娱乐活动,分散其注意力;其他系统疾病引起的胸痛护理,参见有关章节。

5.评价

(1)病人自觉胸痛减轻或消失。

(2)能说出导致胸痛的原因,情绪稳定。

(四)心悸

心悸(palpitation)是一种自觉心跳的不适感或心慌感,心率可增快、减慢、心律不齐及心搏增强。心悸的发生与多种原因有关,主要有:①心脏搏动增强,健康人在剧烈活动、精神过度紧张、情绪激动、饮酒、大量吸烟时可出现心搏增强,病理情况多见于高热、甲状腺功能亢进、贫血和心室肥大者。②心律失常,心动过速、心动过缓、心律不齐(期前收缩、心房纤颤)等。③心脏神经官能症,为自主神经功能紊乱引起的综合征,青年女性多见,心悸发作与精神因素有关。

1.护理评估

(1)健康史 询问病人既往有无心脏病史,心悸发生的原因与诱因,与活动和休息的关系;询问心悸发生的急缓、程度、频率、有无心跳停顿感。临床上病人自觉心跳或心悸时常伴随头晕、晕厥、呼吸困难、胸痛、出冷汗、手足麻木等。

(2)身体评估 评估病人的脉率、节律、心音有无改变。

(3)实验室及其他检查 必要时描记心电图,以明确有无心律失常及类型。

(4)心理及社会评估 评估心悸的心理反应,是否因心悸而感到不安或恐惧;有无紧张、害怕等情绪。

2.常见护理诊断/问题

(1)活动无耐力 与心律失常导致氧的供需失调有关。

(2)恐惧 与心悸发作对心功能的影响有关

3.护理目标　病人心悸减轻或消失,进行较多活动时无不适感;情绪变得稳定。

4.护理措施

(1)严密观察病情变化,观察生命体征,定时测量体温、脉搏、呼吸、血压。对心律失常者应同时测脉率与心率,时间不少于 1 min。观察有无晕厥、呼吸困难、胸痛、出冷汗、手足麻木等伴随症状。必要时进行心监护,发现严重心律失常及时报告医师并做相应的处理。

(2)注意休息,减少活动,戒烟限酒,不饮浓茶、咖啡等刺激性饮料。

(3)给病人讲解有关心悸的知识。安慰病人,帮助指导病人学会解除焦虑的方法,如自我调节情绪,通过看书、散步或喜欢的活动,分散注意力,消除紧张恐惧心理。

(4)遵医嘱用药,观察所用药物的疗效及副作用。

5.评价　活动耐力逐渐增加,逐步恢复体力和自理生活;心律失常及时纠正,情绪逐渐稳定。

(五)晕厥

晕厥(syncope)是一种短暂的、突然的可逆性意识丧失,由于一过性脑组织缺血缺氧而引起,一般为突然发作,迅速恢复,少有后遗症,发作时常伴面色苍白、血压下降、出冷汗甚至抽搐。常见的原因有:①心血管疾病:如严重心律失常(病窦综合征、频发室性期前收缩、阵发性室性心动过速、三度房室传导阻滞等)、急性心肌梗死、急性左心衰竭、严重主动脉瓣狭窄等。由于心排血量突然减少致急性脑缺血而引起的临床综合征,称为阿-斯综合征(Adans-stokes syndrome),是病情严重而危险的先兆。②血管舒缩障碍:如体位性低血压性晕厥、排尿性晕厥、颈动脉窦反射性晕厥、屏气性晕厥等。③神经精神性疾病:如高血压脑病、癔症。④其他:如低血糖等。

1.护理评估

(1)健康史　应询问病人有无心血管疾病;发生前有无突然改变体位,有无心悸、头晕、恶心呕吐、剧烈疼痛、饥饿等,晕厥时意识障碍的程度、持续时间的长短以及当时是否有面色苍白、脉搏缓慢、尿失禁及肢体抽动,苏醒后的感受等;既往有无类似发作。

(2)身体评估　检查时应注意病人的心率、节律、心音、血压有无改变;有无心脏病体征。

(3)实验室及其他检查　心电图检查有助于明确心律失常的类型。

(4)心理及社会评估　评估病人是否因晕厥而感到不安,有无紧张、害怕、恐惧等情绪。

2.常见护理诊断/问题　心输出量减少　与严重心律失常、心肌收缩力减弱有关。

3.护理目标　晕厥发作减少或无再次发作。

4.护理措施

(1)严密观察病情变化,观察生命体征,定时测量体温、脉搏、呼吸、血压。对心律失常者应同时测脉率与心率,时间不得少于 1 min,必要时进行心电、血压监护,发现严重心律失常时,应及时报告医师。

(2)发作时立即平卧于空气流通处,将头部放低,同时松解衣领裤带,但应注意避免过快转换体位。尽可能改善脑缺血、缺氧,促使病人尽快苏醒。

（3）避免过度紧张、恐惧、创伤、剧痛等诱发因素，以防晕厥再次发生。对排尿性晕厥，嘱睡前少饮水及勿潴尿过多，避免站立排尿；对颈动脉窦反射性晕厥，嘱其衣领勿过紧过高；对屏气性晕厥者勿屏气过长。

（4）安定情绪，耐心向病人解释病情，宽慰病人，让病人从因"晕倒"所致的高度紧张中松弛下来。

5. 评价　晕厥发作减少或无再次发作，无并发症发生。

（六）发绀

发绀（cyanosis）指血液中还原血红蛋白增多或血液中含有异常血红蛋白衍生物所致的皮肤、黏膜呈青紫色的现象。发绀常在皮肤较薄、色素较少、毛细血管丰富的部位出现，如口唇、鼻尖、颊部、甲床等处。因血液中还原血红蛋白增多引起的发绀，按不同病因分为：①中心性发绀：多由心肺疾病等原因造成肺氧合不足，致体循环毛细血管中还原血红蛋白增多。中心性发绀分为肺性发绀和心性发绀，前者见于呼吸道阻塞、肺淤血、肺水肿等。后者见于法洛四联征、艾森门格综合征等发绀性先天性心脏病。②周围性发绀：多因外周循环障碍，血流缓慢，过多血红蛋白被还原或因周围血管收缩致组织缺 O_2 所致。主要见于右心衰竭、缩窄性心包炎、严重休克等。③混合性发绀：中心性发绀和周围性发绀两者同时存在，见于充血性心力衰竭。因血红蛋白结构异常所致发绀常见的原因有药物或化学药物中毒（亚硝酸盐、磺胺类药物中毒等）、高铁血红蛋白血症等。

1. 护理评估

（1）健康史　应询问病人有无心肺疾病；有无呼吸困难、咳嗽、咯血、头晕等伴随症状。

（2）身体评估　评估病人发绀的严重程度，区分发绀的类型，观察发绀的部位、发绀存在时间的长短，有无杵状指等。中心性发绀以心肺疾病多见，发绀严重，常伴呼吸困难，除四肢与颜面发绀外，黏膜与躯干皮肤也可发绀，皮肤温暖，按摩或加温发绀不消退。周围性发绀主要表现为肢体末梢如耳垂、鼻尖及肢端等处发绀，皮肤发冷，按摩或加温发绀可减轻或消退，对症处理后发绀多能缓解。

（3）实验室及其他检查　评估病人血红蛋白和血气分析结果，了解呼吸功能、心电图和 X 射线检查情况等。

（4）心理及社会评估　评估病人有无焦虑、不安情绪。

2. 常见护理诊断/问题

（1）活动无耐力　与心肺功能不全、氧的供需失衡有关。

（2）气体交换受损　与心肺功能不全所致肺淤血有关。

3. 护理目标　病人活动耐力逐渐增加；呼吸改善，缺氧得到纠正，发绀消失。

4. 护理措施

（1）严密观察病情变化，监测生命体征，定时测量体温、脉搏、呼吸、血压。

（2）保持呼吸道通畅，及时处理分泌物，根据缺 O_2 和 CO_2 潴留的程度不同选择给氧的浓度、流量，合理用氧。

（3）遵医嘱合理用药，严密观察药物的副作用。使用强心药应慎重，使用利尿剂应以缓慢、小量和间歇用药为原则。使用呼吸兴奋剂应在保持呼吸道通畅的前提下,配合吸 O_2、解痉祛痰等措施。

5.评价 病人发绀消失,呼吸改善,缺氧得到纠正,活动耐力逐渐增加。

（林爱琴）

第二节 心力衰竭

心力衰竭(heart failure)是由于各种心脏结构或功能异常导致心室充盈和(或)射血能力下降而引起的一组临床综合征,简称心衰。临床上以肺循环和(或)体循环淤血和组织灌注量不足为主要特征,亦称充血性心力衰竭。按其发病急缓可分为急性和慢性两类,以慢性者居多;按其发生的部位可分为左心衰竭、右心衰竭和全心衰竭。

1.原有分级 心功能状况根据病人的临床症状和活动受限的程度分为四级(1928年纽约心脏病协会[NYHA]分级,美国心脏病协会[AHA]标准委员会1994年修订),分别如下。

(1)Ⅰ级 体力活动不受限,日常生活不引起乏力、心悸、呼吸困难或心绞痛。

(2)Ⅱ级 体力活动轻度受限,休息时无不适,但平时一般活动下可出现乏力、心悸、呼吸困难或心绞痛,休息后缓解。

(3)Ⅲ级 体力活动明显受限,休息时无症状,小于日常活动即可引起上述症状,休息较长时间方可缓解。

(4)Ⅳ级 不能从事任何活动,休息时也有心力衰竭症状,活动时加重。

2.补充后分期 2001年美国心脏病学会及美国心脏学会(ACC/AHA)提出了慢性心衰新的分期方法,对原有的分级法进行补充。

(1)A期 心力衰竭高危期,尚无器质性心脏(心肌)病或心力衰竭症状,但患者有高血压、心绞痛、代谢综合征,使用心肌毒性药物等可发展为心脏病的高危因素。

(2)B期 已有器质性心脏病变,如左室肥厚,左室射血分数降低,但无心力衰竭症状。

(3)C期 有器质性心脏病,且既往或目前有心力衰竭症状。

(4)D期 需要特殊干预治疗的难治性心力衰竭。

正确评定病人心力衰竭的程度,对判断病情和指导病人活动均具有重要意义。

一、慢性心力衰竭

各种不同病因的循环系统疾病逐渐发展到心功能受损时,均可出现慢性心力衰竭,是各种病因所致心脏疾病的终末阶段,也是大多数心血管疾病的最主要的死亡原因。我国引起慢性心力衰竭的病因以冠心病居首位,高血压的比例明显上升,而风湿性心瓣膜病所占比例明显下降。

【病因及发病机制】

1. **基本病因**　导致慢性心力衰竭的主要原因有两方面,一为原发性心肌损害,其次为心室负荷长期过重,此两方面原因可单独存在,亦可先后出现或同时出现。

(1)原发性心肌损害　可见于节段性或弥漫性心肌损害,如冠心病心肌缺血或坏死、心肌炎、心肌病、结缔组织疾病所致的心肌损害等;亦可见于原发或继发的心肌代谢障碍,如糖尿病、维生素 B_1 缺乏、心肌淀粉样变性等。

(2)心室负荷过重

1)前负荷(容量负荷)过重　指心室舒张期所承受的容量负荷增加。多见于瓣膜反流性疾病,如二尖瓣、主动脉瓣关闭不全;心内外分流性疾病,如房室间隔缺损、动脉导管未闭;伴有全身性血容量增加或循环血量增多的疾病,如慢性贫血、甲状腺功能亢进、动静脉瘘等。

2)后负荷(压力负荷)过重　指心肌开始收缩时,心室所承受的射血阻力增加。多见于高血压、主动脉瓣狭窄、肺动脉高压、肺动脉瓣狭窄等。

2. **诱因**　有基础心脏病的病人,其心力衰竭症状可由一些增加心脏负荷的因素所诱发或加重,常见的诱因有以下几方面。

(1)感染　呼吸道感染是最常见、最重要的诱因。其次为心内膜感染、全身感染等。感染可通过多种途径增加心脏负荷,妨碍心肌的舒缩功能。

(2)心律失常　主要是快速型心律失常,如心房颤动是器质性心脏病最常见的心律失常之一,它可通过心率加快,增加心肌耗氧量,同时又使心肌供氧量不足而诱发心力衰竭。严重的缓慢性心律失常亦可诱发心力衰竭。

(3)生理或心理压力过大　如过度疲劳、情绪激动、精神过度紧张。

(4)血容量增加　如水电解质代谢紊乱及输液过多、过快,钠盐摄入过多等。

(5)合并其他疾病　如甲状腺功能亢进、中重度贫血、肺栓塞等。

(6)其他　如妊娠、分娩,药物使用不当、环境与气候突变等。

3. **发病机制**　慢性心力衰竭的发病机制相当复杂,当原发疾病累及心功能时,机体首先发挥多种代偿机制以维持心功能。随着病情进展,尤其是各种诱因的综合作用下逐步进入失代偿期。

(1)主要代偿机制

1)Frank-Starling 机制　多种原因导致心脏泵血功能减弱,使心排血量下降,心室舒张末期压力增高。根据 Frank-Starling 定律:早期随心室充盈压增高与心肌纤维长度增加,可使心排血量相应增加。但这种增加是限度的,当 Frank-Starling 机制达最大效应时,心室代偿功能消失,心排血量不但不增加,反而下降。左心室舒张末压的增高,左心房压、肺静脉压、肺毛细血管楔压也相应地随之增高。临床上出现肺循环淤血征。当右心室舒张末压和右心房压升高致中心静脉压(CVP)增高时,即出现体循环淤血征。

2)心肌肥厚　当心肌后负荷持续增加时,心肌细胞逐渐发生肥厚,此时心肌细胞数并不增加,而以心肌纤维增多为主,这样早期可有效增强心肌收缩力,但由于细胞核和线粒体未相应增多,导致心肌细胞能源不足,最终导致心肌细胞死亡。

3)神经体液的代偿机制　慢性心力衰竭时,交感神经系统(SNS)的兴奋性、肾素-血管紧张素-醛固酮系统(RAAS)活性和血管加压素水平均增高,可增加心肌收缩力、循环血量、血管紧张度,使心排血量增加。但长期神经内分泌的活性增高将加重血流动力学的紊乱,导致心脏前、后负荷增加,并可直接损害心肌,从而加重了心力衰竭的恶化。

(2)体液因子的改变　近年不断发现一些新的肽类细胞因子参与心力衰竭的发生与发展过程。如利钠肽,精氨酸加压素、内皮素等。由于利钠肽分泌量增加的幅度与心力衰竭的严重程度呈正相关,尤其心房利钠肽(ANP),目前已成为心衰诊断、疗效判断和预后估计的重要指标。心力衰竭发生时,血液中心房利钠肽和脑钠肽(BNP)迅速分解,其利尿、利钠、扩张血管等生理作用明显减弱。

(3)心肌损害和心室重塑　原发性心肌损害与心脏负荷增加,使心脏功能受损,导致心室壁反应性肥厚与扩大,产生心室重塑。心肌肥厚初期可对心功能起代偿作用,但长期心肌肥厚与扩大使其处于能量饥饿状态,随心肌能量代谢增加而产生相对缺血、缺氧,最终导致心肌细胞坏死、纤维化。心肌细胞的坏死使心肌整体收缩力下降;纤维化的增加又使心室顺应性下降,心室重塑更加明显,而剩下存活心肌的负荷进一步加重,心肌细胞进一步肥厚,进行性纤维化。如此恶性循环最终发展为不可逆的心肌损害终末阶段。

【临床表现】

1. 左心衰竭　主要表现为肺淤血和心排血量下降。

(1)症状

1)呼吸困难　劳力性呼吸困难是左心衰竭最早出现的症状。开始多在较重的体力活动时出现,休息后可缓解。随病情进展,肺淤血加重,在较轻的体力活动时也出现呼吸困难,并可出现夜间阵发性呼吸困难,即病人入睡后突然因憋气而惊醒,被迫取坐位,呼吸深快,重者可伴哮喘,称之为心源性哮喘,进一步发展出现急性肺水肿。此为左心衰竭的典型表现。

2)咳嗽、咳痰和咯血　咳嗽发生较早,开始常发生在夜间,坐位或立位咳嗽可减轻或消失。痰多呈白色泡沫痰,偶有痰中带血丝,严重心力衰竭时可咳粉红色泡沫痰。

3)其他症状　可出现乏力、头晕、嗜睡或失眠、心悸、发绀、尿少等,其主要原因是心排血量下降,组织器官血液灌注不足所致。

(2)体征

1)心脏体征　除基础心脏病的体征外,心脏检查可有左心室增大,心率增快,第一心音减弱,肺动脉瓣区第二心音亢进,并可闻及舒张期奔马律。常出现交替脉,血压一般正常,但脉压可缩小,皮肤黏膜苍白或发绀。

2)肺部体征　呼吸加快,两肺底闻及湿性啰音,并可随体位改变而移动。有时伴有哮鸣音等。

2. 右心衰竭　主要表现为体循环静脉淤血。

（1）症状　胃肠道及肝脏淤血可出现腹胀、食欲不振、恶心、呕吐等,肾淤血使肾血流量减少,出现尿少、夜尿增加等。

（2）体征

1）颈静脉充盈或怒张　颈静脉充盈为右心衰竭的早期表现。若压迫腹部肿大的肝脏,使颈静脉怒张更明显,称为肝颈反流征阳性。

2）肝脏肿大　常发生在皮下水肿之前,伴上腹部不适、胞胀,可有压痛,还可出现轻度黄疸和血清转氨酶的升高。长期肝内淤血可致心源性肝硬化。

3）水肿　是右心衰竭晚期的表现。其特征为首先出现在身体低垂部位,常为对称凹陷。能起床的病人先从足背、踝关节附近开始,卧床的病人先从腰骶部开始。随病情加重而蔓延至全身,甚至出现胸水、腹水。胸水一般出现在右侧,腹水多发生在晚期,与心源性肝硬化有关。

4）心脏体征　除基础心脏病体征外,剑突下可见明显心脏搏动,心界扩大,胸骨左缘3~4肋间可闻及舒张期奔马律,三尖瓣听诊区可闻及收缩期杂音,严重者可发绀。

3.全心衰竭　心力衰竭早期常是一侧性的,临床上多先为左心衰竭,当左心衰竭发展到右心衰竭时,为全心衰竭。此时右心排血量减少,左心衰竭的肺淤血现象得到改善,呼吸困难等症状可减轻。

【实验室及其他检查】

1.X射线检查　左心衰竭的病人主要表现为左心室增大,肺门阴影增大,肺纹理增粗等肺淤血性表现;右心衰竭者常有右心室增大、肺动脉段膨出,偶伴有右侧胸腔积液征。

2.心电图　可出现心室肥厚劳损、扩大的相应表现。

3.超声心动图　能较好地反映左心室的舒缩功能。可利用M型、二维、多普勒超声技术测量计算左心室射血分数（LVEP）,舒张早期心室充盈速度最大值/舒张晚期心房充盈速度最大值（E/A）等。左心衰竭时LVEP降低（正常值为0.6±0.09）、左室舒张末期压增高（正常值<1.6 kPa）、E/A降低（正常值E/A<1）。

4.心-肺吸氧运动试验　在运动状态下测定病人对运动的耐受量,仅适用于慢性稳定性心衰病人。

5.有创性血流动力学检查　对急性危重症心衰病人,必要时可采用漂浮导管经皮静脉穿刺送到右房、右室、肺动脉,测定各部位的压力及血液含量,计算肺毛细血管楔嵌压（PCWP）和心脏指数（CI）,反映左心功能情况。肺淤血时PCWP增高（正常时<12 mmHg）。当CI低于2.2 L/（min·m²）时,即出现低心排出量症状群,CI正常值为2.6~4.0 L/（min·m²）。

6.其他　包括放射性核素心血池显影检查与磁共振显像（MRI）检查,运动耐量与最大耗氧量（VO₂ max）测定均可对心力衰竭的诊断提供参考。

【诊断要点】

慢性心力衰竭的诊断是综合病因、病史、症状、体征及客观检查而做出的,其主要依据是肺淤血、体循环淤血的临床表现,心脏病的体征和实验室及其他检查指标。

诊断应包括基本心脏病的病因诊断、病理解剖诊断和病理生理诊断及心功能分级。

【治疗要点】

慢性心力衰竭的治疗原则:积极治疗原发病及去除诱因;减轻心脏负荷;增加心肌收缩力;拮抗神经内分泌激活的负面影响。

1. 病因治疗

(1)积极治疗原发病　用药物或介入方法改善冠状动脉血供,手术治疗慢性心脏瓣膜病,有效地控制高血压、治疗甲状腺功能亢进等。

(2)去除诱因　控制感染和心律失常,纠正贫血、水电解质紊乱及酸碱失衡等。育龄期妇女应避免妊娠。

2. 一般治疗

(1)休息　为心力衰竭的一种基本治疗,可减轻心脏负荷。包括体力和精神休息两个方面。严重心力衰竭应卧床休息,病情好转后应鼓励病人尽早做适当的活动。

(2)饮食　心力衰竭病人应限制钠盐摄入,但在用利尿剂时钠盐的排泄增加,可适当放宽,以免发生低钠血症。

(3)吸氧　给予持续吸氧,一般氧流量为 2～4 L/min,增加血氧饱和度,改善全身及心肌氧供量。

3. 药物治疗

(1)利尿剂　利尿剂可排除体内过多的液体,减少循环血量,减轻心脏前负荷,常用利尿剂的剂量和作用见表3-1。

表3-1　常用利尿剂的剂量和作用

种类	药物	作用于肾脏部位	每天剂量(mg)及用法
排钾类	氢氯噻嗪(双克)	远曲小管	25～100,口服
	呋塞米(速尿)	Henle 襻上升支	20～100,口服/静注
保钾类	螺内酯(安替舒通)	集合管醛固酮拮抗剂	25～100,口服
	氨苯蝶啶	集合管	100～300,口服
	阿米洛利	集合管	5～10,口服

(2)血管紧张素转换酶抑制剂(ACEI)　是目前治疗心衰的首选药物。其主要作用机制是抑制肾素-血管紧张素系统(RAS),达到扩张血管、抑制交感神经兴奋性的作用,并可抑制心室和血管的重塑,从而维护心肌功能,改善远期预后,降低死亡率。常见副作用有刺激性咳嗽、低血压、肾功能恶化、高血钾等。常用药物见表3-2。

(3)β受体阻滞剂　对交感神经兴奋性有抑制作用,长期服用可显著改善慢性稳定性心力衰竭预后,降低死亡率。常用药物如普萘洛尔 10～20 mg,每日 2～3 次,其他如阿替洛尔、美托洛尔等。禁用于支气管哮喘、心动过缓、二度及以上的房室传导阻滞、急性心力衰竭。

表 3-2　常用 ACEI 的参考剂量

药物	起始剂量	目标剂量
卡托普利	6.25 mg,3 次/d	25 ~50 mg,3 次/d
依那普利	2.5 mg,1 次/d	10 mg,2 次/d
苯那普利	2.5 mg,1 次/d	5 ~10 mg,2 次/d
培哚普利	2.0 mg,1 次/d	4 mg,1 次/d
雷米普利	1.25 ~2.5 mg,1 次/d	2.5 ~5 mg,2 次/d
福辛普利	10 mg,1 次/d	20 ~40 mg,1 次/d
希拉普利	0.5 mg,1 次/d	1 ~2.5 mg,1 次/d
赖诺普利	2.5 mg,1 次/d	5 ~20 mg,1 次/d

注:参考欧洲心脏病学会心力衰竭指南

(4)洋地黄类药物　为正性肌力作用和负性频率作用,因而增加了心排心量而不增加心肌氧耗量,成为最常用的强心药物。

1)常用洋地黄制剂的作用及剂量见表 3-3。

表 3-3　常用洋地黄制剂的作用及剂量

类别	药品名	剂型	药物作用				维持量 (mg)
			开始 (min)	高峰 (h)	半衰期 (d)	平均洋地黄化量(mg)	
速效	毒毛花苷 K	0.25 mg/支	5 ~10	0.5 ~2	1	0.25 ~0.5 (静脉)	
	毛花苷丙 (西地兰)	0.4 mg/支	10 ~30	1 ~2	1.5	0.8(静脉)	0.2 ~0.4
中效	地高辛	0.25 mg/片	60 ~120	3 ~6	1.5	1.2 ~1.5 (口服)	0.25 ~0.5
缓效	洋地黄毒苷	0.25 mg/片	120 ~240	8 ~12	4 ~6	0.7 ~1.2 (口服)	0.1

2)适应证　中、重度收缩性心力衰竭的病人,对伴有心房颤动而心室率快的病人尤为有效。

3)禁忌证　洋地黄过量或中毒;预激综合征伴心房颤动;二度或高度房室传导阻滞;病态窦房结综合征;肥厚性梗阻型心肌病;急性心肌梗死并发心力衰竭时,在最初 24 h 内一般不主张用洋地黄制剂。

4)给药方法　目前多采用自开始即用固定的维持量,如地高辛 0.125 ~0.25 mg,洋地黄类药物的用量个体差异很大,应根据病情变化随时调整。

5)影响洋地黄中毒的因素 电解质紊乱,如低血钾、低血镁;急性心肌梗死、急性心肌炎;严重缺氧;肾功能衰竭等可增加洋地黄中毒的危险。由于洋地黄类药物治疗量与中毒量接近,在体内排泄慢,因而易发生中毒。

6)洋地黄的毒性表现 ①胃肠道反应,如食欲不振、恶心、呕吐、腹胀等;②心律失常,以室性早搏二联律最常见,其他如室上性心动过速伴房室传导阻滞、窦性心动过缓、房室传导阻滞等。③神经系统症状:如头痛、头晕、视力模糊,黄、绿视现象等。

7)洋地黄中毒的处理 ①立即停用洋地黄制剂;②停用排钾利尿剂;③补充钾盐,可口服或静脉滴注补充;④纠正心律失常,可给予利多卡因或苯妥英钠治疗室性心律失常,皮下或静脉注射阿托品治疗缓慢性心律失常。

(5)其他药物 ①血管紧张素Ⅱ受体拮抗剂(ARB),当心衰病人因 ACEI 引起干咳而不能耐受时,可改用 ARB。常用的药物有氯沙坦、缬沙坦、坎地沙坦、厄贝沙坦等。②血管扩张剂,如扩张静脉为主的硝酸甘油、硝酸异山梨醇酯(消心痛),以扩张小动脉为主的哌唑嗪,同时扩张静脉和小动脉的硝普钠;③磷酸二酯酶抑制剂,如米力农、氨力农等;④其他正性肌力药物,如多巴胺、多巴酚丁胺。

【护理评估】

1.健康史

(1)评估心力衰竭的病因 了解并详细询问病人有无高血压病、冠心病、风湿性心瓣膜病、心肌病等心脏病史。

(2)评估诱发或加重心力衰竭的因素 询问病人有无呼吸道感染、心律失常、劳累过度等诱因。

(3)评估临床症状 询问病人有无劳力性呼吸困难、咳嗽、咳痰、咯血等左心衰竭的表现,询问病人睡眠时枕头的高低及体位、是否有睡眠中憋醒等。了解有无食欲不振、恶心、呕吐、腹痛、腹胀、低垂部位水肿等右心衰竭表现。

(4)评估病人目前的心功能状况 根据目前心悸气急、水肿等表现及对日常活动的适应能力等情况,对心功能进行正确判断和分期。

2.身体评估

(1)一般状态 评估病人的生命体征,重点检查体位姿势、脉搏、有无颈静脉怒张、皮肤黏膜发绀程度及精神和意识状况等。

(2)心脏情况 观测心尖搏动的部位、范围,心界大小,心律是否整齐,第一心音强弱,有无舒张期奔马律及杂音,有无交替脉等。

(3)其他体征 检查肝脏是否肿大,有无水肿及特点,肺部有无啰音、腹水等。

3.实验室及其他检查 了解胸部 X 射线、心电图、超声心动图、血流动力学等检查结果,判断心力衰竭的程度及现状。

4.心理及社会评估 询问病人在近期生活中有无较强应激原和较大的生活事件发生,了解引起心力衰竭的因素。长期的疾病折磨和心衰的反复出现,体力活动受到限制,甚至不能从事任何体力活动,生活上需他人照顾,是慢性心力衰竭病人面临的最大难题,常使病人陷于焦虑不安、内疚、绝望,甚至对死亡的恐惧之中。家属和亲人也可因长期照顾病人而忽视病人的病情。

【常见护理诊断/问题】

1. 气体交换受损 与左心衰竭致肺循环淤血有关。
2. 体液过多 与右心衰竭致体循环淤血及钠、水潴留等有关。
3. 活动无耐力 与心排血量下降有关。
4. 潜在并发症 洋地黄中毒。
5. 有皮肤完整性受损的危险 与长期卧床、水肿、营养不良有关。
6. 焦虑 与慢性病程、疾病反复发作并加重、担心预后有关。

【护理目标】

1. 病人呼吸困难明显改善,发绀消失,肺部啰音减少或消失,血气分析指标基本恢复正常。
2. 能说出并执行低盐饮食计划,水肿减轻或消失。
3. 能说出限制最大活动量的指征,主诉活动耐力增加。
4. 能叙述洋地黄制剂中毒的表现,一旦出现,能及时发现和控制。
5. 能说出皮肤受损的原因和预防措施。
6. 病人情绪稳定,了解疾病的诱因等基本知识。

【护理措施】

1. 病情观察 注意观察病人心力衰竭的症状,如呼吸困难的程度;观察生命体征、发绀、颈静脉怒张、肺部啰音及水肿的情况等。监测血气分析结果和血氧饱和度,观察有无洋地黄中毒的表现。另外还要了解病人及家属对疾病的认识及态度。

2. 生活护理

(1)休息 休息可减少组织耗氧量,降低血压、心率,减少静脉回流,从而减轻心脏负荷,休息的方式与时间应根据心功能的情况而定。心功能Ⅰ级:不限制一般体力活动,适当体育锻炼,午睡和注意适当的休息,但应避免剧烈运动;心功能Ⅱ级:适当限制体力活动,增加午休时间,可不影响轻体力劳动和日常家务劳动;心功能Ⅲ级:应严格限制体力劳动及活动,多卧床休息;心功能Ⅳ级:绝对卧床休息并抬高床头,日常生活由他人照顾。对卧床休息病人需加强床旁护理,将病人所需物品如茶杯、餐具、眼镜等放置于其伸手可及之处,以减少体力的消耗。病人病情缓解后应尽早作肢体被动或主动运动,鼓励病人早下床。因长期卧床易导致静脉血栓形成、便秘、体位性低血压等。

(2)饮食 给予低热量、低钠、清淡、易消化、不胀气的饮食,病人应少食多餐,不易过饱。低热量可降低基础代谢率,减轻心脏负担,但时间不宜过长。进食清淡易消化食物,以免加重消化道症状和病人难受感。给予不胀气的饮食以免加重呼吸困难。限制钠盐摄入,每日量应低于5 g。除钠盐外,其他含钠多的食品如发酵面食、腌腊制品、海产品、罐头、味精、啤酒、碳酸饮料等也应限制。

（3）吸氧　遵医嘱给予低流量、低浓度吸氧，氧流量为 1～2 L/min，肺源性心脏病病人为 2～4 L/min，注意鼻导管的通畅和是否脱落。

（4）保持大便通畅　病人由于肠道淤血、进食减少、长期卧床等因素，加之病人排便方式的改变，常有便秘现象，而用力排便可增加心脏负担并诱发心律失常，因此饮食中需增加粗纤维食物，必要时给予缓泻剂或开塞露。对不习惯床上使用便器的病人在病情许可的情况下，可小心扶起使用床边便椅，并注意随时观察病人的脉搏、心率等以防意外发生。

3. 用药护理　遵医嘱用药，注意观察和预防药物的疗效及副作用。

（1）利尿剂　应注意记录出入量，定期测量体重，监测电解质变化情况，并注意副作用的观察和预防。利尿剂不应在夜间使用（紧急情况除外），以免影响休息。排钾利尿剂可致低血钾、低血镁，有诱发心律失常的危险，宜间歇用药。

（2）洋地黄制剂　观察毒性反应，根据病人情况随时调整用药，嘱病人按时、按量服用，如偶尔一次漏服，不应补服，以免导致中毒。应注意：①心室率<60 次/min 时不能给药；②不宜与普罗帕酮、维拉帕米（异搏定）等合用，以免增加毒性；③个体差异大，严密观察用药的反应；④给药前询问病人有无恶心呕吐、视觉障碍等洋地黄中毒的表现，听心率、心律，若心率过快或过缓、节律变为不规则或不规则心律突然变为规则，应高度警惕中毒的可能，此时应描记心电图并通知医师；若发生洋地黄中毒应立即停药，遵医嘱应用抗心律失常药。

（3）ACEI　观察病人有无刺激性咳嗽、低血压、肾功能恶化、高血钾等表现，一旦出现低血压，遵医嘱用药及采取相应的护理措施。

（4）血管扩张剂　易引起血压骤降甚至休克，使用时应注意观察心率、血压，以免出现对药物过度敏感而出现低血压，并注意掌握药物浓度及速度。当血压下降超过原有血压的20%或心率增加 20 次/min 时，应及时停药并与医师联系，做相应的处理。当病人起床时动作宜缓慢，以防体位性低血压。使用硝普钠时应注意避光静脉滴注，现配现用。

（5）输液过多、过快是诱发和加重心力衰竭的因素之一，故应避免和减少静脉给药，同时应控制输液速度。

4. 对症护理　协助病人经常更换体位；嘱病人穿质地柔软、宽松的衣服；保持床褥柔软、平整、洁净，严重水肿者可使用气垫床；保持皮肤清洁，经常按摩骨隆突处，如骶、踝、足跟等，预防褥疮的发生。教会病人使用环境中的辅助设施，如床栏杆、过道及厕所内的扶手，在病人活动量允许的范围内尽可能自理，并为病人自理活动提供方便，嘱病人发生呼吸困难加重时应停止活动。

5. 心理护理　减轻病人精神负担与限制体力活动同等重要，因烦躁、焦虑可使心率增快，周围血管阻力增加，血液黏稠度增高，心脏的负荷增大，心肌氧耗量增加，调整情绪并能防止耐药性和心律失常的发生。对高度烦躁、焦虑、机体不易放松的病人除借助少量的镇静剂外，更需要的是依赖感。医护人员认真和蔼的态度，处处为病人着想，提供舒适、安静、整洁、气温适宜的休息环境，能给病人和家属心理支持，减轻焦虑。

【健康教育】

1.帮助病人了解正常的心脏及心力衰竭的常见症状,如乏力、水肿、呼吸困难等;了解诱发和加重病情的危险因素,如感染、过度疲劳、激动、输液过多过快、钠盐摄入过量等;了解治疗的总目标,学会自我护理的方法;指导、动员病人积极治疗原发病,如控制血压,改善心肌供氧状况,心脏外科手术,纠正心律失常等。教导病人预防各种感染,尤其是呼吸道感染;告知育龄期妇女应避免妊娠。

2.根据心功能情况适度安排活动与休息,活动量要适宜,以不出现心悸气急为原则;适当的家庭运动锻炼能增加运动能力,改善心理状态及生活质量,但应避免耗氧量大的活动,如提举重物、擦地、快速行走或登梯等;要保证夜间充足的睡眠时间,白天保证午睡,避免去过度兴奋及紧张应激场所,多寻求放松身心的生活方式。

3.进食清淡、易消化、含高纤维素的食物,不宜过饱,多食蔬菜、水果,防便秘,戒烟酒。

4.出院时对病人强调严格遵医嘱用药及不随意加药、撤药、换药、停药的重要性。定期门诊随访,以防病情进展。如出现中毒反应,应随时就诊。用血管扩张剂时,体位改变不能过快,以防止发生体位性低血压而摔倒或摔伤。

5.慢性心力衰竭者预后欠佳,劝告病人要注意治疗,控制原发病,防止心力衰竭反复发作。对于需长期服药的病人,应在出院前将所服药物的时间、剂量、注意事项列出,以便病人正确服药。

6.教会病人自我监护,及时发现病情变化。足踝部水肿是心源性水肿最早出现的部位;若体重增加,即使尚未出现水肿也应警惕心力衰竭的先兆;如气急加重、夜尿增多、有厌食、上腹部饱胀常提示心力衰竭复发;夜间平卧出现咳嗽、气急加重,常为左心衰竭的表现;在服用洋地黄时应学会自测脉搏,心室率<60 次/min 时应停药,警惕洋地黄毒性反应,需及时就医。

二、急性心力衰竭

急性心力衰竭是指急性的心脏病变引起心排血量在短时间内显著、急骤下降,甚至丧失射血功能而导致组织器官供血不足和急性淤血综合征。临床上以急性左心衰竭引起急性肺水肿多见。

【病因及发病机制】

心脏解剖或功能的突发异常,使心排血量急剧降低和肺静脉压突然升高,均可发生急性左心衰竭。常见原因有以下几个方面。

1.急性弥漫性心肌损害,引起心肌收缩无力,如急性广泛的心肌梗死、急性重症心肌炎等。

2.急性的机械阻塞引起心脏压力负荷加重,排血受阻,如严重的二尖瓣狭窄。

3.严重心律失常,尤其是快速型心律失常,由于左心室舒张期过短,左心室充盈障碍导致肺循环压升高,出现急性肺水肿。

4.急性的心脏容量负荷加重,如感染性心内膜炎或心肌梗死引起的瓣膜损害,乳头肌断裂或功能不全。

5.高血压危象使左心室排血功能急剧下降。

6.输液过多、过快,使心脏前负荷突然明显增加。

【临床表现】

急性左心衰竭的典型表现为急性肺水肿,常为突然发病,病人极度呼吸困难,呼吸频率可达 30～40 次/min,常取端坐位,伴有窒息感,同时出现烦躁不安、面色青灰、口唇发绀、大汗淋漓、皮肤湿冷、频频咳嗽、咯泡沫样痰,严重时常咯出大量粉红色泡沫痰,痰量多时可从口腔和鼻腔涌出。发作时心率增快,>100 次/min,心尖区可闻及舒张期奔马律,双肺满布湿啰音及哮鸣音,血压早期正常或升高,随后下降,严重者可出现心源性休克,甚至死亡。

【诊断要点】

根据病人典型的症状、体征,如突发的极度呼吸困难、烦躁、咯粉红色泡沫痰及两肺满布湿啰音等可做出诊断。

【治疗要点】

急性左心衰竭为内科急症之一,必须尽快迅速抢救使之缓解,以免危及病人的生命。其原则为减轻心脏负担,增强心肌收缩力;保持呼吸道通畅;去除病因或(和)诱因。具体措施如下。

1.体位 采用坐位,双腿下垂,减少静脉回流。

2.吸氧 给予高流量(6～8 L/min)、酒精湿化(氧气经 20%～30% 酒精)、鼻导管吸氧。

3.镇静 可皮下注射吗啡 3～5 mg,必要时间隔 15 min 重复一次,共 2～3 次,意识障碍、肺水肿伴颅内出血、慢性肺部疾病时禁用。

4.快速利尿剂 呋塞米 20～40 mg 静脉注射,但要注意电解质平衡及血容量变化。

5.血管扩张剂 硝普钠一般剂量为 12.5～25 μg/min 滴入,也可用硝酸甘油、酚妥拉明静脉滴注。如有血压降低者,可选用多巴胺、多巴酚丁胺合用。

6.氨茶碱 可解除支气管痉挛,并有一定的正性肌力及扩张血管利尿的作用,对心源性哮喘和支气管哮喘均可应用。

7.洋地黄制剂 适用于快速心房颤动或已知有心脏增大伴左心室收缩功能不全者。如毛花苷 C(西地兰)0.2～0.4 mg 加入 5% 葡萄糖 20～40 ml 或毒毛花苷 K 0.125～0.25 mg 加入 5% 葡萄糖 20～40 ml 缓慢静脉注射,根据病情可重复使用。但严重二尖瓣狭窄及急性心肌梗死最初 24～48 h 出现的急性肺水肿,不宜使用洋地黄制剂。

【常见护理诊断/问题】

1.气体交换受损 与急性肺水肿有关。

2.恐惧　与突然病情加重、产生窒息感和担心预后有关。

3.清理呼吸道无效　与呼吸道出现大量泡沫痰有关。

4.潜在并发症　心源性休克、猝死。

【护理目标】

1.病人呼吸困难及缺氧的表现改善。

2.情绪逐渐放松,恐惧减轻。

3.呼吸道保持通畅。

4.不发生并发症,一旦出现能及时发现并配合处理。

【护理措施】

1.严密观察病情　观察病人的生命体征、呼吸困难的程度,咳嗽咳痰、咯血的特点。注意监测尿量、血气分析结果、心电图等变化。

2.立即帮助病人取端坐位,双腿下垂,减少回心血量,减轻肺水肿,增加通气量,改善通气功能。

3.遵医嘱给予高流量(6~8 L/min)氧气吸入,并用20%~30%的酒精湿化祛泡,使肺泡内泡沫的表面张力降低而破裂,改善肺泡通气。吸氧时间不宜过长,间歇应用。

4.镇静止痛　吗啡能镇静止痛、降低心脏前负荷,应按医嘱尽早给予吗啡,减轻病人的痛苦和恐惧心理。

5.迅速建立静脉通道,观察药物的浓度、滴速,并严密注意药物的副作用,如吗啡抑制呼吸,可致心动过缓,硝普钠要现配现用、避光滴注,防止低血压。洋地黄制剂静脉用时要注意稀释,速度缓慢、均匀,并注意监测心率变化。

6.医护人员必须沉着冷静,态度热情、操作认真熟练、工作忙而不乱,创造一种安全、信任的环境,使病人产生信心,缓解紧张情绪。并避免在病人面前讨论、议论病情,以免引起病人紧张或误会。

【健康教育】

1.向病人及家属介绍疾病的诱因,鼓励病人积极治疗原发病,因为在原发病继续存在的基础上,急性心力衰竭可反复发生。若能去除原发病,心功能可逐渐恢复,甚至正常。

2.嘱咐病人以后在进行诊疗时,要主动告诉自己的心脏病史,以便控制液体输入量和速度。

(林爱琴)

第三节 心律失常

心律失常(Cardiac arrhythmia)是指各种原因引起心脏冲动的频率、节律、起源部位、传导速度或激动次序的异常。

【心律失常的分类】

心律失常可由各种器质性心血管疾病、药物中毒、电解质紊乱、酸碱失衡、自主神经功能紊乱等所致。临床上按心律失常发作时心率的快慢分为快速型(期前收缩、心动过速、扑动和颤动)和慢速型(窦性缓慢型心律失常、房室传导阻滞)心律失常两大类;而按其发生原理又可分为冲动形成异常和冲动传导异常两大类。

1. 冲动形成异常

(1)窦房结心律失常　①窦性心动过速;②窦性心动过缓;③窦性心律不齐;④窦性停搏。

(2)异位心律

1)被动性异位心律　①逸搏(房性、交界性、室性);②逸搏心律(房性、交界性、室性)。

2)主动性异位心律　①期前收缩(房性、交界性、室性);②阵发性心动过速(房性、交界性、室性);③心房扑动、心房颤动;④心室扑动、心室颤动。

2. 冲动传导异常

(1)生理性　干扰及房室分离。

(2)病理性　①窦房传导阻滞;②房内传导阻滞;③房室传导阻滞;④室内传导阻滞(左、右束支及左束支分支传导阻滞)。

(3)房室间传导途径异常　预激综合征。

【心律失常的诊断】

心律失常不是一个独立的疾病,是一组症候群。其原因多数为病理性,但亦可见于生理性,因此心律失常的诊断是综合分析的结果。

1. 健康史及身体评估　了解心律失常发生的原因、持续时间、缓解和消失的因素、自觉症状的严重程度。仔细查心率、心律及其他心脏的体征,甚至可确诊部分心律失常,如心房颤动等。了解病人的基础心血管疾病对心律失常的诊断有很大的帮助,特别对病因诊断意义更大。

2. 特殊检查　心电图检查是确诊心律失常类型最重要的简便、经济、普通的无创伤性检查技术,有条件者应记录 12 导联心电图,应包括较长的 II 导联或 V_1 导联记录,以备分析。其他检查包括:动态心电图(holter ECG monitoring)、食管内心电图等。临床心电生理检查,如食管调搏检查、心内心电图检查等不但能诊断有无心律失常及类型,且对发病机制、治疗、预后有很大帮助,但均不作为常规使用。

一、窦性心律失常

正常心脏的起搏点位于窦房结,由窦房结冲动引起的心律称之为窦性心律,正常窦性心律的心电图特点:①窦性 P 波:Ⅰ、Ⅱ、aVF、V$_5$、V$_6$ 直立,aVR 倒置;②频率 60 ~ 100 次/min;③P-R 间期 0.12 ~ 0.20 s(图 3-1)。

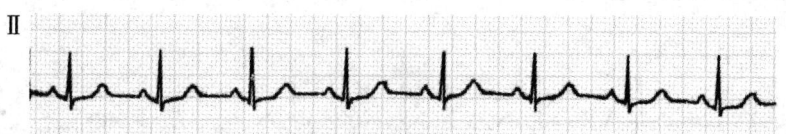

图 3-1　正常窦性心律

(一)窦性心动过速(sinus tachycardia)

当窦性心律的频率>100 次/min 时,称为窦性心动过速。可见于健康人吸烟、饮酒、喝浓茶、剧烈运动、情绪激动;某些病理状态,如发热、严重贫血、甲状腺功能亢进、休克、心力衰竭、心肌炎及应用某些药物,如阿托品、肾上腺素等。临床上可无症状或表现心悸等。心电图特点为:①窦性心律;②成人窦性频率>100 次/min,大多在 100 ~ 150 次/min(图 3-2)。一般无需特殊治疗,症状明显者可给予普萘洛尔 10 mg 口服。

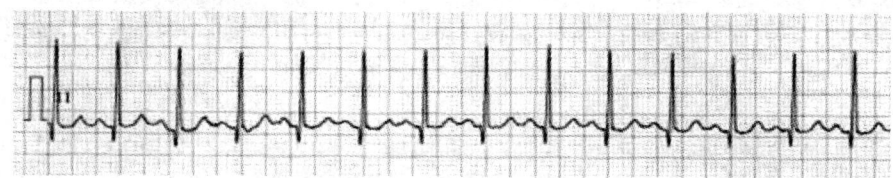

图 3-2　窦性心动过速

(二)窦性心动过缓(sinus bradycardia)

当窦性心律的频率<60 次/min 时,称之为窦性心动过缓。常见于健康的青年人、运动员及睡眠状态;其他原因有颅内高压、甲状腺功能低下、阻塞性黄疸;器质性心脏病如冠心病、心肌炎、心肌病;应用 β 受体阻滞剂、胺碘酮、钙通道阻滞剂等药物后。病人可无症状或因心率过慢时引起头晕、乏力、胸闷,甚至晕厥等。心电图特点:①窦性心律;②窦性频率<60 次/min(图 3-3)。一般无需治疗,若心率过慢,有明显症状者可使用阿托品、颠茄合剂或肾上腺素治疗,不能缓解者考虑用心脏起搏器治疗。

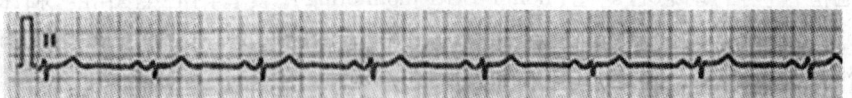

图 3-3　窦性心动过缓

（三）窦性心律不齐（sinus bradycadia）

频率 60～100 次/min，窦性心律的节律明显不规则，最长的 P-P 间期与最短的 P-P 间期之差≥0.12 s，称之为窦性心律不齐。常见于青少年或自主神经功能不稳定者，而且与呼吸有关，多无临床意义（图 3-4）。

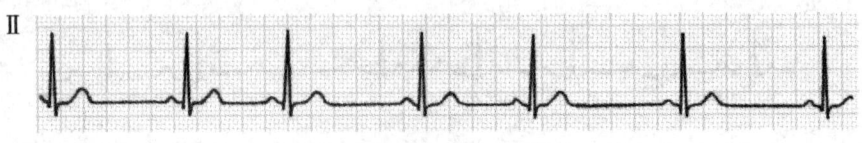

图 3-4　窦性心律不齐

（四）窦性停搏或称窦性静止（sinus pause or sinus arrest）

是指窦房结不能产生冲动，一般属病理性。常见于器质性心脏病如急性心肌梗死、窦房结变性与纤维化；某些药物如洋地黄制剂、奎尼丁中毒，钾盐、β 受体阻滞剂过量及脑血管病等。

由于窦房结不产生冲动，过长时间的窦性停搏可使病人发生头晕、晕厥，严重者可发生 Adabs-Stokes 综合征导致死亡。窦性停搏的心电图特点：①心电图上较长时间内无 P 波发生，或 P 与 QRS 波均不出现，长的 P-P 间期与基本的窦性 P-P 间期无倍数关系；②之后常可见异位节律点产生的逸搏（图 3-5）。窦性停搏的处理可参照窦性心动过缓。

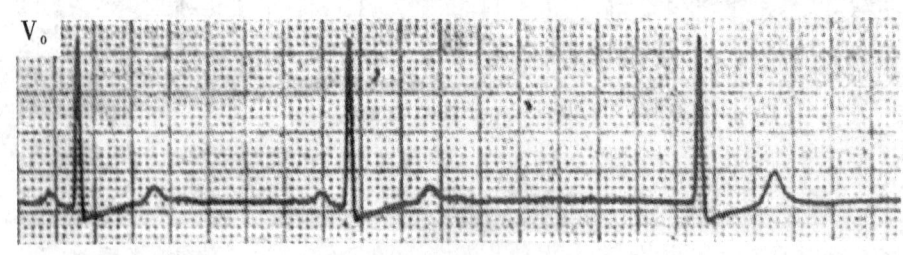

图 3-5　窦性停搏

（五）病态窦房结综合征（sick sinus syndrome，SSS，简称病窦综合征）

是指窦房结或其周围组织器质性病变导致功能减退，产生多种心律失常的综合表现。病人可在不同时间出现一种以上的心律失常。

病窦综合征常见于心脏器质性损害，如冠心病、心肌病、心肌炎、风湿性心瓣膜病、感染（如伤寒等）、甲状腺功能低下等。常见症状为发作性眩晕、头痛、乏力、心悸、心绞痛等心、脑脏器供血障碍的表现。严重者出现阿-斯综合征甚至死亡。心电图特点：①持续而显著的窦性心动过缓，心率<50 次/min；②窦性停搏与窦房传导阻滞；③窦房传导阻滞与房室传导阻滞并存；④心动过速-心动过缓综合征（bradycardia-tachycardia syndrome）或称快-慢综合征。后者通常指心房扑动、心房颤动或房性心动过速等。

病窦综合征的治疗：若病人无心动过缓的症状，不必治疗，定期随诊观察。对有症状的病窦综合征，按窦性心动过缓处理，或采用永久人工心脏起搏器治疗，能达到满意效果。

二、期前收缩

期前收缩又称过早搏动（Premature beats），简称早搏，是起源于窦房结以外的异位起搏点兴奋性增高而过早发生冲动或折返并引起心脏激动，是最常见的心律失常。按期前收缩部位不同，可分为房性、交界性、室性 3 类，其中以室性期前收缩最多见。

【病因】

可见于健康人精神紧张、情绪激动、过度疲劳及过多的吸烟、饮酒、饮茶时，属生理性早搏。各种心脏病，如冠心病、风湿性心瓣膜病、心肌病等引起的期前收缩属病理性早搏。此外，药物、电解质紊乱亦可导致期前收缩。

【临床表现】

偶发的过早搏动一般不引起症状，病人可产生心跳暂停感。当频发过早搏动时病人出现心悸不适、乏力、胸闷、头晕甚至晕厥，冠心病病人可诱发心绞痛。临床听诊呈心律不规则，有提前发生的搏动，随后有较长的代偿间歇。早搏的第一心音增强，第二心音相对减弱或消失，早搏引起的桡动脉搏动较弱甚至扣不到，形成脉搏短绌。若每隔一个正常心搏后出现一个早搏，称二联律。若每隔一个正常心搏后出现两个早搏，或每隔两个正常心搏后出现一个早搏称三联律。

【心电图特点】

1. 房性早搏　心电图特征：①提前出现的 P′波，形态与正常的窦性 P 波不同；②P′-R间期≥0.12 s；③P′波后继以形态正常的 QRS 波群；④代偿间歇不完全（期前收缩前后二个窦性心搏间隔短于正常 P-P 间期的 2 倍）（图 3-6）。

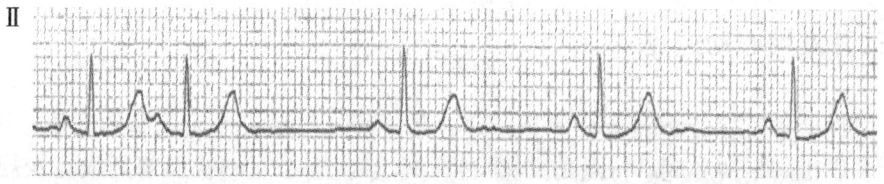

图 3-6　房性早搏

2. 交界性早搏　心电图特征:①提前出现的 QRS-T 波群,形态与正常者基本相同。②出现逆行 P 波(Ⅱ 、Ⅲ 、avF 导联的 P′波倒置,avR 导联的 P′波直立),逆行 P 波在 QRS 波群前,P′-R 间期<0.12 s;逆行 P 波在 QRS 波群之后,R-P′间期<0.20 s;逆行 P 波埋于 QRS 波群中,心电图上无 P′波。③多数代偿间歇完全(图 3-7)。

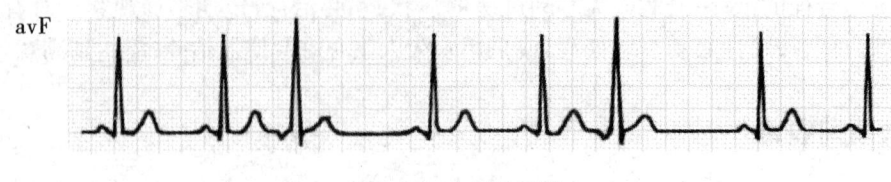

图 3-7　交界性早搏

3. 室性早搏　心电图特征:①提前出现的 QRS-T 波群,其前无相关 P 波;②提前出现 QRS 波群宽大畸形,时间>0.12 s;③T 波与 QRS 波群主波方向相反;④代偿间歇完全(期前收缩前后二个窦性心搏间隔等于正常 P-P 间期的 2 倍)(图 3-8)。

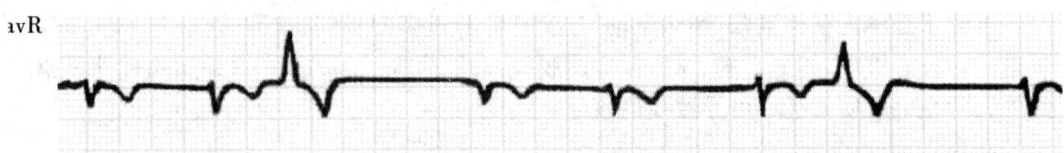

图 3-8　室性早搏

【治疗要点】

1. 积极治疗原发病,去除诱因。改善心肌供血,控制心肌炎症等。

2. 无明显自觉症状或偶发早搏者一般不需特殊治疗。如症状明显,根据不同类型的早搏选用不同的药物治疗。特别是频发早搏、多源性室早、成对出现的室早及早搏落在前一心搏的 T 波上(R on T)等易导致室性心动过速或心室颤动的发生,应积极治疗。室上性早搏(房性早搏和交界性早搏)可先试用镇静剂,如地西泮口服,如无效可选用普萘洛尔、普罗帕酮、普鲁卡因胺等。室性早搏可用美西律、普罗帕酮、胺碘酮等治疗,对急性心肌梗死伴发室性早搏的病人可选用利多卡因 50~100 mg 静脉注射,并持续以 2~4 μg/min 的速度静滴。

三、阵发性心动过速

阵发性心动过速(paroxysmal tachycardia)是一种阵发性快速而规律的异位心律,由 3 个或 3 个以上的早搏形成。特点是突然发生,突然终止,心室率快而规则或比较规则,心率多在 160~220 次/min。由于异位起搏点的部位不同,可分为房性、房室交界性和室性阵发性心动过速。由于房性、交界性阵发性心动过速发作时心率过快,有时不易区别,故统称为阵发性室上性心动过速,简称室上速。

【病因】

1.阵发性室上性心动过速　常见于无器质性心脏病病人,其发作常与体位改变、过度疲劳、情绪激动、烟酒过量、喝浓茶、浓咖啡有关。也可见于器质性心脏病病人如冠心病、风湿性心瓣膜病、甲状腺功能亢进、洋地黄制剂中毒的病人。预激综合征的病人常伴室上速。

2.阵发性室性心动过速　多见于有器质性心脏病病人,最常见者为急性心肌梗死,其他如心肌炎、心肌病、风湿性心脏病、洋地黄制剂中毒、电解质紊乱、奎尼丁或胺碘酮中毒等。

【临床表现】

1.阵发性室上性心动过速　其特点是突然发作、突然终止,可持续数秒钟、数分钟、数小时甚至数月。在无器质性心脏病的年轻人,发作时大多有头晕、心悸、胸闷、乏力等,在有心脏病的病人发作时多出现头晕、呼吸困难、眩晕、晕厥、血压下降、心力衰竭、休克等,冠心病者可诱发心绞痛。心脏听诊节律绝对规则,心室率150~250次/min,第一心音强度一致,脉搏快而细弱。

2.阵发性室性心动过速　临床表现的轻重可因发作时心室率、持续时间、原有心脏病的不同而异。非持续性室速(发作时间<30 s)常无症状,而持续性室速(发作时间>30 s)常伴有明显的血流动力学改变,使心、脑、肾血流量骤然下降而出现黑矇、血压下降、心力衰竭、心绞痛、呼吸困难、低血压、少尿、晕厥、意识障碍甚至昏厥、抽搐、猝死。而心脏听诊心室率为140~220次/min,心尖区第一心音强度不等。

【心电图特点】

1.阵发性室上性心动过速　心电图特征:①3个或3个以上连续而快速出现的房性或交界性期前收缩,QRS波形态、时限正常,R-R间期绝对规则;②心率150~250次/min;③P波不易分辨;④起止突然,常由一个早搏触发(图3-9)。

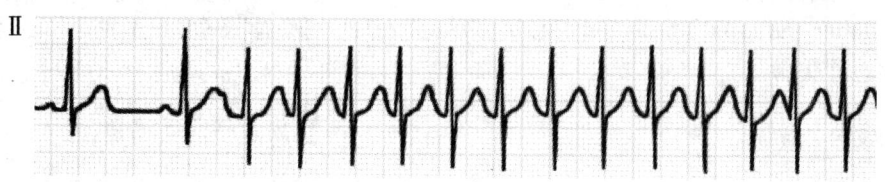

图3-9　阵发性室上性心动过速

2.阵发性室性心动过速　心电图特征:①3个或3个以上连续而快速出现的室性期前收缩,QRS波群宽大畸形,时间>0.12 s,并有继发ST-T改变;②心室律基本整齐,可略有不匀;③频率在140~220次/min;④如有P波,则与QRS波群无关,呈房室分离现象;⑤常可见心室夺获与室性融合波,是确诊室速的重要依据(图3-10)。

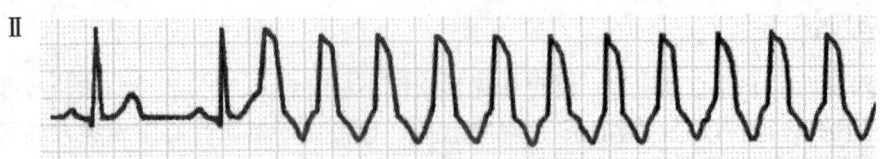

II

图 3-10　室性阵发性心动过速

【治疗要点】

1. 阵发性室上性心动过速

(1)复律治疗　发作时应取卧位、吸氧,可用刺激迷走神经的方法,如刺激咽部引起恶心呕吐、按压眼球、作 Valsalva 动作(深吸气后屏气,再用力做呼气动作)、颈动脉窦按摩等。若不能终止发作,可根据病情选用普罗帕酮、胺碘酮、维拉帕米、ATP、毛花苷丙等药物治疗、食管心房起搏或用同步直流电复律(注意已用洋地黄制剂者不宜采用此法),以终止发作。

(2)预防发作　可用普罗帕酮、胺碘酮、维拉帕米等。

(3)根治治疗　可行射频消融(RFCA)术。

2. 阵发性室性心动过速　因室速容易发展为心室颤动,必须紧急处理,终止发作。首选利多卡因,首次剂量为 100 mg,稀释后静脉注射,必要时 5 ~ 10 min 后重复。其他药物可选用奎尼丁、胺碘酮、普鲁卡因胺等。如病人经药物处理无效,且发生低血压、休克、心脑血流灌注不足等危险情况时,应立即给予同步直流电复律术。

四、扑动与颤动

当自发性异位搏动的频率超过阵发性心动过速的范围时,即形成扑动或颤动,可出现于心房或心室,主要的电生理基础为心肌的兴奋性增高,不应期缩短,同时伴有一定的传导障碍,形成环行激动及微折返。根据异位搏动起源的部位,可分为心房扑动与颤动(atrial flutter and atrial fibrillation),心房颤动是较常见的心律失常;心室扑动和颤动是致命性的心律失常。

【病因】

心房扑动与心房颤动的病因大致相同,可发生于无器质性心脏病者,也可发生在器质性心脏病者,最常见于风湿性心脏病二尖瓣狭窄、心肌病、冠心病,其他可见于甲状腺功能亢进、洋地黄制剂中毒等。心室扑动与心室颤动常为器质性心脏病和其他疾病临终前的心律失常,如急性心肌梗死、严重低血钾、心肌病,洋地黄制剂、胺碘酮、奎尼丁中毒,电击伤等。

【临床表现】

1. 心房扑动　临床上心房扑动往往具有不稳定趋向,可恢复窦性心律或进展成心房颤动,可持续数月或数年。临床症状取决于心室率的快慢。心室率不快者,可无明显症状。心室率快者可有心悸、胸闷、乏力、头晕等,可诱发心绞痛与充血性心力衰竭。体检第一心音强度随房室传导比例发生变动而变化。

2. 心房颤动　临床表现的轻重取决于心室率的快慢,心率不快时,可无症状。心率超过150次/min,病人可发生心绞痛与充血性心力衰竭。心房颤动者的听诊特点:①第一心音强弱不等;②心室律绝对不规则;③脉搏短绌(心室率大于脉率)。心房颤动还是左心衰竭的常见诱因之一,并可引起体循环动脉栓塞现象。

3. 心室扑动与颤动　一旦持续发生,病人迅速出现意识丧失、抽搐、呼吸停止甚至死亡,体检心音消失、脉搏消失、血压无法测到。心室扑动与颤动类似于心室停搏,是临床上极危急的现象。

【心电图特点】

1. 心房扑动　心电图特征:①P 波消失,代之以振幅相似、形状相似、间隔均匀的 F 波;②F 波的频率为 250～350 次/min;③F 波常与 QRS 波呈某种固定比例,2：1 或 4：1,有时比例不固定,则引起心室律不规则;④ QRS 波形态一般正常(图 3-11)。

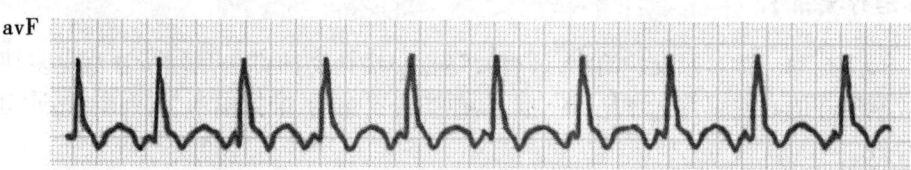

图 3-11　心房扑动

2. 心房颤动　心电图特征:①P 波消失,代之以振幅不等、形状不同、间隔不均的 f 波,f 波的频率为 350～600 次/min;②QRS 波间隔绝对不规律,心室率一般在 100～160 次/min;③QRS 波群形态基本正常(图 3-12)。

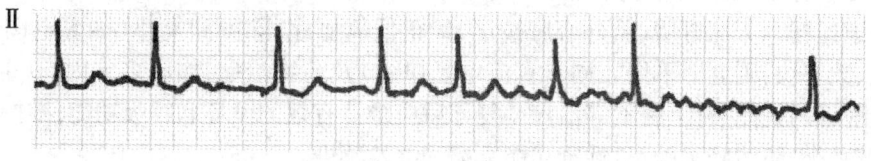

图 3-12　心房颤动

3. 心室扑动　心电图特征:①P-QRS-T 波群消失,代之以匀齐、连续大振幅的正弦波;②频率为 150～300 次/min(图 3-13)。心室扑动不能持久,或很快恢复,或转为心室颤动。

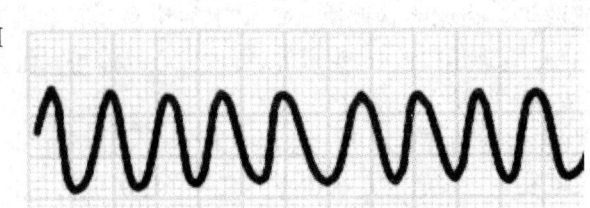

图 3-13　心室扑动

4.心室颤动　心电图特征:①P-QRS-T 波群完全消失,出现频率、振幅、形态完全不规则的室颤波;②频率为 200~500 次/min(图 3-14)。

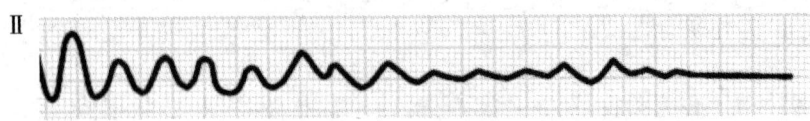

图 3-14　心室颤动

【治疗要点】

1.心房扑动　针对原发病治疗,最有效终止心房扑动的方法是同步直流电复律。对单纯控制房扑的心室率首选洋地黄制剂,其他如普罗帕酮、维拉帕米、胺碘酮、钙通道阻滞仍有疗效。

2.心房颤动　除积极治疗原发病外,对短暂的症状不明显者无特殊治疗。对症状明显、发作时间长、频繁发作、持续的心房颤动者治疗的目标是减慢快速的心室率,可给予洋地黄制剂、维拉帕米、胺碘酮、普罗帕酮等药物治疗。如药物无效可用导管消融术,如失败可植入起搏器,如有复律指征可采用奎尼丁或胺碘酮作药物复律。但最有效的复律手段仍为同步直流电复律术。

3.心室扑动及颤动　应争分夺秒抢救,尽快恢复有效心脏收缩。包括开通气道(保持呼吸道通畅)、人工呼吸、胸外心脏按压、纠正低氧血症、除颤和复律(如心电图示室颤波高大、频率快,则立即采用非同步直流电复律术)及药物治疗,如利多卡因 50~100 mg 静脉注射或阿托品、肾上腺素等治疗。复苏后应维持有效的循环和呼吸功能,维持水电解质、酸碱平衡,防治脑水肿、急性肾功能衰竭和继发感染。

五、房室传导阻滞

房室传导阻滞(atrioventricular block)是房室交界区脱离了生理不应期后,心房冲动传导延迟或不能传导至心室而发生不同程度的阻滞,阻滞部位可以发生在心房、房室结、房室束、双侧束支等。根据房室传导阻滞的程度可分为三度,一度、二度称之为不完全性房室传导阻滞,三度则称之为完全性房室传导阻滞。

【病因】

可发生于正常人,与迷走神经张力增高有关,多为不完全房室传导阻滞。临床上多见于器质性心脏病病人,如冠心病、心肌炎、心肌病、心内膜炎、先天性心脏病、高血压病等。此外,亦常见于洋地黄中毒、电解质紊乱、心脏手术、甲状腺功能低下等病人。

【临床表现】

表现的轻重取决于房室传导阻滞的程度和时间。

1. 一度房室传导阻滞　常无明显症状,听诊时第一心音减弱。

2. 二度房室传导阻滞　又分为Ⅰ型(文氏现象)和Ⅱ型。临床上可出现疲乏、头晕、心悸、胸闷、活动后气急、短暂昏厥等表现。二度Ⅰ型房室传导阻滞表现常较轻,第一心音强度逐渐减弱并有心搏脱漏。二度Ⅱ型房室传导阻滞听诊心律也有间歇性心搏脱漏,但第一心音强度恒定。此型易发展为三度房室传导阻滞。

3. 三度房室传导阻滞　临床表现取决于心室率的快慢,可出现心力衰竭和脑缺血症状。听诊心律慢而规则,第一心音强弱不等,收缩压增高,脉压增大。若心室率过慢<20 次/min,可出现意识丧失、抽搐,称之为阿-斯综合征,严重者可致猝死。

【心电图特点】

1. 一度房室传导阻滞　心电图特征:①P-R 间期>0.20 s;②无 QRS 波群脱漏,每个 P 波后均继有 QRS 波群(图 3-15)。

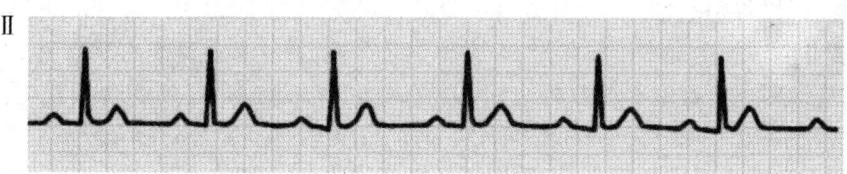

图 3-15　一度房室传导阻滞

2. 二度房室传导阻滞

(1) Ⅰ型　①P-R 间期逐渐延长至 QRS 波群脱落;②脱落后 P-R 间期又缩短,再逐渐延长,周而复始,这种现象称为文氏现象。最常见的房室传导比例为3:2 或5:4(图3-16)。

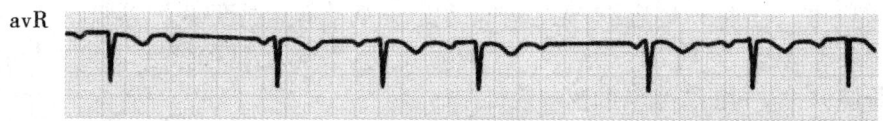

图 3-16　二度Ⅰ型房室传导阻滞

(2) Ⅱ型　①P-R 间期固定,正常或延长;②间歇性 QRS 波群脱漏,常见 2:1 或 3:1

（图 3-17）。

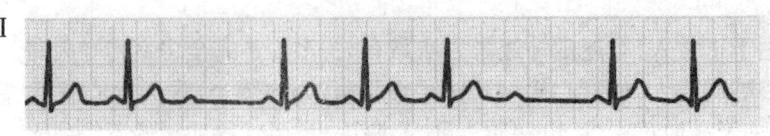

图 3-17　二度 II 型房室传导阻滞

3. 三度房室传导阻滞　心电图特征：①P 波与 QRS 波互不相关，心房与心室活动各自独立；②心房率快于心室率；③QRS 波群形态取决于起搏点的位置，起搏点在房室束分叉以上，QRS 波群形态可正常，QRS 波频率一般为 40 ~ 60 次/min。起搏点在房室束分叉以下，QRS 波群宽大畸形，QRS 波频率一般为 20 ~ 40 次/min（图 3-18）。

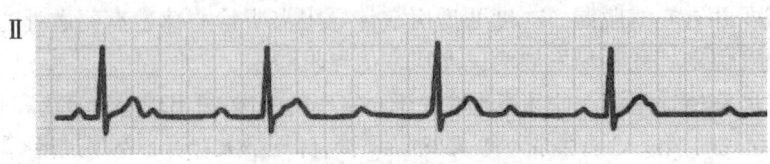

图 3-18　三度房室传导阻滞

【治疗要点】

应针对不同的病因进行治疗。一度和二度 I 型房室传导阻滞如无临床表现者，心室率不太慢，无需特别治疗。

二度 II 型或三度房室传导阻滞，心室率显著缓慢，并伴有血流动力学改变及明显的临床症状，应及时提高心室率以改善组织、器官缺血情况，防止阿-斯综合征发生。常用药物有：①阿托品 0.5 ~ 2.0 mg 静脉注射，可重复；②异丙肾上腺素 1 ~ 4 μg/min，静脉滴注，除不宜用于急性心肌梗死病人外，适用于任何部位的传导阻滞。

对症状严重、心室率缓慢者，应及早给予临时性或永久性人工心脏起搏器治疗。

六、心律失常病人的护理

【护理评估】

1. 健康史　了解病人既往有无心脏病病史，发病前有无过度疲劳、紧张、过量吸烟、饮酒、饮浓茶等诱因。对病人的情绪、心悸、胸闷、乏力、头晕、心搏停顿感、心律失常的程度、时间、缓解方式及对病人生活的影响进行评估。

2. 身体评估　评估有无心律失常及其类型和严重程度。定时测量病人的生命体征，尤其应仔细检查心率和节律，还应注意有无心脏扩大、心音改变和心脏杂音。

3. 实验室及其他检查　心电图检查是诊断心律失常最重要的无创伤性检查技术，应描记 12 导联心电图进行分析，必要时进行心电监护及动态心电图、心电图负荷试验、食管内心电图等检查,了解心律失常的发病机制、诊断、治疗及预后。

4.心理及社会评估　病人由于缺乏心律失常的有关知识及心律失常发作时导致心悸、头晕、心跳停顿感等不适,担心自己的心脏突然停跳,常常引起紧张、焦虑与恐惧。严重心律失常病人生活不能自理,易使病人信心不足,情绪低落。这些心理反应不但加重心脏负荷,更易诱发心律失常,评估时应予足够重视。

【常见护理诊断/问题】

1.活动无耐力　与严重心律失常导致心排血量减少有关。

2.焦虑　与心律失常反复发作、疗效欠佳有关。

3.有受伤的危险　与心律失常引起的头晕或晕厥有关。

4.潜在并发症　猝死、心力衰竭、脑栓塞。

【护理目标】

1.活动耐力增加。

2.能说出导致心律失常的常见诱因,情绪稳定。

3.病人无摔倒、受伤。

4.无并发症发生,一旦发生能及时发现和配合医师处理。

【护理措施】

1.病情观察

(1)监测生命体征　心律失常多发生突然,变化迅速,严重者可诱发休克、心绞痛、心肌梗死,甚至导致病人猝死。故应密切观察病情变化,定期监测生命体征,尤其是仔细检查心率和节律,对于房颤病人,应同时测量心率和脉搏。严重心律失常可致心源性休克,如病人收缩压低于 80 mmHg,脉压小于 20 mmHg,脉搏细速、面色苍白、四肢发凉、青紫、烦躁、尿少等,应按休克处理。一旦发现病人意识丧失、抽搐、心音及大动脉搏动消失、血压测不到、心室颤动或心搏骤停等表现,应立即进行抢救,如心脏按压、人工呼吸、施行非同步直流电复律等。

(2)心电监护　熟悉监护仪的性能,对严重心律失常病人进行心电监护,特别要注意有无引起猝死的危险先兆。①潜在着引起猝死危险的心律失常,如频发的、多源性、成联律的室性期前收缩、R on T 现象、阵发性室上性心动过速、二度Ⅱ型房室传导阻滞;②随时有猝死危险的心律失常,如室性心动过速、心室颤动、三度房室传导阻滞等。一旦发现应及时报告医师,做出紧急处理。

2.生活护理

(1)休息与环境　为病人创造良好的安静休息环境,协助病人做好生活护理,限制探视,减少不良刺激,保证病人充足的休息和睡眠时间。严重心律失常病人应绝对卧床休息,以减少心肌耗氧量和交感神经兴奋性;对无器质性心脏病的心律失常病人,应鼓励其正常工作和生活,但应避免过劳。病人外出或上厕所时应有人陪伴,严重者应限制活动,在床上大小便,以防止病人摔倒受伤。对晕厥病人,应立即扶病人平卧,头部放低,松解衣领裤带,保持呼吸道通畅,同时防止受凉,注意空气流通、新鲜。

(2)给予高维生素、高蛋白、低脂、低钠饮食。不宜过饱,应戒烟酒。不饮浓茶、咖啡等兴奋性饮料。保持大小便通畅。

3.用药护理

(1)遵医嘱使用抗心律失常药物 严格掌握其适应证,并密切观察心律变化、监测电解质。口服药物要定时定量,静脉给药要注意浓度及速度。

(2)密切观察药物疗效及副作用 用药后要观察病人的心率、节律、脉搏、血压及药物不良反应。如在用药后无其他原因出现了新的心律失常或原有心律失常加重,一般认为系抗心律失常药物所致。常用抗心律失常药物的副作用如下。

1)奎尼丁对心脏的毒性反应较严重,每次用药前应测血压,听心率和节律。如有血压下降、心率变慢或心律不规则时,应暂停给药。如 QRS 波群增宽50%,Q-T 间期延长或室性心动过速,甚至心室颤动而发生晕厥,应做紧急处理。此外还应注意有无头晕、耳鸣、皮疹和血小板减少等,约30%的病人因不良反应而停药。

2)普鲁卡因胺 副作用与奎尼丁相似,但较轻,长期应用可有红斑狼疮样改变。

3)利多卡因 为较安全有效的药物,其副作用与血浆浓度过高有关,如剂量过大,可引起头晕、眩晕、意识模糊、抽搐和呼吸抑制、窦性心动过缓、房室传导阻滞、低血压等。

4)苯妥英钠 用药期间应注意白细胞变化。此外静脉注射时勿将药物注射到皮下,以免组织坏死。

5)美西律 副作用有头晕、恶心、手颤、视力模糊等。

6)胺碘酮 对窦房结及房室结均有抑制作用,可致心动过缓,大剂量可致房室传导阻滞。其他副作用还有恶心呕吐等。因其含碘,长期应用者应观察甲状腺功能。

7)维拉帕米 可致血压下降、心动过缓、恶心、呕吐、皮疹等。

8)普萘洛尔 可引起心动过缓、低血压,不宜与维拉帕米、胺碘酮合用。并可诱发支气管哮喘。

4.对症护理 吸氧可改善心排血量、减轻机体缺氧,尤其是保护大脑功能。立即建立静脉通道,准备好抗心律失常药物、其他抢救药品及除颤器、临时起搏器等。对发生室颤者,即使当时无医师在场,护士也应立即使用除颤器为病人施行非同步直流电除颤或胸外心脏按压。

5.心理护理 鼓励病人说出自己的心理感受,给予耐心的解释安慰,说明心律失常是可以治愈的,消除病人的焦虑与恐惧心理,稳定的情绪和平静的心态对心律失常的治疗是必不可少的。要加强床边巡视,以增加病人的安全感,使其乐于接受和配合治疗。

【健康教育】

1.积极防治原发疾病,避免各种诱因如发热、疼痛、寒冷、饮食不当等,向病人及家属讲解心律失常的基本知识,重点是病因、诱因及预防知识。

2.适当的休息与活动,注意生活规律、情绪稳定、劳逸结合,戒烟、酒、咖啡、浓茶。

3.指导病人选择高蛋白、高维生素食物,多食蔬菜、水果、低脂及低盐饮食,少量多餐,避免饱食、刺激性饮料,保持大便通畅。

4.有晕厥史的病人应避免从事高危险性工作。

5.教会病人自测脉搏和听心律的方法,以利于自我监测病情。向病人及家属阐明按医嘱服药的重要性,不可自行减量或撤换药,如有不良反应应及时就医。

(林爱琴)

第四节　原发性高血压

原发性高血压(primary hypertension),是以血压升高为主要表现而病因尚未明确的独立疾病,是一种临床综合征,简称高血压,是最常见的心血管疾病之一,也是导致人类死亡的常见疾病如脑卒中、冠心病等重要危险因素,占所有高血压病人的90%以上。在某些肾脏病、内分泌疾病及其他疾病中,亦可出现高血压,此类高血压称为继发性高血压或症状性高血压,约占高血压病人的5%。

高血压的发病率有地域、年龄、种族的差异,发达国家高于发展中国家。我国高血压患病率不如工业化国家高,但呈增长态势,且我国高血压病人总体的知晓率、治疗率和控制率明显较低,分别低于50%、40%和10%。患病率北方高于南方,东部高于西部,城市高于农村,男女差别不大。

目前我国采用国际上统一的高血压诊断标准为:在未服抗高血压药物的情况下,收缩压≥18.7 kPa(140 mmHg)和(或)舒张压≥12.0 kPa(90 mmHg),根据血压升高水平,又进一步将高血压分为1,2,3级(表3-4);既往有高血压史,目前正在使用抗高血压药物,现血压虽未达到上述水平,亦应诊断为高血压。

表3-4　血压的定义和分类(中国高血压防治指南,2010年)

类别	收缩压(mmHg)		舒张压(mmHg)
正常血压	<120	和	<80
正常高值	120~139	和(或)	80~89
高血压	≥140	和(或)	≥90
1级(轻度)	140~159	和(或)	90~99
2级(中度)	160~179	和(或)	100~109
3级(重度)	≥180	和(或)	≥110
单纯收缩期高血压	≥140	和	<90

注:若患者的收缩压与舒张压分属不同等级时,则以较高的分级为准;单纯收缩期高血压也可按照收缩压水平分为1、2、3级

【病因及发病机制】

1.病因　原发性高血压的病因尚未阐明,目前认为与多种因素有关,是遗传因素和环境因素共同作用的结果。

(1)遗传因素　流行病学调查显示,父母均有高血压,子女的发病概率高达46%,约60%高血压病人可询问到有高血压家族史,提示高血压有明显的家族聚集性。

(2)环境因素

1)饮食因素　食盐摄入量与高血压发生有密切关系。摄盐量高的地区患病率明显高于低摄盐地区,高钠低钾摄入也可致高血压,但临床提示并非所有高钠摄入者均发生高血压,表明高钠摄入仅对有遗传性钠运转缺陷的病人才起作用。

2)精神紧张　长期从事紧张工作者如司机、会计等发病率较体力劳动者高。长期反复的精神刺激与过度紧张、环境噪音、视觉刺激、焦虑等可致血压升高。

(3)其他因素

1)年龄　原发性高血压发病率随年龄增高而上升,40岁以后发病率明显增高。

2)超重和肥胖　是血压升高的重要危险因素。目前认为体重指数[体重(kg)/身高的平方(身高单位用"m"计量)]大于24为肥胖。流行病学调查表明血压常随体重指数的增大而增高。肥胖者患病率是体重正常者的2~6倍。

3)长期吸烟、过量饮酒、活动过少、服用避孕药也可能与高血压的发生有关。

2.发病机制　对原发性高血压的发病机制还没有一个完整统一的认识,目前认为主要与以下环节有关。

(1)交感神经系统活动增强　长期精神紧张与精神刺激导致大脑皮质功能失调,皮质下血管运动中枢失去平衡,交感神经活动增强,释放儿茶酚胺增多而致小动脉收缩,并可引起血管平滑肌增殖肥大,致使外周血管阻力增加,血压升高。

(2)肾素-血管紧张素-醛固酮系统(RAAS)激活　在高血压发病中其活性增强,引起组织中的小动脉收缩,同时还刺激血管平滑肌细胞和心肌细胞增生,血管壁及心肌肥厚,导致外周阻力增加,水钠潴留,血压增高。但高血压患者血浆肾素测定增高者仅为少数。近年发现很多组织中,如血管壁、心脏、肾及肾上腺等组织也有RAAS各种组成成分,可能是形成高血压发病的重要因素。

(3)血管内皮功能异常　血管内皮失去了在调节血液循环和心血管功能中的重要作用,其分泌的一氧化氮减少而内皮素增加,使血管收缩反应增强,血压增高。

(4)其他　各种血管活性物质的激活和释放、胰岛素抵抗所致的高胰岛素血症等也参与高血压的发病等。

【临床表现】

1.一般表现　大多数病人起病及进展缓慢,早期可无明显症状,偶于体格检查时发现血压增高,少数病人甚至在突发脑出血时才发现患高血压病,也有部分病人出现头晕、头痛、眼花、失眠、乏力等症状,但症状轻重与血压增高程度可不一致。血压随情绪、季节、昼夜等因素波动较大,在劳累、精神紧张、失眠时可升高,休息后可恢复正常;冬季血压较高,夏季血压较低;夜间血压较低,清晨起床活动后血压迅速升高形成清晨血压高峰。体检早期无特殊阳性发现,病程较长者可出现心脏扩大,听诊时可有主动脉瓣区第二心音亢进、主动脉瓣区收缩期杂音、第四心音等。

2. 并发症　血压长期、持久升高可有心、脑、肾、视网膜等靶器官损害。

(1)心损害　长期血压升高可使左心室后负荷加重,引起左心室肥厚、扩张,导致高血压性心脏病。体检可发现心尖搏动增强,左心室增大,主动脉瓣区第二心音亢进。在失代偿期可出现左心衰竭。高血压可促进冠心病的发生和发展,病人可发生心绞痛和心肌梗死。

(2)脑损害　最常见,主要为急性脑血管病,包括短暂性脑缺血发作、脑动脉血栓形成、脑出血和高血压脑病。高血压可加速脑动脉粥样硬化,使病人出现短暂性脑缺血发作,表现为头痛、眩晕、肢体麻木等,也可出现短暂性失语、失明、肢体运动障碍,甚至偏瘫,多在24 h内恢复;急性脑血管痉挛可使其通透性增加而致脑水肿、颅内压增高,表现头痛、喷射性呕吐、重者意识障碍;脑小动脉硬化可形成小动脉瘤,常致脑血栓形成,先出现头晕、失语、肢体麻木,渐发生偏瘫;长期的血压增高可形成微动脉瘤,血压突然升高时可引起破裂而发生脑出血,其起病突然,常因偏瘫而摔倒,继之昏迷。

(3)肾损害　血压长期、持久增高可致进行性肾小动脉硬化、肾功能减退,出现多尿、夜尿、蛋白尿,甚至发生尿毒症。

(4)其他　①眼底改变及视力、视野异常;②鼻出血;③主动脉夹层。

3. 高血压急症　高血压急症(hypertensive emergencies)是指高血压患者血压在短时间内(数小时或数天)显著的急骤升高(一般超过180/120 mmHg),同时伴有心、脑、肾、视网膜等重要的靶器官功能损害的一种严重危及生命的临床综合征,可见于高血压病和某些继发性高血压,其发生率占高血压患者的5%左右。

(1)恶性高血压　多见于中青年,1%~5%的中重度高血压患者可发展为恶性高血压,可能与未及时治疗或治疗不当有关。临床特点为:①发病急骤;②血压显著升高,舒张压持续≥130 mmHg;③突然头痛,视力下降,眼底改变;④肾脏损害突出,可伴肾功能不全。如不及时治疗,可死于肾衰竭、脑卒中或心力衰竭。

(2)高血压危象　指在高血压病程中周围小动脉发生暂时强烈痉挛,引起血压骤升而出现一系列症状。其发生机制是交感神经兴奋性增加导致儿茶酚胺分泌过多。因疲劳、紧张、寒冷、突然停服降压药等诱发。病人出现头痛、烦躁、恶心、呕吐、心悸、多汗、面色苍白或潮红、视力模糊等征象,收缩压可达260 mmHg(34.7 kPa)、舒张压可达120 mmHg(16.0 kPa)以上。发作一般短暂,但可复发。

(3)高血压脑病　是指在高血压病程中脑小动脉持久严重痉挛,发生急性脑血液循环障碍,血压明显升高的同时出现的脑水肿和颅内压增高的临床征象。表现为严重头痛、呕吐、烦躁不安,甚至抽搐、昏迷。

【实验室及其他检查】

1. 心电图　可显示左室肥厚、劳损及各种心律失常等改变。

2. X射线检查　显示主动脉迂曲、扩张,左心室增大。

3. 尿液一般检查 早期正常,后期可见红细胞、蛋白和管型等。

4. 肾功能检查 肾功能减退时,血尿素氮和肌酐可升高,内生肌酐清除率可降低。

【诊断要点】

主要依据静息状态下,坐位时上臂肱动脉部位血压的测量。通常间隔 2 min 后重复测量 2 次,若两次测量相差超过 5 mmHg,应再次测量后取 3 次计数的均值,且排除其他疾病导致的继发性高血压,才可诊断为原发性高血压。同时也要对靶器官受损程度做出判断。

【治疗要点】

主要治疗目的是将血压降至正常或降至接近正常水平,最大程度降低心脑血管并发症发生与死亡的总体危险。目前主张一般高血压病人应将血压降至 140/90 mmHg 以下,65 岁及以上老年人的收缩压应控制在 150 mmHg 以下。

1. 非药物治疗 适用各级高血压病人。其方法包括减轻体重、减少钠盐摄入同时增加钾盐的摄入,减少食物中饱和脂肪酸的含量和脂肪总量,戒烟限酒,适当的运动,减少精神压力等。

2. 药物治疗 目前常用的降压药物有 6 类,即利尿剂、β 受体阻滞剂、钙通道阻滞剂（CCB）、血管紧张素转换酶抑制剂（ACEI）、血管紧张素 II 受体阻滞剂（ARB）和 α_1 受体阻滞剂。

（1）利尿剂 主要通过排钠减少血容量和组织内钙离子。常用药物排钾利尿剂如氢氯噻嗪 12.5 ~ 25 mg,每日 1 ~ 2 次;呋噻米 20 mg,每日 1 ~ 2 次;保钾利尿剂如氨苯喋啶 50 mg,每日 1 ~ 2 次。

（2）β 受体阻滞剂 通过降低心肌收缩力,减慢心率,降低心输出量,抑制肾素释放而降压。常用药物如普萘洛尔 10 ~ 20 mg,每日 2 ~ 3 次,其他如阿替洛尔、美托洛尔等。

（3）钙通道阻滞剂 通过阻断钙离子进入平滑肌细胞,抑制心肌和血管平滑肌收缩,降低外周阻力使血压下降。常用药物如硝苯地平 5 ~ 10 mg,每日 3 次。目前临床多应用长效或缓释型钙拮抗剂,如非洛地平、缓释硝苯地平等。

（4）血管紧张素转换酶抑制剂（ACEI） 通过抑制血管紧张素转换酶使血管紧张素 II 生成减少而降低血压。常用药物如卡托普利 12.5 mg,每日 2 ~ 3 次;其他如依那普利、苯那普利等。

（5）血管紧张素 II 受体阻滞剂 通过阻断血管紧张素 II 受体亚型 AT_1,松弛血管平滑肌,减少血管张力而降低血压。常用药物如洛沙坦、缬沙坦等。

（6）α 受体阻滞剂 通过选择性阻断 α_1 受体使外周阻力下降而降低血压。常用药物如哌唑嗪 0.5 ~ 2 mg,每日 3 次,其他如特拉唑嗪等。

降压药物应用原则:①小剂量开始,并根据需要,逐步增加剂量。同时需要长期或终生应用;②优先选择长效制剂,以有效控制夜间血压与晨峰血压;③联合用药,其优点是产生协同作用,提高疗效,同时可减少每种药物的剂量,减轻药物副作用;④个体化原则。

临床用降压药的目的是使血压降至正常或接近正常的水平,降压的速度和目标值应根据病人年龄、服药以前的血压水平、靶器官的受累情况和危险度分层,且不宜将血压降得过快、过低,以避免心、脑、肾等重要脏器的供血不足。

3.高血压急症的治疗

(1)迅速降压　选择适宜有效的降压药,静脉滴注给药,首选硝普钠,开始以每分钟10 μg 静脉滴注,密切观察血压,根据血压反应调整滴速。硝普钠降压作用迅速,停止滴注后作用在 3 ~ 5 min 内即消失;硝酸甘油,开始 5 ~ 10 μg/min,然后每 5 ~ 10 min 增加 5 ~ 10 μg/min 至 20 ~ 50 μg/min。

(2)降低颅内压,消除脑水肿　如静脉快速滴注 20% 甘露醇,静脉注射呋噻米等。

(3)制止抽搐　静脉注射地西泮等。

【护理评估】

1.健康史　询问病人有无家族史、病前生活习惯、饮食、工作性质,有无头痛、头晕、眼花、乏力、呕吐等症状及程度,平时血压情况及用药情况。

2.身体评估　重点评估血压和靶器官的受损情况,应注意排除影响测量结果的因素,检查血压变化,检查有无心、脑、肾损害时产生的相应体征。

3.实验室及其他检查　了解病人血脂、血糖、尿一般检查及 X 射线、心电图检查的结果,以帮助判断靶器官受损的程度及寻找引起病人血压增高的因素。

4.心理及社会评估　了解病人的性格特征、职业及人际关系中是否存在可引起血压波动的因素,了解病人的心理状态,对本病的认识程度,是否具有保健知识。同时还应了解家属是否掌握本病相关知识及对病人是否给予理解与支持。

【常见护理诊断/问题】

1.疼痛　头痛　与血压升高有关

2.有受伤的危险　与血压增高引起头晕、视力模糊有关。

3.知识缺乏　缺乏高血压的疾病预防、自我保健和用药知识。

4.潜在并发症　高血压急症、急性脑血管病、冠心病、肾衰竭。

5.焦虑　与血压控制不满意、已发生并发症有关。

【护理目标】

1.头痛减轻。

2.能说出避免受伤的措施,不发生摔倒和受伤。

3.能说出高血压自我保健和用药知识,遵守保健措施。

4.并发症的发生率降低,一旦发生能及时发现和配合医师处理。

5.能说出导致高血压的诱因,情绪稳定。

【护理措施】

1.病情观察　严密观察生命体征,监测血压的动态变化,了解病人的头痛、头晕、心悸、失眠等症状有无减轻,密切观察,及早发现高血压急症和心、脑、肾等靶器官受累的征象。

2. 生活护理

(1) 休息与睡眠 轻度高血压可不限制一般的体力活动,但必须避免重体力活动。可在医师指导下安排适量运动,如散步、慢跑、打太极拳等。中度以上高血压或症状显著,应增加卧床休息时间。可让病人欣赏书画、音乐,也可参加歌咏、下棋等娱乐活动,但要避免过度兴奋。病人血压较高、症状明显时应卧床休息,保证充分的睡眠时间。病室应安静,限制探视,减少不良刺激,护士的操作应集中进行以免过多打扰病人。

(2) 饮食 指导病人低盐、低脂饮食,肥胖者应减少热量摄入,控制体重。多食新鲜蔬菜、水果,保持大便通畅。戒除烟酒,保持良好的生活习惯。

3. 用药护理 遵医嘱给予降压药物,用药过程中经常监测血压,降压不宜过低、过快,以防心、脑、肾等器官供血不足。某些药物有直立性低血压反应,应指导病人在改变体位时动作宜慢。如使用硝普钠,静脉滴注时间一般不超过 72 h,需现用现配,避光滴注。使用利尿剂注意观察有无水、电解质紊乱;β 受体阻滞剂可致心动过缓、心肌收缩力减弱,诱发支气管哮喘,应观察病人有无心动过缓等;钙拮抗剂可引起面红、头痛、头晕、皮肤瘙痒;血管紧张素转换酶抑制剂可引起干咳、皮疹、白细胞减少等。

4. 对症护理

(1) 高血压急症的护理 绝对卧床休息,抬高床头,减少搬动病人。吸氧浓度为 4 ~ 5 L/min,保持呼吸道通畅。迅速建立静脉通路,遵医嘱给予降压药。首选硝普钠,避光滴注,严密观察血压变化。密切观察生命体征、意识、瞳孔、尿量,静脉滴注降压药过程中每 5 ~ 10 min 测血压一次,如发现异常及时与医师联系。病人意识不清时应加床栏,防止坠床;当发生抽搐时用牙垫置于上下磨牙间,防止唇舌咬伤。

(2) 头痛、头晕的护理 及时进行病情解释,指导病人使用放松技术,如缓慢呼吸、听音乐等;卧床休息,抬高床头,保持舒适的体位,改变体位时动作要慢;减少探视,减少声光刺激,保持病室安静;遵医嘱给予适量降压药、止吐药,必要时给予脱水剂;保证病人安全,必要时病床要加床栏;症状严重时,护士给予充分的帮助。

5. 心理护理 病人在症状明显时,常出现烦躁、易怒、焦虑等心理反应,因心、脑、肾等脏器的病变丧失自信心。应向病人讲明有关道理,说明本病需长期甚至终身治疗,需取得病人充分理解和配合,教会病人训练自我控制能力,消除紧张和压抑的心理,保持良好心态。嘱病人家属给予病人理解和支持。

【健康教育】

1. 向病人讲解引起原发性高血压的有关因素及高血压的危害,使病人对本病有足够的重视,树立战胜疾病的信心,只要血压能满意控制,就可避免或减少并发症发生。

2. 指导并鼓励病人坚持非药物治疗,改善生活行为,如减轻体重,减少钠盐摄入,补充钙和钾盐(新鲜蔬菜、牛奶等),减少脂肪摄入,限制饮酒,适当参加运动等。注意劳逸结合,根据病情选择骑自行车、健身操、快步行走等有氧运动,避免参加举重、俯卧撑等力量型活动以及比赛、竞争性质的活动,运动锻炼应做到持之以恒。

3. 避免各种诱发因素 情绪激动、精神紧张等可使颅内压增高,病变血管易破裂而发生脑出血,应使病人懂得自我控制情绪的重要性,保持情绪轻松、避免诱发血压突然增高的情况出现。严寒刺激可使血管收缩,血压升高,寒冷气候外出注意保暖,室温不宜过低。保持大便通畅,避免剧烈运动等。

4. 向病人说明坚持长期治疗的必要性,多数病人需长期服用维持量降压药。应遵医嘱调整剂量,不可自行增减或撤换药物,以防因血压降得过低而致重要脏器供血不足。告知所用降压药有关的副作用,使病人学会自我观察及护理,必要时配合医师的处理。

5. 定期随访血压,教会病人或家属测量血压方法,病情变化时立即就医。

(林爱琴)

第五节　冠状动脉粥样硬化性心脏病

冠状动脉粥样硬化性心脏病(coronary atherosclerotic heart disease)简称冠心病,亦称之为缺血性心脏病。该病是由于冠状动脉因粥样硬化发生狭窄,甚至闭塞,或因其伴随痉挛导致心肌缺血缺氧,甚至坏死而引起的心脏病。本病男性多于女性,多发在在40岁以后,脑力劳动者居多。据世界卫生组织2011年资料显示,我国冠心病死亡人数已列世界第二位。

【病因】

引起动脉粥样硬化的病因尚未完全明确,目前认为是多种因素作用所致,这些危险因素主要有以下几个方面。

1. 年龄　本病常见于40岁以上人群,近年来发病年龄有年轻化趋势。

2. 性别　男性高于女性,约为2:1。女性患者多发生在绝经期之后,提示该病发生可能与性激素平衡状态有关。

3. 高血压　血压增高与本病密切相关,60%~70%的冠心病病人有高血压病史,高血压病人患本病者较正常血压者高3~4倍。

4. 血脂异常　脂质代谢异常是动脉粥样硬化最重要的危险因素。胆固醇、甘油三酯、低密度脂蛋白、极低密度脂蛋白、载脂蛋白B(Apo B)增高。高密度脂蛋白、载脂蛋白A(Apo A)降低都被认为是独立的危险因素。

5. 吸烟　可引起动脉壁含氧量下降,促进动脉粥样硬化的形成。被动吸烟也是冠心病的危险因素。

6. 糖尿病和糖耐量异常　糖尿病多伴有高血脂,高血糖易使血管内膜受损,使冠心病发病率较血糖正常者多2倍。

7. 其他次要危险因素　肥胖、体力活动较少,进食过多的动物脂肪、胆固醇、糖和钠盐及遗传因素、A 型性格等。

【临床分型】

根据病理解剖和病理生理变化的不同,本病有不同的临床分型。1979 年世界卫生组织(WHO)将冠心病分为隐匿型或无症状性心肌缺血、心绞痛、心肌梗死、缺血性心肌病、冠心病猝死 5 型。近年来趋于将本病分为急性冠脉综合征(ACS)和慢性冠脉病(CAD)或称慢性缺血综合征(CIS)两大类。前者包括不稳定型心绞痛、心肌梗死和冠心病猝死,后者包括稳定型心绞痛、冠脉正常的心绞痛、无症状性心肌缺血和缺血性心肌病。

一、心绞痛

稳定型心绞痛

稳定型心绞痛(stable angina pectoris)是在冠状动脉狭窄的基础上,由于心肌负荷加重使心肌急剧地、暂时地缺血与缺氧所引起的临床综合征,以发作性胸痛或胸部不适为主要临床特点。

【病因及发病机制】

基本病因为冠状动脉粥样硬化,其他还可见于重度主动脉瓣狭窄、主动脉瓣关闭不全、肥厚型心肌病、冠状动脉扩张、冠状动脉栓塞、先天性冠状动脉畸形等。

正常情况下心肌能最大限度地利用冠状动脉中的氧,当需氧量增加时,只能靠增加冠状动脉血流量来维持。正常冠状动脉有很大储备力,当运动、激动等使心肌耗氧量增加时,通过神经体液调节、冠状动脉扩张、增加血流量进行代偿,因此正常人在此种情况下不出现心绞痛。

当冠状动脉粥样硬化后,导致管腔狭窄或扩张性减弱,限制了血流通过量的增加。一旦心脏负荷增加,心肌耗氧量增加,需血量增加,而狭窄或痉挛的冠状动脉不能明显增加心肌供血,从而导致心肌供血不足而发生心绞痛。

【临床表现】

1. 症状 以发作性胸痛为主要临床表现,其特点有以下几个方面。

(1)部位 常见胸骨体上段或中段之后,有手掌大小的范围。

(2)性质 多为压榨性、闷胀性或窒息性疼痛,也可有烧灼感,但不尖锐,不像针刺或刀扎样疼痛,偶伴濒死的恐惧感。

(3)持续时间 典型者持续 3 ~ 5 min,很少超过 15 min。可数天、数周或更长时间发作一次,亦可一日内多次发作。

(4)放射痛 常放射至左上肢尺侧、左肩、颈、肩胛部,甚至上腹部。

(5)诱因 常由体力劳动、情绪激动激发,其他如寒冷、饱餐、心动过速、休克、吸烟等亦可诱发。

（6）缓解方式　一般在停止原来诱发症状的活动后即可缓解，或硝酸甘油舌下含化，常在 1～5 min 内缓解。

2.体征　平时一般无异常体征，心绞痛发作时常见表情痛苦、皮肤苍白、出冷汗、心率增快、血压升高，心尖部有时出现奔马律或一过性收缩期杂音等。

【实验室及其他检查】

1.心电图　是发现心肌缺血、诊断心绞痛最常用的检查方法。约 50% 以上病人静息心电图为正常，也可有陈旧性心肌梗死或特异性 ST-T 改变。心绞痛发作时，绝大多数病人出现暂时性心肌缺血性 ST 段下移，可见 T 波的倒置。对可疑心绞痛者可做运动负荷试验及 24 h 动态心电图。

2.冠状动脉造影　具有确诊价值，并对诊断、治疗及预后判断极为重要。冠状动脉造影可显示冠状动脉主干及其主要分支，并能确定病变部位、范围、程度等。

3.放射性核素检查　利用放射性铊或锝显像所示灌注缺损提示心肌供血不足或血供消失，对心肌缺血的诊断很有价值。

【诊断要点】

根据典型的发作性胸痛，结合年龄、易患因素、心电图等检查一般可确立诊断。必要时可作放射性核素检查或冠状动脉造影确诊。根据加拿大心血管病学会（CCS）分级，可将心绞痛严重程度分为 4 级（见表 3-5）。

表 3-5　心绞痛严重程度分级

分级	分级标准
Ⅰ级	一般体力活动（如步行和登楼）不受限，仅在强、快或持续用力时发生心绞痛
Ⅱ级	一般体力活动轻度受限，快步、饭后、寒冷或刮风、精神应激或醒后数小时内发作心绞痛。一般情况下平地步行 200 m 以上或登楼一层以上受限
Ⅲ级	一般体力活动明显受限，一般情况下平地步行 200 m，或登楼一层引起心绞痛
Ⅳ级	轻微活动或休息时即可发生心绞痛

【治疗要点】

治疗原则是避免诱发因素；改善冠状动脉的血供和降低心肌的耗氧，减轻症状和缺血发作；治疗动脉粥样硬化，预防心肌梗死和猝死，改善生存状况，提高生活质量。

1.发作时的治疗

（1）休息　发作时应立即休息，吸氧，可酌情用镇静剂稳定情绪。

（2）药物治疗　硝酸酯类制剂作用迅速，可扩张冠状动脉，增加心肌血供，同时扩张外周血管，减轻心脏负荷，为最有效的终止及预防心绞痛发作的药物。常用药物有：①硝酸甘油，0.3～0.6 mg，舌下含服 1～2 min 开始起作用，持续时间约 30 min。②硝酸异山梨醇酯(消心痛),5~10 mg,舌下含化,2~5 min起效,作用时间2~3 h,可静脉应用。目前有供喷雾吸入用的制剂。

2.缓解期的治疗 避免诱因,合理安排饮食数量和质量,积极治疗及预防各种已知的可以改变的危险因素,如高血压、高脂血症、糖尿病等。药物治疗以改善预后和减轻症状为主。

(1)药物治疗 选用作用持久、副作用小的抗心绞痛药物,可单独、交替联合使用。常用药物如下。

1)硝酸酯制剂 如硝酸异山梨醇酯5~20 mg,3次/d,长效硝酸甘油2.5 mg,2~3次/d。对夜间心绞痛发作者更好。

2)β受体阻滞剂 主要作用为降低心率及心肌收缩力,减少心肌耗氧量。常用药物有:普萘洛尔(心得安),每次10 mg,3次/d,对支气管哮喘、心力衰竭者禁用。阿替洛尔(氨酰心安)12.5~25 mg,2次/d,该药因可使血压下降,宜从小量开始。美托洛尔(美多心安)25~50 mg,3次/d。硝酸酯制剂与β受体阻滞剂合用可提高疗效。

3)钙通道阻滞剂 主要作用抑制钙离子流入动脉平滑肌细胞而扩张冠状动脉,解除冠状动脉痉挛;周围血管扩张降低心脏后负荷;抑制心肌收缩力,减少心肌耗氧量;降低血黏度,改善心肌微循环,对变异型心绞痛效果好。常用药物有:维拉帕米80 mg,3次/d,地尔硫草30~90 mg,3次/d。目前不主张使用短效钙通道阻滞剂,如硝苯地平(心痛定),因其可反射性增加心率,增加心肌氧耗。

4)抑制血小板聚集的药物 常用药物有阿斯匹林和氯吡格雷。

5)中医中药治疗 目前以活血化瘀、芳香温通和祛痰通络为主。

(2)非药物治疗

1)运动锻炼疗法 合理的运动锻炼可提高运动耐量而减轻症状。建议病人每天有氧运动30 min,每周不少于5 d。

2)冠状动脉介入治疗 对有适应证的心绞痛病人可作经皮腔内冠状动脉成形术(PTCA)或冠状动脉内支架植入术。

3)外科治疗 对病情严重、不适合行介入治疗或治疗效果欠佳的病人,应及时行冠状动脉搭桥手术。

不稳定型心绞痛

目前,临床上已趋向将典型的稳定型劳力性心绞痛以外的缺血性胸痛统称为不稳定型心绞痛(unstable angina,UA),除变异型心绞痛具有短暂ST段抬高的特异心电图改变仍在临床沿用外,原有心绞痛的其他分型命名临床均已弃用。

【发病机制】

与稳定型心绞痛的主要差别在于冠状动脉内不稳定的粥样斑块继发的病理改变,使局部的心肌血流量明显下降,如斑块内出血、斑块纤维帽出现裂隙、表面有血小板聚集或刺激冠状动脉痉挛。虽然也可因劳力负荷诱发,但劳力负荷终止后胸痛并不及时缓解。

【临床表现】

不稳定型心绞痛的胸痛部位、性质与稳定型心绞痛基本相同,但具有以下特点之一:①1 个月内新发生的较轻负荷所诱发的心绞痛;②既往有稳定型心绞痛,1 个月内疼痛发作频繁增加、程度加重、时限延长、诱因经常变化,并进行性恶化,硝酸甘油难以缓解;③休息状态下心绞痛发作或较轻微活动即可诱发,发作时有关导联 ST 段抬高的变异性心绞痛。

【诊断要点】

结合临床表现、心电图特点及心肌坏死标志物检测,排除稳定型心绞痛就可建立诊断。不稳定型心绞痛(UA)患者病情变化迅速,其临床危险度一般可分为低危组、中危组和高危组(见表3-6)。

表 3-6 UA 危险度分组诊断

组别	诊断依据	
	临床表现	心电图特征
低危组	新发的或原有劳力性心绞痛恶化加重,持续时间<20 min,达 CCS Ⅲ级或Ⅳ级	发作时 ST 段下移 ≤1 mm,胸痛间期心电图正常或无变化
中危组	就诊前一个月内(但 48 h 内未发)发作 1 次或数次,静息心绞痛及梗死后心绞痛,持续时间<20 min	T 波倒置>0.2 mV,或有病理性 Q 波
高危组	就诊前 48 h 内反复发作,静息心绞痛,持续时间>20 min	伴一过性 ST 段改变(>0.05 mV),新出现束支传导阻滞或持续性室速

【治疗要点】

不稳定型心绞痛病人的病情发展常难以预料。疼痛发作频繁或持续不缓解及高危组的病人应立即住院治疗。

1. 一般处理 卧床休息,床边 24 h 心电监护,严密观察血压、脉搏、呼吸、心率、心律变化,有呼吸困难、发绀者应吸氧。

2. 止痛 烦躁不安、疼痛剧烈者,可考虑应用镇静剂,如吗啡 5 ~ 10 mg 皮下注射;硝酸甘油或硝酸异山梨醇酯持续静脉滴注或微量泵输注,直至症状缓解或出现血压下降。其中变异型心绞痛首选钙通道阻滞剂。

3. 抗凝(栓) 抗血栓和抗凝治疗是 UA 治疗的重要措施,应尽早应用,以有效防止血栓形成。常选用阿司匹林、氯吡格雷和肝素或低分子肝素。溶栓治疗有促发心肌梗死的危险,不推荐使用。

4.其他 有条件的医院可行急诊冠脉造影,考虑PCI。

心绞痛病人的护理

【护理评估】

1.健康史 重点是评估胸痛,应详细询问疼痛的部位、性质、程度、持续时间、有无诱发因素及缓解方式;有无出汗、头晕、乏力;既往有无类似发作史。了解病人的生活方式、工作性质、有无冠心病的易患因素。

2.身体评估 应注意测量病人的心率、心律、心音、血压等。

3.实验室及其他检查 了解病人就诊后所做的血脂、血糖、心电图、冠状动脉造影等结果。

4.心理及社会评估 心绞痛病人,尤其是发作频繁的病人,易产生焦虑或恐惧心理,评估时应加以注意。

【常见护理诊断/问题】

1.疼痛 与心肌缺血、缺氧有关。
2.活动无耐力 与氧的供需失衡有关。
3.焦虑 与突发剧烈胸痛及惧怕再次发作有关。
4.知识缺乏 缺乏控制诱因及预防心绞痛发作的有关知识。
5.潜在并发症 心肌梗死。

【护理目标】

1.胸痛缓解,能自理生活。
2.逐步恢复原来活动,活动时无不适感。
3.情绪稳定,焦虑消除。
4.了解心绞痛的发作特点及诱因,能采取预防发作的方法和发作时的应对措施。
5.无心肌梗死发生,一旦发生能及时发现和配合医师处理。

【护理措施】

1.病情观察 监测心率、心律、血压及疼痛部位、性质、持续时间及疗效等,如疼痛性质发生变化,或心绞痛发作频繁、时间延长、加剧或出现心率减慢、血压波动、出冷汗、烦躁不安等应警惕心肌梗死的发生,要及时通知医师及早处理。

2.生活护理

(1)休息 休息可降低心肌耗氧量,使心绞痛的发作减少或消失。发作时让病人立即停止一切活动,卧床休息,采取舒适体位,解开衣裤,嘱病人放松,减轻其不安情绪。避免重体力劳动及一切竞赛性运动。

(2)饮食 宜进食低热量、低脂、高蛋白、富含维生素、清淡易消化饮食,提倡多食新鲜蔬菜、水果,并注意少食多餐,避免刺激性食物,不饮浓茶和咖啡,戒烟酒。

（3）保持大小便通畅。

3. 用药护理　按医嘱用药,发作时立即给病人舌下含服硝酸甘油 0.3～0.6 mg。缓解期给病人服用硝酸异山梨醇酯、β 受体阻滞剂等药物。观察药物疗效及副作用,使用速效硝酸酯制剂应告知病人舌下含化时,舌下保留一些唾液,让药物完全溶解,不要急于咽下。用药后可能出现面红、头晕、头胀痛等副作用,含药时宜平卧,以防低血压。使用 β 受体阻滞剂、钙拮抗剂时,应密切注意脉搏,出现心动过缓时应及时与医师联系做相应的处理。

4. 对症护理　缓解疼痛,指导病人采用放松技术,如缓慢深呼吸,全身肌肉放松。必要时给予吸氧,描记心电图。

5. 心理护理　针对病人的顾虑耐心解释病情,在精神、工作及生活各方面给予帮助,心绞痛发作时应安慰病人,消除其紧张、焦虑情绪,减少心肌耗氧量,缓解症状。并与病人一起制订教育计划,帮助病人建立良好的生活方式。

【健康教育】

1. 防治冠心病高危因素　积极治疗高血压病、高脂血症、糖尿病。

2. 建立良好的生活方式　以低热量、低脂、低盐、高纤维素饮食为主,少量多餐。保持大便通畅,戒烟限酒,控制体重。适当安排体力活动及锻炼,以不感疲劳、胸部不适及气急为限度,但也不要过分限制活动使体重增加。

3. 告之病人及家属生活起居问题中的注意事项　如洗澡、洗脸、洗脚水冷热度适中,不宜在饱餐或饥饿时进行洗澡,时间不宜过长,以防发生意外,睡觉注意空气流通等。

4. 懂得心绞痛发作的自我保健　了解诱因及发作时自我救治的基本知识。坚持遵医嘱定时、定量服药,不能擅自加、减、停、换药。外出随身携带治疗药物,家中常备硝酸甘油。硝酸甘油见光易分解,应放在棕色瓶内存放于干燥处,以免受潮、变质失效。服用 β 受体阻滞剂时应注意禁忌证和副作用,特别在联合使用钙通道阻滞剂时尤需自测脉搏,有心动过缓或其他症状时应及时停药并及时到医院就医。定期进行心电图、血糖、血压、血脂监测。

5. 当病人疼痛时间延长,程度及性质加重,硝酸甘油不能缓解或全身症状明显时应警惕心肌梗死发生,必须及时送医院处理。

二、心肌梗死

心肌梗死(myocardial infarction,MI)是指在冠状动脉粥样硬化基础上,冠状动脉供血急剧减少或中断,使相应部位的心肌严重而持久地急性缺血导致的心肌细胞坏死。临床表现为剧烈而持久的胸骨后疼痛、血清心肌坏死标志物升高及特征性心电图改变,可出现严重心律失常、心源性休克和心力衰竭等,是冠心病的严重类型。

【病因及发病机制】

心肌梗死的基本病因是冠状动脉粥样硬化。当冠脉动脉管腔严重狭窄>75%,而侧支循环尚未充分建立,一旦血液供应减少或中断,使心肌严重而持久地急性缺血时间达1 h 以上,即可发生心肌梗死。原因常见于以下几方面。

1.冠状动脉粥样硬化斑块破裂、出血,管腔内血栓形成,管壁持续性痉挛,造成管腔闭塞。

2.出血、脱水、休克、外科手术或严重心律失常使心排血量骤降,冠状动脉血流量锐减。

3.过度劳累、情绪激动使心肌耗氧量剧增,冠状动脉血液供应不足。

本病男女之比为(2~5):1,40 岁以上占绝大多数,冬春季节多发,北方发病率高于南方。发病危险因素有原发性高血压、高脂血症、糖尿病、吸烟、用力大便等。

冠状动脉闭塞大致需 6 h 后才会出现明显的组织学改变,梗死部位心肌呈灰白或淡黄色,急性心肌梗死需 6~8 周才能完全愈合。

【临床表现】

与梗死面积的范围、大小、部位、侧支循环建立情况密切相关。

1.先兆 约有半数以上的病人在发病前数日至数周出现乏力、胸部不适,活动时心悸、气促、心绞痛等症状。心绞痛发作的性质改变、发作次数更频繁,程度更严重,持续时间更长,硝酸甘油疗效差,诱因不明显。此时心电图呈明显缺血性改变。如发现先兆及时处理,可使部分病人避免发生心肌梗死。

2.症状

(1)疼痛 是最早出现的最为突出的表现。其部位、性质及放射部位大多与心绞痛相似,但程度更重,病人常恐惧、烦躁不安、大汗淋漓,伴压榨、窒息、濒死感。时间长达数小时或数天,服用硝酸甘油及休息,疼痛不能缓解。常发生于清晨或安静时,多数诱因不明显。少数病人疼痛可向颈部、上腹部、背部等处放射。个别心肌梗死病人可无疼痛,开始即表现为心力衰竭或休克。

(2)全身表现 病人烦躁不安、面色苍白、大汗,常有中、低热,持续 1 周左右,亦常出现心动过速或过缓。

(3)胃肠道症状 常见恶心、呕吐和上腹部胀痛,重者有呃逆。

(4)心律失常 绝大多数病人并发有心律失常,多发生在发病初 1~2 周内,尤以24 h 内发生率最高。前壁心肌梗死易发生室性心律失常,以室性期前收缩最多见,特别是成对的、频发的、多源的或呈 R on T 现象的室早及短暂的阵发性室速,多为心室颤动的先兆。下壁心肌梗死易发生房室传导阻滞。

(5)低血压和休克 疼痛时血压下降,如疼痛缓解而收缩压仍低于 80 mmHg,病人表现为面色苍白、血压下降、脉搏细速、大汗淋漓、烦躁不安、皮肤湿冷、尿量减少、神志迟钝,则为休克表现。如无其他原因,应考虑心源性休克,因心肌广泛性坏死,心肌收缩无力,心排血量急剧下降所致。多发生在病后数小时至一周内,发生率约为20%。

(6)心力衰竭 绝大多数为左心衰竭,可见于病初几天或疼痛、休克好转阶段,为梗死后心肌收缩力显著下降或不协调所致,表现为程度不同的呼吸困难、咳嗽、发绀、烦躁等左心衰竭症状,重者出现急性肺水肿。随后还可能出现右心衰的表现。

3.体征

（1）血压　除心肌梗死早期血压升高外，几乎所有病人都有不同程度的血压降低。

（2）病人可出现心律失常、休克、心力衰竭的相应体征。

（3）心脏体征　心浊音界正常或增大，心率多增快，少数病人可减慢，心律不齐，第一心音减弱，可闻及奔马律。亦有部分病人可在第 2～3 d 出现心包摩擦音。

4.并发症

（1）乳头肌功能失调或断裂　左心室乳头肌因缺血坏死、纤维化影响腱索及瓣膜功能，造成二尖瓣脱垂或关闭不全。轻者可恢复，重者出现左心衰竭、肺水肿，常于数天内死亡。

（2）心脏破裂　是严重而致命的并发症，发生率极少，常在起病 1 周内出现，多为心室游离壁或室间隔破裂造成心包积血填塞而死。

（3）心室壁瘤　主要见于左心室，发生率 5%～20%。可在心梗 1 周内出现。较大的室壁瘤可使心脏扩大，超声心动图提示局部反常运动。心室壁瘤是心肌梗死愈合过程中，坏死的心肌由纤维组织代替而丧失收缩功能，局部膨胀而形成，可导致心力衰竭、心律失常及栓塞等。

（4）心肌梗死后综合征　病后数周至数月出现，可反复发生，表现为心包炎、胸膜炎或肺炎等，主要表现有发热、胸痛、心包摩擦音，可能为机体对坏死物质的过敏反应所致。

【实验室及其他检查】

1.心电图　心电图对急性心肌梗死不但能明确诊断，还能明确梗死的部位及范围。急性透壁心肌梗死的心电图常有典型改变及演变过程：①宽而深的 Q 波（病理性 Q 波），大多永久存在。②ST 段抬高呈弓背向上型，在数日至两周内逐渐回到基线。③T 波倒置加深呈冠状 T，此后逐渐恢复。心内膜下心肌梗死常表现为无病理性 Q 波，有普遍性 ST 段低压，大于或等于 0.1 mV（aVR、V_1 导联 ST 段抬高）或有对称性 T 波倒置。

2.超声心动图　可了解心室壁的运动情况和左心室功能，诊断乳头肌功能不全和室壁瘤，为临床提供重要依据。

3.放射性核素检查　可显示心肌梗死的部位与范围，观察左心室壁的运动和左心室射血分数，有助于判定心室的功能、梗死后室壁运动失调和心室壁瘤的情况。

4.实验室检查

（1）血液检查　起病 24～48 h 后可见白细胞升高，中性粒细胞增多，嗜酸粒细胞减少或消失，常持续 1 周。起病后 2～3 d 红细胞沉降率增快，可持续 1～3 周。C 反应蛋白增高可持续 1～3 周。

（2）血清心肌坏死标记物测定　①心肌肌钙蛋白 I（cTnI）或 T（cTnT）在起病 3～4 h 后升高，cTnI 于 11～24 h 达高峰，7～10 d 降至正常，cTnT 于 24～48 h 达高峰，10～14 d 降至正常。这些心肌结构蛋白含量的增高是诊断心肌梗死的敏感指标，且特异性很强，但出现稍延迟。②肌红蛋白于起病后 2 h 内即升高，12 h 内达高峰，24～48 h 内恢复正常。是心肌梗死后出现最早、也十分敏感的指标，但特异性不强。③肌酸激酶（CK）在起病后 6 h 升高，12 h 达高峰，3～4 d 恢复正常。CK 的同工酶 CK-MB 在起病后 4 h 升高,16~24 h达高峰,3~4 d恢复正常。CK-MB虽不如cTnI、cTnT敏感,但其增高程度能较准确地反映梗死的范围,其高峰出现的时间是否提前有助于判断溶栓治疗是否成功。④天门冬酸氨基转移酶(AST,曾称GOT)在起病后6~12 h升高,24~48 h达高峰,3~6 d恢复正常。⑤乳酸脱氢酶(LDH)在起病后8~12 h升高,2~3 d达高峰,1~2周恢复正常。CK、AST、LDH的特异性及敏感性均不如上述心肌坏死标记物,但仍有参考价值。

【诊断要点】

主要依据:典型临床表现,特征性心电图改变,血清心肌坏死标记物测定等3项指标,上述3项中具备2项即可确诊。因该病临床表现可不典型,因此,凡年龄在40岁以上,发生原因未明的胸痛、恶心、出汗、心律失常、休克、心功能不全,或原有高血压突然显著下降者,应考虑有急性心肌梗死的可能,并先按急性心肌梗死来处理。

【治疗要点】

1. 一般治疗
(1)休息　急性期病人需卧床休息1周,减少探视,保持环境安静。
(2)吸氧　间断或持续鼻导管或面罩吸氧2~3 d,严重者应加压给氧。
(3)监护　应收入冠心病监护室(CCU),持续进行心电、血压、呼吸、体温等监测3~5 d,必要时进行血流动力学监测。

2. 解除疼痛　应尽快解除急性心肌梗死病人的疼痛。常用药物有:①吗啡,5~10 mg皮下注射;②哌替啶(度冷丁)50~100 mg肌内注射;③硝酸甘油0.6 mg含化;④硝酸异山梨醇酯5~10 mg舌下含化;⑤哌替啶+异丙嗪(非那更)行亚冬眠治疗,常用于疼痛严重者。

3. 心肌再灌注　宜尽早施行。可使闭塞的冠状动脉再通,缩小心肌缺血范围及梗死面积,显著减低病死率和改善病人预后。

(1)溶栓疗法　发病6 h以内使用纤溶酶激活剂,常用尿激酶(UK)100万~150万U于30~60 min内静脉滴注。链激酶(SK)皮试阴性后75万~150万U于30~60 min内静脉滴注。新型溶栓剂有重组组织型纤溶酶原激活剂(rt-PA)对血栓溶解有高度选择性,有较好的疗效。

(2)急诊经皮腔内冠状动脉成形术(PTCA)　适用于溶栓治疗后,冠状动脉未再通或又再堵塞及虽再通但仍有重度狭窄者。近年亦用于直接再灌注心肌。

4. 消除心律失常　急性心肌梗死后的室性心律失常常引起严重后果,应及时消除。首选利多卡因50~100 mg静脉注射,必要时5~10 min重复,直至室性心律失常消失或总量达300 mg,以1~4 mg/min静脉维持48~72 h。发生心室颤动时,应立即行非同步直流电复律。发生严重房室传导阻滞、心室率过缓时,应尽早使用经静脉心内膜右心临时起搏器治疗。

5. 治疗心力衰竭　主要是治疗急性左心衰竭,可选用吗啡、利尿剂、硝酸甘油、硝普钠等减轻左心室负荷。洋地黄制剂在急性心肌梗死发病24 h内不主张使用。

6. 控制休克　急性心肌梗死的休克为心源性休克,也可伴外周血管舒缩障碍或血容量不足。此时应使用升压药、血管扩张剂,补充血容量,纠正酸中毒等,如无效时,应及时行急诊 PTCA 或支架植入,使冠脉及时再通,亦可作急诊冠脉旁路移植术(CABG)。

7. 其他治疗

(1)抗凝治疗 目前多用在溶栓治疗之后,以防止梗死面积扩大及再梗塞。常先用肝素,继而口服阿司匹林或氯吡格雷。

(2)β受体阻滞剂 通过减慢心率,降低体循环血压和减弱心肌收缩力,使心肌耗氧量减少,缩小梗死面积,降低急性期病死率,可用美托洛尔、阿替洛尔。

(3)血管紧张素转换酶抑制剂 有助于改善恢复期心肌重构,降低心衰发生率、死亡率,可用卡托普利等。

(4)极化液疗法 由 10% 葡萄糖 500 ml、普通胰岛素 8～12 U、氯化钾 1.5 g 组成。对恢复心肌细胞膜极化状态,改善心肌收缩力,降低心律失常有益。对伴有重度房室传导阻滞者禁用。

【护理评估】

1. 健康史 评估有无冠心病的危险因素,如肥胖、糖尿病、高脂血症、高血压、吸烟等;了解病人此次发作情况,有无诱因;评估疼痛的表现特点,如部位、性质、持续时间及有无呕吐、发热等其他全身伴随症状,有无心律失常、休克、心力衰竭等。评估病人排便情况如次数、性状、排便难易程度等。

2. 身体评估 重点检查病人的心率、心律、血压、脉搏、心音、意识,有无奔马律、心脏杂音及肺部啰音等。

3. 实验室及其他检查 连续监测心电图的动态变化,注意有无心律失常;定期检查心肌酶的动态变化,了解心肌坏死程度和病情进展;评估血清电解质、血糖、血脂等。

4. 心理及社会评估 急性心肌梗死病人由于难以忍受疼痛及窒息、濒死感等,可产生烦躁及恐惧心理。诊疗监护造成感觉失控,以及与亲人、社会的隔绝加重了病人悲伤、绝望的心情。医护人员为实施一系列检查监护治疗措施而来回穿梭,这些都是病人从未经历过的,会进一步增加病人的焦虑或恐惧感,迫切希望获得良好的医疗、护理,使之转危为安,评估时应加以注意。

【常见护理诊断/问题】

1. 疼痛 与心肌缺血坏死有关。
2. 活动无耐力 与氧的供需失调有关。
3. 恐惧 与剧烈疼痛产生的濒死感,处于监护病室的陌生环境有关。
4. 有便秘的危险 与进食少、活动少、不习惯床上排便有关。
5. 潜在并发症 心律失常、心力衰竭、猝死。

【护理目标】

病人疼痛缓解或减轻;能参与一定的身体活动,进行活动时舒适感逐步增加;恐惧心理逐渐消失;排便通畅;出现并发症时能及时发现并配合处理。

【护理措施】

1. 病情观察

(1) 观察梗死前先兆,早期发现急性心肌梗死。

(2) 入院后立即描记心电图,急性期持续心电监护,观察有无心律失常,必要时记录。24 h 内每一小时监测心率、心律、呼吸、血压一次,3 d 后酌情而定,注意观察周围循环情况、尿量、意识状态、体温变化等。若发现下列异常情况,立即报告医师。

1) 频发多源性室性期前收缩、R on T 现象、二度以上房室传导阻滞、心率<40 次/min 等严重心律失常。

2) 血压正常或下降、脉压小、脉搏细速、皮肤湿冷、烦躁等休克的早期表现。

3) 突然呼吸困难、咳嗽、咯粉红色泡沫痰、心率增快、舒张期奔马律、两肺湿啰音等左心衰竭的典型表现。

(3) 注意观察有无栓塞表现。

2. 生活护理

(1) 休息 第一周应绝对卧床休息。进食、排便、个人卫生都要予以协助。避免不必要翻动,必须翻动时动作要轻柔,减少探视,保证病人足够的休息与睡眠时间。第二周可在床上被动或主动活动肢体,防止下肢静脉血栓形成,以后可逐步离床,活动范围由室内延伸到室外,活动量逐渐增加。适度活动可增加机体对氧摄入及氧利用能力,有利于病人活动耐力的恢复。有并发症者,应适当延长卧床时间。

(2) 饮食 给予低盐、低脂、清淡、产气少、无刺激、易消化饮食,少食多餐,进食不宜过快过饱。一般发病第一周为流质饮食,第二周改为半流质,第三周软饭,第四周恢复普通饮食。严禁烟酒。

(3) 保持大便通畅 向病人解释保持大便通畅的重要性,指导病人采取通便的措施。如饮食中应及时添加纤维素食物;每日清晨给予蜂蜜 20 ml 加适量温开水同饮;适当腹部按摩(按顺时针方向)以促进肠蠕动;允许活动时,及早适量活动;必要时给予缓泻剂,促进排便通畅。

3. 用药护理 迅速建立静脉通道,保持输液通畅,控制滴速和输入量。遵医嘱用药并观察疗效及不良反应。静滴硝酸甘油时,应注意监测血压、心率,并注意有无头痛、面红、心慌等不良反应;对溶栓和抗凝治疗者,应定时测凝血酶原时间,注意有无出血倾向,需观察皮肤黏膜、痰、呕吐物、尿及颅内有无出血,观察 ST-T 的改变及心肌酶的变化。

4. 对症护理 吸氧可改变心肌缺氧状态,缓解胸痛。以鼻导管或面罩持续吸氧,若无并发症可吸氧 3~5 d,开始 24 h 可高流量吸氧(5~6 L/min),以后改为一般流量(2~4 L/min),注意保证吸氧鼻导管通畅。

5. 心理护理 病人胸痛剧烈时,应尽量保证有一名护士陪护,与病人保持良好的沟通,了解病人的心理活动,允许病人表达对死亡的恐惧、对帮助的渴望。确认病人的痛苦,接受病人因疼痛产生的呻吟、烦躁等行为反应,以和善的态度,妥善、亲切的语言,有针对性地进行解释和安慰。抢救工作有条不紊,护理操作娴熟,以及抚摸、握手等动作,都能增加病人的安全感和自信心,对消除恐惧心理、焦虑、紧张情绪,都有十分重要的意义。

【健康教育】

急性心肌梗死病人随着监测水平、治疗手段、护理合理化的提高,死亡率已大大下降,目前已低于10%,度过危险期的病人面临着如何延长存活时间和提高生活质量的问题,而这些问题的解决除与病人年龄、性别、梗死的部位和面积等因素相关外,还与病人病后的生活方式密切相关。

1. 调整生活方式

(1)合理饮食 宜进食低糖、低盐、低胆固醇饮食,多吃蔬菜、水果,避免饱餐,肥胖者应控制体重。劝告家属,配合并协助病人改变以往的生活方式,共同创造一个适合病人康复的环境。

(2)保持良好情绪,树立战胜疾病的信心 提供适合病人所需的健康教育材料,使病人懂得避免精神紧张和情绪波动的重要性,保持平和心态,遇事乐观不急躁,避免情绪激动,防止疾病再次复发。

(3)保持大小便通畅,切勿用力大小便。

(4)坚持服药,定期复查。

2. 合理安排作息 保证足够有效睡眠,适量增加体力活动。恢复期应循序渐进增加活动量,如步行、打太极拳、洗衣、骑车等,如出现胸痛、呼吸困难、心悸、头晕等症状应暂时中断或减轻活动量。

3. 防治与冠心病有关的危险因素 病人能认识有关的危险因素,积极治疗高血压、高脂血症等,自觉戒烟。避免肥胖及缺少运动等不良因素。

4. 指导病人遵医嘱用药 介绍所用药物的主要作用及副作用,并告知所用药物的注意事项。

思考与练习

一、A1/A2 型题

1. 慢性心力衰竭发作最常见的诱因是( )

   A. 吸烟

   B. 情绪激动

   C. 劳累

   D. 感染

   E. 心律失常

2. 下列提示患者左心衰竭程度最严重的是( )

   A. 咳嗽

   B. 咯血

   C. 劳力性呼吸困难

   D. 夜间阵发性呼吸困难

   E. 急性肺水肿

3.护士为左心衰竭患者进行身体评估。下列肺部听诊的特点中,最符合该患者疾病诊断的是( )

　　A.双肺散在哮鸣音,未闻及湿啰音

　　B.双肺底可闻及湿啰音,且随体位改变

　　C.左侧肺底可闻及湿啰音,有时伴有哮鸣音

　　D.左侧锁骨中线第2、3肋间可闻及湿啰音

　　E.左侧肺下部固定的湿啰音

4.慢性心衰患者使用洋地黄治疗过程中,一日不慎漏服一次,此时患者应该( )

　　A.在下一次服药时补服

　　B.不要补服,下一次按照医嘱剂量正常服药

　　C.发现时立即补服漏服剂量的全量,下一次按照医嘱剂量正常服药

　　D.发现时立即补服漏服剂量的半量,下一次按照医嘱剂量正常服药

　　E.发现时立即补服漏服剂量的全量,下一次按照医嘱剂量半量服药

5.CCU中患者突发心室纤颤,首选的治疗措施是( )

　　A.心内注射肾上腺素

　　B.同步电复律

　　C.非同步电复律

　　D.静脉注射苯妥英钠

　　E.胺碘酮静注

6.患者,女性,61岁,因头晕、头痛1个月就诊。门诊查血压21/13 kPa(160/95 mmHg),据此可以推断该患者高血压分级属于( )

　　A.正常高限

　　B.轻度高血压

　　C.中度高血压

　　D.重度高血压

　　E.临界高血压

7.治疗高血压的药物氨氯地平属于( )

　　A.血管紧张素受体阻滞药

　　B.β受体阻滞药

　　C.钙离子通道阻滞药

　　D.血管紧张素转换酶抑制剂

　　E.α_1受体阻滞药

8.患者,男性,51岁,工人,近1个月劳累时感心前区疼痛,诊断为冠心病、心绞痛。患者吸烟30年,每日30支,平日饮食不规律,喜饮白酒和浓茶,化验检查发现三酰甘油(甘油三酯)增高。责任护士向该患者进行健康教育的内容中,下列哪项不妥( )

　　A.戒烟、限酒,不饮浓茶

　　B.胸痛发作时应立即含服1片硝酸甘油

　　C.含服1片硝酸甘油后疼痛仍不缓解,半小时后需再服1片

  D. 平日随身带硝酸甘油按医嘱服药,定期复查

  E. 保持情绪稳定,不可过度劳累

9. 护士对心肌梗死后患者活动的指导不正确的是(　　)

  A. 病后前3天绝对卧床休息,可进行腹式呼吸、擦脸、关节被动运动

  B. 病后第4天起可进行关节主动运动,坐位洗漱、进餐,床上静坐,床边使用坐便器

  C. 病后第2周可坐椅子上就餐、洗漱,病室内行走,室外走廊散步等

  D. 病后第3周可在帮助下洗澡、上厕所,试着上下一层楼梯

  E. 若运动时心率增加超过10次/min,则应退回到前一运动水平

10. 患者,男性,76岁,冠心病急性心肌梗死院外发生心脏骤停,急诊入院。入院后心电监测发现心室纤颤,给予除颤、心肺复苏和脑复苏,目前患者浅昏迷,血压(10.6~12)/(6.7~8)kPa,尿量20 ml/h,呋塞米静脉注射后仍少尿。目前给予患者的复苏后处理不妥的是(　　)

  A. 严密心电监测

  B. 静脉大量补液

  C. 定期监测电解质水平及血气分析结果

  D. 保持患者呼吸道通畅

  E. 预防呼吸系统感染和泌尿系统感染等并发症

二、A3/A4 型题

(11~14题共用题干)

  患者,男性,68岁,高血压心脏病十余年。3天前受凉后出现咳嗽,咳黄色黏痰,伴发热,体温为39.3℃,上2层楼后感心悸、气短。急诊以"高血压心脏病、心衰、肺部感染"收入院。

11. 引起该患者发生心衰的基本病因是(　　)

  A. 原发性的心肌损害

  B. 继发性心肌代谢障碍

  C. 心室后负荷过重

  D. 心室舒张充盈受限

  E. 心室前负荷过重

12. 导致患者本次心衰发作的主要诱因是(　　)

  A. 肺部感染

  B. 心律失常

  C. 过度劳累

  D. 气候变化

  E. 用药不当

13. 患者目前的心功能分级属于(　　)

  A. 心功能Ⅰ级

  B. 心功能Ⅱ级

C. 心功能Ⅲ级

D. 心功能Ⅳ级

E. 心功能Ⅴ级

14. 护士应给予该患者的吸氧方式是( )

A. 持续低流量吸氧

B. 间断低流量吸氧

C. 高流量吸氧

D. 低流量20%酒精湿化吸氧

E. 高流量20%酒精湿化吸氧

(15～18题共用题干)

患者,女性,58岁,高血压病史10年。近两个月工作压力大。2 h前会议中情绪激动,突然晕倒,同事立即将之送至医院。急诊查体:血压26.6/14.6 kPa,呼吸25次/min,心率110次/min,昏迷状态,瞳孔缩小,颈软,左侧肢体偏瘫,并出现尿便失禁。CT检查示右侧基底节区有边界清楚的高密度影。

15. 患者目前最可能的病情变化是( )

A. 高血压继发脑梗死

B. 高血压继发脑出血

C. 高血压继发癫痫发作

D. 高血压危象

E. 高血压脑病

16. 目前首要的治疗措施是( )

A. 积极降血压至18.6/12 kPa以下

B. 应用甘露醇脱水降颅压

C. 应用止血药

D. 应用抗生素预防感染

E. 鼻饲补充营养

17. 目前对该患者首要的护理问题是( )

A. 有受伤的危险

B. 有体液不足的危险

C. 有感染的危险

D. 语言沟通障碍

E. 自理缺陷

18. 在观察病情过程中,护士发现患者突然出现一侧瞳孔散大,呼吸不规则,提示患者可能出现了( )

A. 癫痫发作

B. 视乳头水肿

C. 脑疝

D. 视网膜小动脉痉挛

E. 呼吸衰竭

参考答案

1. D　2. E　3. B　4. B　5. C　6. C　7. C　8. C　9. E　10. B
11. C　12. A　13. B　14. A　15. B　16. B　17. E　18. C

（林爱琴）

第六节　心脏瓣膜病

心脏瓣膜病（valvular heart disease）是由于炎症、退行性改变、黏液样变性、缺血坏死、先天性畸形、创伤等原因引起单个或多个瓣膜的异常（粘连、增厚、变硬、挛缩等），导致瓣膜口狭窄和（或）关闭不全。临床上最常累及的是二尖瓣，其次是主动脉瓣，单纯受累的三尖瓣及肺动脉瓣很少。如病变累及两个或两个以上瓣膜时，称多瓣膜病（multivalvular heart disease）。临床上最常见风湿热所导致的风湿性心瓣膜病（rheumatic valvular heart disease），简称风心病。其次是动脉硬化，目前在我国，老年性瓣膜退行性改变、瓣膜黏液样变性日渐增多。

一、二尖瓣狭窄

二尖瓣狭窄（mitral stenosis）在心瓣膜病中最常见，绝大部分缘自于风湿性心瓣膜病，多发于 20~40 岁，2/3 的病人为女性，约半数病人无急性风湿热史，但多有反复链球菌扁桃体炎或咽峡炎史。疾病形成过程至少需 2 年时间。

【病理解剖与病理生理】

病理解剖改变早期可表现为瓣膜交界处粘连和（或）瓣膜增厚，但瓣膜尚保留一定的弹性，能自由活动；重者则瓣膜极度增厚、僵硬、钙化，腱索、乳头肌粘连缩短，使瓣膜活动显著受限，瓣膜口面积缩小，甚至整个瓣膜似一强直的漏斗，此时大多伴明显的关闭不全。

正常二尖瓣口面积为 4~6 cm^2，当瓣口面积减小一半即对跨瓣血流产生影响而定义为狭窄。本病的病理生理演变分 3 个阶段：①左房代偿期，二尖瓣口面积减至 2 cm^2 以下，导致左心房流出道的狭窄，使舒张期血液自左心房进入左心室受阻，左心房压升高，左心房代偿性扩大、肥厚以加强收缩；②左房失代偿期，瓣口面积小于 1.5 cm^2，左心房扩大超过代偿极限，左房内压力持续升高，则使肺静脉回流受阻，肺毛细血管淤血，压力增高，导致肺循环淤血；③右心受累期，由于长期的肺循环压力增高，使右心室负荷过重，导致右心室扩大、肥厚,最终引起右心衰竭。

【临床表现】

1. 症状　代偿期无症状或仅有轻微症状。失代偿期可有劳累后呼吸困难,随着病情加重,休息时亦可出现,可伴咳嗽、咯血、声嘶等症状,严重狭窄的病人可以发生急性肺水肿。右心受累期可表现为食欲减退、腹胀、水肿等。

2. 体征　典型者出现"二尖瓣面容"(双颊绀红)。心尖部可触及舒张期震颤,听诊心尖部第一心音亢进,肺动脉瓣区第二心音亢进伴分裂,心尖部可闻及舒张期隆隆样杂音。若闻及二尖瓣开瓣音,则提示瓣膜弹性及活动度尚好,是行二尖瓣分离术的指征之一。右心衰竭时,可见颈静脉怒张、肝脏肿大及双下肢的凹陷性水肿等。

3. 并发症

(1)心房颤动　为相对早期的常见并发症,常为诱发心力衰竭及栓塞的重要原因。

(2)心力衰竭　是晚期常见并发症及主要死亡原因。

(3)肺部感染　较常见,主要由长期肺淤血所致,常诱发心力衰竭。

(4)急性肺水肿　多见于重度二尖瓣狭窄的病人,死亡率较高。

(5)血栓栓塞　最常见于二尖瓣狭窄伴心房颤动的病人,可发生在皮肤、黏膜及内脏器官,以脑栓塞最常见。

(6)感染性心内膜炎　较少见。

【实验室及其他检查】

1. X 射线检查　轻度二尖瓣狭窄 X 射线表现可正常。中、重度二尖瓣狭窄病人可见左房增大、肺动脉段突出,肺淤血,心影呈梨形,晚期右心室扩大。

2. 心电图　左心房明显扩大时,心电图表现 P 波增宽,时间>0.11 s,P 波有切迹,称之为二尖瓣型 P 波。常可出现各种心律失常,尤其是心房颤动。

3. 超声心动图检查　是确诊和量化二尖瓣狭窄的可靠方法。二维超声可显示狭窄瓣膜的形态、活动度、瓣口面积。M 型超声示二尖瓣前叶活动曲线双峰消失,呈"城墙样"改变,前、后叶同向运动。多普勒超声可提供血流速度及方向。

【诊断要点】

心尖区出现舒张期细震颤和闻及舒张期隆隆杂音,是诊断二尖瓣狭窄的最重要体征。超声心动图检查可明确诊断。

二、二尖瓣关闭不全

收缩期二尖瓣关闭依赖于二尖瓣结构(瓣叶、瓣环、腱索、乳头肌)及左心室结构和功能的完整,其中任何一部分结构异常或功能失调均可导致二尖瓣关闭不全(mitral incompetence)。二尖瓣关闭不全可单独存在,但常与二尖瓣狭窄同时存在。可分为急性二尖瓣关闭不全和慢性二尖瓣关闭不全。

【病理解剖与病理生理】

风湿性心脏瓣膜病可使二尖瓣肿胀、变性,瓣叶增厚、纤维化、挛缩、僵硬,使左心室收缩时两瓣不能正常完全关闭,阻止血液反流。腱索和乳头肌的纤维化融合、缩短,使二尖瓣关闭不全更加严重。

二尖瓣关闭不全的主要病理生理改变是二尖瓣反流使左心房和左心室负荷加重引起血流动力学变化。二尖瓣关闭不全后,单向活瓣作用消失,当左心室收缩时,部分血液反流入左心房,使其容量负荷增加致左心房扩大。当左心室舒张时,左心房内过多的血液注入左心室,使左心室因容量负荷增加而扩大、肥厚,最终发生左心衰竭。在较长的代偿期,同时扩大的左房、左室可适应容量负荷增加,左房压和左室舒张末压不致明显升高,不出现明显的肺淤血。当失代偿时,长期持续存在的严重负荷过重,将会引起左心衰竭,使左室舒张末压和左房压力明显升高而致肺淤血出现,最终导致肺动脉高压及右心衰竭。故单纯二尖瓣关闭不全者,心力衰竭发生较晚。一旦出现,病情进展迅速。

【临床表现】

二尖瓣关闭不全病人的症状取决于二尖瓣反流的严重程度及关闭不全的进展速度。

1.症状 早期症状不明显或仅有心悸、头部搏动感明显。后期出现左心衰竭时表现全身乏力、劳力性呼吸困难等肺淤血表现,甚至出现心源性休克。

2.体征 心尖搏动向左下移位,心界向左下扩大,第一心音减弱,心尖区可闻及全收缩期粗糙的吹风样杂音,并向左腋下、左肩胛下传导。肺动脉高压和右心衰竭时可见颈静脉怒张、肝脏肿大、下肢水肿、肺动脉瓣区第二心音分裂等。

3.并发症 与二尖瓣狭窄相似,但感染性心内膜炎发生率较二尖瓣狭窄多见,体循环栓塞较少见。

【实验室及其他检查】

1.X 射线检查 可见左心房、左心室扩大,左心衰竭可见肺淤血、肺间质水肿及肺动脉段突出等。

2.心电图 部分病人出现左室肥厚和继发性 ST-T 改变,心房颤动较常见。

3.超声心动图 左心房、左心室扩大,脉冲多普勒超声和彩色多普勒血流显像可在左心房内探及收缩期高速射流,对二尖瓣关闭不全的诊断敏感性几乎达100%。二维超声可显示二尖瓣结构的形态特征。M 型超声示左心房扩大、二尖瓣前叶舒张期 EF 斜率增大、瓣叶活动幅度增大、左心室扩大等。

【诊断要点】

最主要的诊断依据是心尖区典型收缩期吹风样杂音,超声心动图可确诊,而 X 射线及心电图检查仅能提供佐证。

三、主动脉狭窄

【病理解剖与病理生理】

风湿性炎症侵犯主动脉后,导致瓣叶交界处粘连、融合,使其开放受限,引起狭窄,称之为主动脉瓣狭窄(aortic stenosi),常同时合并主动脉瓣关闭不全或二尖瓣病变。

正常成人主动脉瓣口面积均≥3.0 cm^2,当瓣口面积减少一半时,临床可以代偿;当面积小于 1.0 cm^2 时,左室收缩压明显升高,跨瓣压差显著,可出现临床表现。主动脉瓣狭窄的病理生理改变是收缩期左心室阻力增加,左心室射血受阻,后负荷增加,因而左心室呈进行性向心性肥厚,久之可出现左心衰竭。因左心室射血受阻,左心搏血量减少,使脑动脉、冠状动脉供血减少,临床出现心绞痛及大脑缺血等相应表现。

【临床表现】

1. 症状　由于左心室代偿能力较强,病人早期无特殊表现。后期常出现劳力性呼吸困难,为晚期病人的首发症状。约 1/3 病人出现晕厥,轻者表现为黑矇。约 60% 病人表现为顽固性心绞痛。呼吸困难、晕厥、顽固性心绞痛为典型的主动脉瓣狭窄的"三联征"。少数病人出现急性左心衰竭,甚至猝死。

2. 体征　心尖搏动呈抬举样,心界向左扩大,主动脉瓣听诊区可触及收缩期震颤,并可闻及粗糙的、响亮的、喷射性收缩期杂音,向颈部传导。主动脉瓣区第二心音减低、血压下降、脉压小、脉搏减弱。

3. 并发症　约 10% 的病人可发生心房颤动,此外还可出现房室传导阻滞和室性心律失常,后两种情况均可导致病人晕厥甚至猝死。

【实验室及其他检查】

1. X 射线检查　升主动脉根部常见狭窄后扩张,心影可正常或增大。

2. 心电图　轻者心电图正常。严重者左心室肥厚伴 ST-T 继发性改变,左心房增大。常有房室传导阻滞、心房颤动等。

3. 超声心动图检查　是确诊和判断狭窄程度的重要方法。左心室壁增厚,主动脉瓣开放幅度减低,二维超声可显示主动脉瓣钙化、增厚、交界融合。

4. 左心导管术　可直接测出左心室与主动脉间有明显的跨瓣压差,此法可损伤心室壁,导致心包压塞危险,应当慎用。

【诊断要点】

根据主动脉瓣区典型的收缩期震颤及收缩期吹风样杂音,结合超声心动图可确诊。

四、主动脉瓣关闭不全

【病理解剖与病理生理】

风湿性炎症侵犯主动脉瓣后,由于主动脉瓣增厚、缩短变形、硬化,致主动脉瓣关闭不全(aortic incompetence)。

主动脉瓣关闭不全后,单向活瓣作用消失,舒张期主动脉血液反流入左心室,同时左心室又要接纳左心房的血液,致左心室容量负荷增加,使左心室扩大、肥厚,左心室收缩功能下降,心排血量减少,最终发生左心衰竭。此外,由于舒张期血液反流回左心室,主动脉舒张压过低将会导致心脏、大脑等器官灌注量不足并出现相应的临床表现。

【临床表现】

1. 症状 早期无明显症状或仅有心悸、头部动脉搏动感、头晕,病变严重者出现劳累后呼吸困难、心绞痛以及左心衰竭的表现。晕厥较少见,常出现体位性头晕。

2. 体征 重者面色苍白,心尖搏动向左下移位,胸骨左缘第3、4肋间可触及舒张期震颤,心浊音界呈靴形,于胸骨左缘第3、4肋间可闻及舒张早期高调叹气样杂音,向心尖部传导。严重者可在心尖区闻及舒张期隆隆样杂音,称之为奥-弗氏杂音(Austin-Flint 杂音),不伴第一心音亢进。可表现颈动脉搏动增强的点头征、毛细血管搏动征、水冲脉、枪击音、脉压增大等周围血管征。

3. 并发症 室性心律失常,感染性心内膜炎较常见,心脏性猝死少见。

【实验室及其他检查】

1. X 射线检查 可见左心室增大,呈"主动脉型",升主动脉扩张、迂曲,主动脉弓突出等。

2. 心电图 左心室肥厚劳损及继发性 ST-T 改变等。

3. 超声心动图检查 左心室内径、左室流出道增宽,主动脉根部内径扩大。二尖瓣前叶可见舒张期震颤。脉冲多普勒超声检查和彩色多普勒血流显影可探及全舒张期高速射流,为最敏感确诊方法。

4. 升主动脉造影 可确诊主动脉瓣关闭不全。可见明显舒张期升主动脉血液反流至左心室现象。

【诊断要点】

依靠胸骨左缘第3、4肋间典型舒张期叹气样杂音、周围血管征可基本确诊。超声心动图可明确诊断。

五、风湿性心脏瓣膜病的治疗和护理

【治疗要点】

1. 内科治疗 主要针对并发症治疗及对症治疗,积极控制心力衰竭,治疗心律失常,控制感染。目的是延缓病情进展,改善症状,防治心力衰竭及并发症,提高生存率。

(1)并发症防治 合理安排休息及劳动,休息可减轻心脏负担,减少心力衰竭的发生,如出现心力衰竭应按心力衰竭处理。并发呼吸道感染应积极控制感染,感染性心内膜炎者,抗生素用量要增加,疗程要延长,心房颤动者要控制心室率或复律及抗凝治疗,以免出现心力衰竭或栓塞。

(2)防治风湿活动 一般使用长效青霉素、阿司匹林等数年或更长。

2. 外科治疗 根据病情可选用扩瓣术、瓣膜成形术、瓣膜置换术,如条件许可,瓣膜置换应作为首选。

3. 介入治疗 对瓣膜狭窄且瓣膜弹性尚好者可选用。

【护理评估】

1. 健康史 询问病人有无链球菌咽部感染史,有无呼吸困难及其程度,有无咳嗽、咳痰、痰中带血,以估计其心功能。有无心悸、乏力、头晕、晕厥、心前区疼痛等供血不足的表现。询问病人居住环境是否潮湿,既往有无发热、关节肿痛、皮下结节、环形红斑等风湿热病史。

2. 身体评估 观察病人有无发热(风湿活动、感染性心内膜炎、呼吸道感染可有发热),脉搏频率、强弱及呼吸频率有无改变,血压高低,有无发绀等。评估病人心脏有无增大,心尖搏动强弱,重点检查有无心脏杂音及杂音特点,心音有无改变,肺部有无湿性啰音,有无肝大、水肿、周围血管征。

3. 实验室及其他检查 X射线、心电图、超声波检查有无心脏增大及风心病类型。按医嘱抽血抗"O"、C-反应蛋白、血培养等,了解有无风湿活动及并发感染性心内膜炎。

4. 心理及社会评估 风湿性心瓣膜病是一种慢性病,特别是晚期易并发心力衰竭,限制了病人的活动,病程中反复发生风湿活动引起发热、关节肿痛等,易使病人产生悲观、失望及焦虑情绪。评估时应注意询问病人及家属对本病的认识程度及家属对病人的态度。

【常见护理诊断/问题】

1. 体温过高 与风湿活动或并发感染有关。
2. 活动无耐力 与氧的供需失调有关。
3. 潜在并发症 心力衰竭、栓塞、感染性心内膜炎、猝死。
4. 有感染的危险 与机体抵抗力下降有关。

【护理目标】

1. 体温恢复正常。
2. 活动耐力增加。
3. 无并发症出现,一旦发生能及时发现和配合医师处理。
4. 能说出导致感染的诱因,未发生感染。

【护理措施】

1. 病情观察　观察病人有无风湿活动的表现,如发热、皮肤环形红斑、皮下结节、关节红肿及疼痛不适等。观察病人的心功能状态,有无并发症发生。监测体温,观察热型及伴随症状,以协助诊断。

2. 生活护理

(1) 休息与活动　按心功能程度适当安排休息与活动。心功能代偿期,一般不限制病人体力活动,可以参加工作,以不感到心悸、胸闷为限度。适当活动可改善心肌代谢,增加心脏储备力,减慢心率,增加心排出量,但应避免剧烈活动和过度劳累,以免诱发心力衰竭。心力衰竭时应限制活动,增加卧床休息时间,保证充足睡眠。主动脉瓣狭窄或关闭不全者,也应限制活动,以防晕厥。

(2) 饮食　指导病人选择易消化、低钠、低脂、高蛋白、富含维生素的饮食,增强机体抵抗力。心力衰竭时应适当限制钠盐,每餐不易过饱,多食蔬菜、水果和含维生素较多的食物,保持大便通畅。

3. 对症护理

(1) 预防风湿活动　风湿性心瓣膜病病程中常有风湿活动反复发作,它不但进一步加重瓣膜损害,也是诱发心力衰竭的重要因素。因此,积极预防风湿活动发作尤为重要。

(2) 心脏炎的护理　当有心脏炎时,应绝对卧床休息,直至症状控制及血沉正常后,方可逐步增加活动。

(3) 关节炎的护理　尽量减少关节活动以减轻疼痛,肿痛关节下面可垫软垫,减少其受压。局部热敷可促进血液循环,减轻疼痛。

(4) 发热的护理　定时测量体温,观察热度和热型,体温高于 38.5℃ 时,应给予物理降温或药物降温。做好皮肤护理和口腔护理,遵医嘱给予药物,并注意观察药物副作用,如阿司匹林的胃肠道反应等。

(5) 心力衰竭的预防及护理　积极控制各种感染和避免心力衰竭的诱因。主要是防止呼吸道感染、风湿活动,避免剧烈活动和情绪激动,根据病情适当进行体育锻炼,提高机体抵抗力,预防心衰发生。监测生命体征,注意观察有无呼吸困难、乏力、食欲不振、上腹胀痛等症状,有无肺部湿啰音、肝大、下肢水肿等心力衰竭的表现,一旦出现,则按心力衰竭护理。

(6) 心律失常预防及护理　最常见的是心房颤动。帮助病人稳定情绪,避免情绪激动、过量吸烟、饮用浓茶和咖啡等诱发因素,注意脉搏、心率、心律变化,并教会病人自测脉搏,监测房颤的主要症状,如心悸、胸闷、乏力、脉搏短促、心音强弱不一、节律绝对不规则等,定期描记心电图,发现异常及时就医。

(7)栓塞预防及护理　密切观察有无栓塞的先兆,及时与医师联系。遵医嘱使用抗血小板凝集药物,预防血栓形成。如发现左心房内有较大附壁血栓时,应及时控制心律失常,严格卧床休息,防止血栓脱落造成栓塞。脑栓塞可引起偏瘫,应让病人安静卧床,加床栏保护,防止碰伤或坠床。定时翻身、按摩,防止褥疮。肢体栓塞可引起肢体剧痛,动脉搏动消失,局部皮肤发凉、苍白或紫绀,应协助病人活动肢体,局部热敷或温水浸泡,以促进血液循环。肾栓塞可有腰痛、血尿、蛋白尿。脾栓塞时突然左上腹剧痛伴脾大。肺栓塞可引起突然剧烈胸痛、呼吸困难、咯血等,应协助医师做紧急处理。

(8)感染性心内膜炎预防及护理　注意观察病人有无不明原因的发热、皮肤淤点、甲床下条纹出血、贫血、脾肿大、杵状指及栓塞等感染性心内膜炎的表现。一旦发生,应让病人卧床休息;给予物理降温;做好皮肤护理;给予高蛋白、高热量、高维生素、营养丰富、易消化的饮食;抽血做细菌培养,于 24～48 h 内采血 3～5 次,每次至少取 10 ml;各种治疗操作要严格消毒,防止细菌进入血液;按医嘱用药,维持有效血药浓度。

4.用药护理　按医嘱用药,观察药物疗效及副作用。

5.心理护理　护士在与病人的接触中,态度要和蔼,关心、同情、体贴病人。告知病人本病目前虽无有效方法治疗,但只要注意防止风湿活动及并发症发生,使心功能处于代偿期,仍可参加一定的工作和活动,生活质量仍很高,以此安慰鼓励病人,使病人消除焦虑、悲观等不良情绪。

【健康教育】

1.帮助病人、家属了解本病的病因、进程特点,治疗的长期性、局限性,作好长期治疗疾病的思想准备,动员有手术指征者尽早手术,以求根治。

2.注意保持室内空气新鲜、清洁、干燥,改善居住环境的阴暗潮湿现象,保持阳光充足,以防风湿活动。

3.注意休息与活动,根据病情制订锻炼计划,以不感到心悸、气急为度,保证充足的睡眠,参加轻工作,保持精神愉快,做到既不因过度操劳而加重病情或诱发心力衰竭,也不过度休息而致机体抵抗力下降。

4.合理饮食,选择清淡、富含维生素及蛋白质饮食,不宜过于饱食,心衰时限制钠盐,多食水果、蔬菜和粗纤维食物,保持大便通畅。

5.坚持用药,告诉病人按医嘱用药的重要性,详细介绍所用药物的作用、副作用及方法。定期复查,以防病情进展。

6.加强自我护理,平时注意保暖,预防感冒,如有不适及时就医。育龄期妇女要根据心功能状况并在医师指导下,把握妊娠及分娩时机。在拔牙、手术、分娩、人流术及创伤性检查治疗时告知病史,便于采取相应措施(如预防性使用抗生素等)。

(林爱琴)

第七节　感染性心内膜炎

感染性心内膜炎(infective endocarditis,IE)是指各种病原微生物经血流侵犯心内膜(心瓣膜)或邻近大血管的一种感染性炎症,常伴赘生物形成。赘生物为大小不等、形状不一的血小板和纤维素团块,内含大量微生物和少量炎症细胞。心瓣膜为最常受累部位,其特征为发热、心脏杂音、脾大、周围血管栓塞和血培养阳性等。按病程分为急性和亚急性两类,按受累瓣膜类型可分为自体瓣膜 IE 和人工瓣膜 IE。

一、亚急性感染性心内膜炎

本病临床上较急性感染性心内膜炎多见,约占2/3以上,主要发生于器质性心脏病的基础上,以心脏瓣膜病为主,其次是先天性心脏病。各年龄阶段都可发生,但以青中年多见,男女比例为2:1。

【病因及发病机制】

1.致病菌　最常见的致病菌为草绿色链球菌,其次为 D 族链球菌(牛链球菌和肠球菌)和表皮葡萄球菌,真菌、立克次体和衣原体较少见。

2.感染途径　主要为咽峡及呼吸道。如拔牙和扁桃体手术,各种器械检查等。

3.易感人群　常发生于风湿性心瓣膜病或先天性心血管病病人。

患者呼吸道感染或行拔牙、扁桃体摘除、泌尿系械检查或心脏手术时致病菌可侵入血流,当心内膜发生损伤时,损伤处有血小板聚集和纤维蛋白沉着而形成微小血栓。这些细菌易粘附在心内膜的微小血栓上,并迅速繁殖,菌落上可进一步聚集新的血小板、纤维蛋白和白细胞,形成赘生物。赘生物不仅可使瓣叶发生破损或腱索断裂引起关闭不全,其碎片还可脱落形成大小不等的栓子,栓塞皮肤、黏膜、视网膜及全身各脏器并引起症状。

【临床表现】

1.全身感染的表现　起病隐匿,发热是早期最常见的症状,多在37.5~39℃,呈弛张热,午后和夜晚较高,伴寒战和盗汗、全身不适、乏力、贫血、食欲不振、体重减轻等。

2.心脏表现　绝大多数(约90%)病人有病理性杂音。特征性表现是在原有心脏杂音的基础上发生杂音性质的改变,与赘生物的生长、破裂和脱落有关;也可出现杂音强度的改变,与贫血等因素导致心率加快和心排血量变化有关。腱索断裂或瓣叶穿孔是迅速出现心脏杂音的重要因素。主要的并发症为充血性心力衰竭。

3.周围体征　多为非特异性,近年已不多见,可能与微血管炎或微血栓形成有关。包括:①淤点,可发生于任何部位,以锁骨以上皮肤、口腔黏膜和睑结膜常见;②指(趾)甲下线状出血,较少见;③Roth 斑,为视网膜的中心发白的卵圆形出血斑;④Osler 结节,为指(趾)垫处出现的豌豆大的红或紫色痛性结节,分布于手指或足趾末端的掌面,足底或大小鱼际处;⑤Janeway 损害,为手掌和足底处直径 1~4 mm 的出血红斑,主要见于急性病人;⑥杵状指/趾,仅见于20%的亚急性病程超过6周者,无特异性。

4.栓塞及血管损害　栓塞多发生于病程晚期,任何部位均可发生栓塞。

(1)脑　包括脑栓塞、脑出血(细菌性动脉瘤破裂引起)和弥漫性脑膜炎。病人可有神志和精神改变、轻偏瘫、失语、吞咽困难、瞳孔不对称、抽搐或昏迷等表现,

(2)肾栓塞　常出现腰痛、血尿等,严重者可有肾功能不全。

(3)脾栓塞　病人出现左上腹剧痛,呼吸或体位改变时加重。

(4)肺栓塞　常发生突然胸痛、气急、发绀、咯血。

(5)血管损害　冠状动脉损害可引起急性心肌梗死;肠系膜动脉损害可表现为急腹症;肢体动脉损害表现为受累肢体变白或发绀、发冷、疼痛、跛行,甚至动脉搏动消失。

【实验室及其他检查】

1.血培养　是诊断菌血症和感染性心内膜炎的最重要方法。近期未使用过抗生素治疗的病人血培养阳性率可高达95%以上。

2.血液　白细胞计数正常或轻度升高,有轻度核左移。贫血为正色素正细胞性贫血。红细胞沉降率几乎均升高。

3.尿液　常有镜下血尿和轻度蛋白尿,肉眼血尿提示肾梗死。

4.超声心动图检查　可探测出赘生物,同时发病前后的超声心动图检查可显示原发的心脏病变及赘生物引起的瓣膜和心脏功能损害。

【诊断要点】

在原有心瓣膜病或先天性心脏病基础上,对于不明原因发热在1周以上、心脏杂音、贫血、血尿、脾大、伴或不伴有栓塞现象的病人,必须考虑本病诊断,应立即做血培养,并结合超声心动图检查以确诊。

【治疗要点】

抗生素治疗为最重要的治疗措施。治疗原则为早期用药、联合用药、用杀菌剂、剂量充足、足够疗程、静脉给药,以保证较高和稳定的血药浓度。一般用药4周或以上。

1.青霉素　是首选药物。常用剂量为青霉素 1 000 万~2 000 万 U/d,分次静脉滴注或肌内注射。

2.联合用药　在使用青霉素类药物治疗的同时加用氨基糖苷类抗生素如庆大霉素、丁胺卡那霉素等,可加强杀菌效果。

3.革兰阴性肠道细菌所致的感染性心内膜炎主要根据细菌敏感检验结果选用抗生素。

二、急性感染性心内膜炎

急性感染性心内膜炎常因化脓性细菌侵入心内膜引起。该病病情急,病程短,如不采取有效措施,多数在数周内死亡。

【病因及发病机制】

常见的致病菌为金黄色葡萄球菌,少数为肺炎球菌、A族链球菌和流感杆菌等。病原菌来自皮肤、肌肉或肺等部位的活动性感染灶,血液中含菌量大,毒力强,易粘附于心内膜,尤其是主动脉瓣易受累。60%的病人心脏原无异常,而由致病菌直接侵入后形成赘生物。

【临床表现】

1. 全身感染的表现　多表现为败血症,起病急,进展迅速,伴高热、寒战、头痛、四肢肌肉关节疼痛等,全身毒血症症状明显。动脉栓塞及皮肤淤点多见。
2. 心脏杂音　原无心脏杂音者起病后可出现杂音或原有杂音轻,起病后迅速变为高调粗糙杂音。

【实验室及其他检查】

血培养常为阳性。白细胞计数常明显增高,核左移明显,超声心动图检查可显示心脏瓣膜赘生物。

【诊断要点】

明确诊断主要根据血培养阳性结果。如有化脓性感染基础,又出现败血症和心脏杂音且性质多变,血培养阳性,可诊断本病。

【治疗要点】

本病的抗生素疗效较差,且常引起耐药,故宜采用大剂量有效的广谱抗生素,如青霉素每日2 000万~4 000万U,常需联合用药治疗,如氨苄西林、苯唑西林、头孢唑啉、庆大霉素等。如在抗生素治疗过程中出现主动脉瓣关闭不全或二尖瓣组织结构断裂的征象,应及早进行人工瓣膜置换术。

三、感染性心内膜炎的护理

【护理评估】

1. 健康史　询问发病前有无心脏病病史;患病前有无上呼吸道感染或行拔牙、扁桃体摘除术、泌尿系器械检查及手术史;皮肤等部位有无化脓性病灶,有无败血症的表现。

2. 身体评估　主要观察病人有无全身感染的表现,心脏杂音的特点。评估病人有无皮肤淤点、甲床下出血、Osler结等由于感染毒素引起的皮肤黏膜病损。评估有无脑、肾、肺、脾、冠状动脉、肠系膜动脉及肢体动脉栓塞的征象。

3. 实验室及其他检查　重点评估血培养和超声心动图等检查结果。

4. 心理及社会评估　评估病人有无烦躁、焦虑或恐惧等情绪反应,评估病人家庭的支持情况等。

【常见护理诊断/问题】

1. 体温过高　与感染有关。
2. 潜在并发症　充血性心力衰竭、栓塞。
3. 皮肤组织完整性受损　与感染性心内膜炎致皮肤微血管病变有关。

【护理目标】

1. 体温恢复正常。
2. 并发症的发生率降低,一旦发生能及时发现和配合医师处理。
3. 皮肤微血管病变减轻。

【护理措施】

1. 病情观察　观察体温变化;观察病人心脏杂音的特点及其变化;观察有无心衰、栓塞、淤点、Osler结节等表现。由于急性感染性心内膜炎发病急骤,更应密切注意病人的病情变化。

2. 生活护理　高热病人应卧床休息,给予物理降温如温水擦浴等,发生寒战时应注意保暖,因发热而出汗较多时应注意做好皮肤护理,并补充水分。给予高热量、高蛋白、丰富维生素、易消化的饮食,注意变换烹调风格,并做好口腔护理,以增进食欲。

3. 用药护理　遵医嘱给予抗生素治疗,观察用药效果。告诉病人需坚持大剂量、全疗程、较长时间的抗生素治疗才能杀灭病原体,应严格按照时间用药,以确保维持有效的血药浓度。

4. 对症护理　出现心力衰竭和栓塞等并发症时,做好相应护理。配合医师做好实验室检查,正确留取合格的血培养标本。①未经治疗的亚急性感染性心内膜炎病人应在入院后3 h内每隔1 h采血一次,共3次。已用抗生素者则在停药2~7 d后采血;②每次采血量10~20 ml;③告诉病人暂时停用抗生素和反复多次采血培养的必要性,以取得病人的理解与配合。

5. 心理护理　烦躁、焦虑等情绪可使心率加快,加重心脏负荷。医护人员应给病人以安慰,增强病人的信任感和安全感。鼓励病人配合治疗,树立战胜疾病的信心。教育家属应在生活上照顾病人,精神上支持病人,经济上尽最大努力支持病人治疗。

【健康教育】

1. 帮助病人了解足量、全程使用抗生素治疗的重要性。

2.告知病人平时注意防寒保暖,防止上呼吸道感染,保持口腔和皮肤清洁等预防措施,减少病原体入侵的机会。就医时应说明自己有心内膜炎病史,在施行口腔手术如拔牙、扁桃体摘除术或侵入性检查及其他外科手术治疗前应预防性使用抗生素。

3.教会病人学会自我监测体温变化、观察有无栓塞表现,定期门诊随访。

（林爱琴）

第八节　病毒性心肌炎

病毒性心肌炎(viral myocarditis)属感染性心肌炎,是嗜心肌性病毒感染引起的心肌局限性或弥漫性的病变,在感染性心肌炎中最为常见,可见于各个年龄阶段,以儿童和青少年多见。

【病因及发病机制】

各种病毒都可引起心肌炎,其中以肠道和呼吸道病毒感染较常见,临床上绝大多数病毒性心肌炎由柯萨奇病毒、埃可(ECHO)病毒、脊髓灰质炎病毒引起,由柯萨奇病毒感染引起者占30%~50%。此外,流感病毒、风疹病毒、肝炎病毒、带状疱疹病毒、巨细胞病毒、艾滋病病毒等也可引起心肌炎。

病毒性心肌炎的发病机制尚未明确,可能与下列因素有关:①病毒直接侵犯心肌及心肌内小血管;②间接地由病毒毒素引起或侵犯血管影响心肌供血;③由免疫机制产生的心肌损伤等。病毒性心肌炎早期以病毒直接侵犯心肌为主,同时存在免疫反应因素,慢性期致病的主要原因可能是免疫反应。

【临床表现】

因病变的范围和严重性不同临床表现可有较大差异。

1.症状　轻者可无明显症状,重者可因心肌弥漫性病变而发生心力衰竭、严重心律失常、心源性休克甚至猝死。约半数病人发病前1~3周有上呼吸道感染或肠道感染史,表现为发热、咽痛、全身酸痛、恶心、呕吐等消化道症状。随后出现心悸、胸闷,严重者可出现呼吸困难、紫绀,甚至急性肺水肿。

2.体征　可有心脏扩大;与发热不成比例的心率增快;心尖部第一心音减弱,出现第三心音等,有时呈胎心律;各种心律失常;有交替脉;合并心力衰竭时可出现肺部湿啰音、颈静脉怒张、肝肿大、水肿等。

【实验室及其他检查】

1. 实验室检查　可出现白细胞增高,血沉加快,C 反应蛋白阳性。急性期或活动期心肌肌酸激酶(CK–MB)、肌钙蛋白增高。发病后 3 周间的两次血清抗体滴定度呈 4 倍增高。

2. 心电图　对心肌炎诊断的敏感性高,但缺乏特异性。最常见的是:①ST 段压低、T 波低平或倒置;②各种类型心律失常,最常见的是室性期前收缩,其次为房室传导阻滞。

3. X 射线检查　病情轻者心影正常,病变广泛而严重时心影扩大。

4. 心内膜心肌活检　是一种有创性检查,可提供病理学、免疫组织化学及特异性病毒检测依据,有助于诊断和判断预后。该检查危险性大,不作为常规检查。

【诊断要点】

1. 有病毒感染的证据　如发病前上呼吸道感染或肠道感染史。

2. 有心肌损害的证据　如心脏扩大、心律失常、心力衰竭、心电图及实验室检查等改变。

3. 排除其他心脏疾患。

4. 若能做心肌活检并从中分离出病毒,则可确诊。

【治疗要点】

本病目前尚缺乏特异治疗方法。一般采用对症及支持疗法,减轻心脏负担,注意休息及营养等。

1. 一般治疗　急性期卧床休息,保证营养供给,进富含维生素和蛋白质的易消化食物。

2. 对症治疗　改善心肌营养和代谢,应用大剂量维生素 C、三磷酸腺苷、辅酶 A、肌苷、细胞色素 C 等药物。应用抗心律失常药物,纠正心律失常,完全性房室传导阻滞患者可考虑使用临时性起搏器。有心力衰竭者应及时给予控制。目前认为感染早期不宜使用糖皮质激素,但对有房室传导阻滞、难治性心力衰竭、重症患者或考虑有自身免疫的情况下则可慎用。

3. 抗病毒治疗　急性期应早期应用抗病毒治疗,如利巴韦林、干扰素。另外黄芪、牛磺酸、辅酶 Q_{10} 等中西医结合治疗,也有抗病毒、调节免疫功能等作用。

【护理评估】

1. 健康史　询问病人发病前有无上呼吸道感染或肠道病毒等感染史,有无发热、心悸、胸闷、心前区隐痛等情况。

2. 身体评估　重点检查病人的心率、心律、心音等。观察病人心界有无扩大,心率与体温改变的关系,第一心音是否低钝,有无心律失常,有无交替脉等。

3. 实验室及其他检查　评估血液检查、心电图等结果有无异常。

4. 心理及社会评估　无明显不适或一般症状轻的青少年病人,常不引起重视,即使勉强接受休息与治疗,也因担心影响学业或工作而不安心治疗;症状明显的病人常常有怕患"心脏病"的顾虑,担心留下后遗症而紧张不安。

【常见护理诊断/问题】

1.活动无耐力 与心肌受损、合并心律失常或心力衰竭有关。

2.潜在并发症 心律失常、心力衰竭。

3.知识缺乏 缺乏配合治疗等方面的知识。

【护理目标】

1.病人活动耐力逐渐增加,活动时疲劳感减轻或消失。

2.自我护理意识和能力增强,并发症的发生率降低,一旦发生能及时发现和配合医师处理。

3.能说出心肌炎的诱因和病情特点,配合治疗。

【护理措施】

1.病情观察 监测病人体温、脉搏、心律、血压的变化情况,及时发现患者是否发生心力衰竭、严重心律失常等危重情况。如发现 ST-T 改变、QT 延长、QRS 增宽等应与医师联系并及时处理。

2.生活护理

(1)休息 休息是减轻心脏负荷的最好方法,对症状明显、血清心肌酶增高或出现严重心律失常的患者应向其讲明严格卧床休息的重要意义,使其卧床 3 个月以上,心脏增大者最好卧床半年至 1 年,待症状、体征、心脏大小、心电图恢复正常后,逐渐增加活动量,合理安排活动量。

(2)饮食 给予富含高蛋白、高维生素易消化的食物,多吃新鲜蔬菜和水果。戒烟酒,禁饮浓茶、咖啡。

3.用药护理 遵医嘱用药,观察所用药物的疗效及副作用。心肌炎时对洋地黄耐受性差,应用时应特别注意其毒性反应。

4.对症护理 准备好抢救仪器及药物,发生心力衰竭、心律失常、心源性休克时,应做好相应的护理。持续心电监护,注意心率、心律的变化,一旦发生频发的房性或室性期前收缩、阵发性室速、房室传导阻滞等严重心律失常及时报告医师,遵医嘱给予抗心律失常药物或配合临时起搏、电复律等。

5.心理护理 应耐心向病人及家属解释发病原因、过程、预后,以便减轻病人焦虑程度,说明休息、营养的重要性,使病人能安心休息。

【健康教育】

1.合理安排休息与活动 当患者静息时心动过速消失、心律失常控制及心脏体积缩小,并经适当休息后可逐渐增加活动量,体力活动以不引起症状为度。一般休息 3~6 个月可逐渐恢复工作,半年至一年内避免重体力劳动。急性期如症状明显、心脏已扩大者应严格卧床休息。

2.合理饮食　给予富含高蛋白、高维生素易消化的食物,多吃新鲜蔬菜和水果。发生心力衰竭时应限制钠盐,不宜过饱,戒烟酒,禁饮浓茶、咖啡。

3.避免诱发因素　向病人及家属讲解引起病毒性心肌炎可能的诱发因素,如过度劳累、缺氧、呼吸道感染等使机体抵抗力下降,应注意避免。

4.遵医嘱用药　向病人讲解用药方法和注意事项,定期随访,病情变化时及时就医。教会病人及家属测量脉搏,发现异常或有胸闷、心悸等不适应及时就医。

(林爱琴)

第九节　心肌病

心肌病(cardiomyopathy)是一组由遗传、感染等不同原因引起的以心肌结构及功能异常为主的心肌疾病。2008 年欧洲心脏病学学会(ESC)将其分为扩张型心肌病、肥厚型心肌病、限制型心肌病和致心律失常型右室心肌病等 5 种类型。其中以扩张型心肌病常见,其次是肥厚型心肌病。

一、扩张型心肌病

扩张型心肌病(dilated cardiomyopathy,DCM)是心肌病中最常见的类型,主要特征是一侧或双侧心腔扩大、心室壁变薄、心肌收缩期功能减退,常伴有充血性心力衰竭、心律失常。该病近年来有增加趋势,病死率较高,男多于女(2.5：1),我国发病率约 13/10 万 ~84/10 万。

【病因及发病机制】

迄今病因尚不完全清楚,有人认为持续病毒感染是其重要原因,是病毒性心肌炎后期的后遗症。此外,也可能与免疫机制、遗传、代谢异常、酒精中毒、抗癌药等因素有关。

【病理】

以心腔扩张为主,室壁多变薄,心肌内有不同程度的纤维化,还可见小灶性心肌细胞坏死及炎性细胞浸润,常伴有附壁血栓。

【临床表现】

起病缓慢,多数病人早期无明显症状,往往在常规体检时发现左室扩大。病情较轻时,临床主要表现为疲乏无力、运动耐量降低等症状;随着左室进行性扩大,逐渐出现呼吸困难、夜间阵发性呼吸困难等左心衰的表现。病情晚期出现右心衰竭提示预后不良。部分病人可发生栓塞或猝死。主要体征为心界扩大,第一心音减弱,部分病人出现奔马律及各种类型心律失常,可于二尖瓣、三尖瓣区听到收缩期杂音,当心腔缩小、心功能改善时该杂音减弱或消失。

扩张型心肌病病程长短不一,预后不良,一般在出现心力衰竭症状后数年内死亡,死亡原因主要是顽固性心力衰竭。

【实验室及其他检查】

1. X 射线检查　心脏中度至重度增大,心胸比>50%,搏动弱,常伴肺淤血征象。

2. 心电图　可见多种类型心律失常,如心房颤动、房室传导阻滞等,其他尚有 ST-T 异常、低电压,少数可见病理性 Q 波。

3. 超声心电图　心脏四腔均增大而以左侧增大为著,左室流出道增宽,室壁运动普遍减弱,提示心肌收缩力下降。

4. 其他心导管检查、心血管造影和心内膜心肌活检等检查均有助于诊断。

【诊断要点】

诊断缺乏特异性标准。临床上表现心脏增大、心律失常和充血性心力衰竭,而无其他病因可解释时应综合病史、体征、实验室检查考虑本病。X 射线、超声心动图检查可协助诊断。

【治疗要点】

因本病病因未明,尚无特殊的防治方法,目前主要是对症治疗。对无症状的病人,选用血管扩张剂、血管紧张素转换酶抑制剂等。对症状明显的病人,针对病人易出现的充血性心力衰竭和心律失常采取相应治疗措施,但使用洋地黄类药物时剂量宜偏小,以防洋地黄中毒。

二、肥厚型心肌病

肥厚型心肌病(hypertrophic cardiomyopathy,HCM)是一类由常染色体显性遗传导致的以心肌非对称性肥厚、心室腔变小、左心室血液充盈受阻为特征的原发性心肌病。我国患病率约 180/10 万,好发于男性,是青少年猝死的常见原因之一。根据左室流出道有无梗阻又分为梗阻型和非梗阻型两种。

【病因及发病机制】

本病多为家族性常染色体显性遗传疾病,约 1/3 病人有明显家族史。目前认为主要由编码心肌肌小节收缩体系相关蛋白的基因突变所致。还有研究认为儿茶酚胺代谢异常、心肌钙代谢紊乱、高血压、高强度运动等因素,均与本病发生发展有关。

【病理】

主要是心肌肥厚,以左室流出道处尤为明显,室间隔呈不对称肥厚,心室腔变小。组织学特征为非特异性细胞肥大、变性,心肌细胞排列紊乱、形态异常,并有间质纤维增生。

【临床表现】

1.症状　起病缓慢,部分病人多年可无自觉症状,因猝死或在体检中发现。多数病人有劳力性呼吸困难、心悸、头晕、胸痛,伴有流出道梗阻的病人可在起立或运动时出现晕厥、甚至猝死。非梗阻性肥厚型心肌病患者,其临床表现可类似扩张型心肌病。

2.体征　体检可有心脏轻度增大,能听到第四心音,心尖部可闻及收缩期杂音。流出道梗阻病人可在胸骨左缘第3~4肋间听到较粗糙的喷射性收缩期杂音,向心尖部传导,含服硝酸甘油、剧烈运动和屏气,使左心室容量减少或增加心肌收缩力此杂音可增强;β受体阻滞剂、下蹲运动等使心肌收缩力下降或左心室容量增加可使杂音减弱。

3.并发症　①心律失常:大多发生多形性室上性心律失常、室性心动过速、室颤,房颤、房扑等房性心律失常也多见;②心脏性猝死:是青少年和运动员猝死的常见原因。

【实验室及其他检查】

1.X射线检查　心影增大不明显,如有心力衰竭则心影增大,可出现肺淤血。

2.心电图　最常见的是左心室肥大,ST-T改变,部分导联可出现病理Q波。还可出现各种类型心律失常,如房颤、室内传导阻滞、期前收缩等。

3.超声心电图　是临床上主要诊断手段,具有重要意义。可显示室间隔的非对称性肥厚,舒张期室间隔的厚度与左室后壁之比≥1.3,室间隔运动幅度低下。

4.心导管检查和左心室造影　对确诊有重要价值。可发现病人左室舒张末期压力增高,心室造影显示左室心腔狭窄,心壁增厚。

5.心内膜心肌活检　心肌细胞畸形肥大,排列紊乱,有助于诊断。

【诊断要点】

对心肌肥厚又不能用其他心脏病解释者应考虑本病。超声心动图、左室造影检查可为诊断提供重要依据。心电图出现ST-T改变及病理性Q波,有阳性家族史(猝死、心脏增大等)更有助于诊断。

【治疗要点】

本病治疗原则为弛缓肥厚的心肌,防止心动过速及维持正常窦性心律,减轻左室流出道狭窄和抗室性心律失常。目前主张应用β受体阻滞剂及钙通道阻滞剂治疗。对重症梗阻性患者可做介入或手术治疗,植入全自动型起搏器(DDD)、消融或切除肥厚的室间隔心肌。

三、心肌病病人的护理

【护理评估】

1. 健康史　重点评估病人心肌损害的程度和可能加重损害的因素。询问发病前有无病毒性心肌炎病史,有无阳性家族史,有无劳累、感染、高强度运动、高血压等诱因。询问病人有无劳力性呼吸困难、心绞痛、晕厥、疼痛等表现及程度。

2. 身体评估　评估血压、心率、心律及心电图变化。注意有无心脏扩大、心脏杂音和心力衰竭的表现。

3. 实验室及其他检查　评估血液检查、心电图检查、超声心动图检查等结果有无异常。

4. 心理及社会评估　病人由于病程长、反复发病、治疗效果不明显或病情日益加重,常出现焦虑、抑郁、恐惧、悲观等情绪反应。

【常见护理诊断/问题】

1. 活动无耐力　与心肌病变导致心脏收缩力减退、心输出量减少有关。
2. 焦虑　与病程呈慢性过程、病情逐渐加重、生活方式被迫改变有关。
3. 有受伤的危险　与梗阻性肥厚型心肌病所致晕厥有关。
4. 潜在并发症　心力衰竭、心律失常、栓塞、猝死。

【护理目标】

活动耐力逐渐增加;焦虑感减轻,情绪稳定;未发生受伤等意外;并发症的发生率降低,一旦发生能及时发现和配合医师处理。

【护理措施】

1. 病情观察　监测病人周围血管灌注情况,如脉搏、心律、血压、呼吸的变化,必要时实行心电监护;注意观察有无栓塞、猝死等情况的发生。观察病人有无心力衰竭的表现以及左室排血减少引起的心绞痛、头晕、晕厥等。

2. 生活护理　限制体力活动,病情重者应卧床休息、给予半卧位和氧气吸入,指导病人学会有效的呼吸技巧。给予低盐、高维生素、富含营养饮食,少量多餐,增加粗纤维食物,避免高热量和刺激性食物。防寒保暖、预防上呼吸道感染。

3. 用药护理　扩张型心肌病应慎用洋地黄,使用时应严密观察有无洋地黄中毒表现。肥厚梗阻型心肌病出现心绞痛发作时,不宜使用硝酸酯类药物,以免加重左心室流出道梗阻,可用 β 受体阻滞剂及钙通道阻滞剂,但应注意有无心动过缓等副作用。

4. 对症护理　发生心力衰竭、心律失常、心绞痛、栓塞等应做好相应的护理。

(1)心绞痛　肥厚型心肌病病人发生晕厥时应立即取平卧位,抬高下肢,以增加心搏量。肥厚梗阻型心肌病病人发生心绞痛时应遵医嘱给予 β 受体阻滞剂,注意观察心率。

（2）栓塞　注意观察有无偏瘫、失语、血尿、胸痛等症状的出现以便及时处理。

5.心理护理　加强心理疏导,减轻病人的精神紧张。不良情绪使交感神经兴奋,心肌耗氧增加,需多与病人交谈、接触,了解其思想顾虑并进行劝慰,照料其饮食起居,同时应做好家属亲友的工作,让他们共同来关心病人。

【健康教育】

1.合理安排休息与活动　心肌病病人限制体力活动甚为重要,症状轻者可参加轻体力工作,但要避免劳累,合理地安排活动量。肥厚型心肌病者应注意避免剧烈运动、持重、情绪激动、摒气动作,以减少晕厥和猝死的发生。有头晕、黑矇时要立即下蹲或平卧,防止晕厥发生。有晕厥病史者应避免独自外出活动,以免发作时无人在场而发生意外。

2.合理饮食　宜低盐、高维生素、富含纤维素的清淡饮食,戒烟酒,以促进心肌代谢,增强机体抵抗力。

3.坚持服药和定期随访　坚持服用抗心力衰竭、纠正心律失常的药物或 β 受体阻滞剂,以提高存活年限。向病人说明药物的名称、剂量、用法,教会病人及家属观察药物疗效及不良反应。嘱病人定期门诊随访,症状加重时立即就诊,防止病情进展、恶化。

4.避免诱发因素　日常生活中要保持室内空气流通、阳光充足,防寒保暖,注意预防呼吸道感染。女性患者不宜妊娠。

（林爱琴　余晓齐）

第十节　心包疾病

心包疾病是由多种致病因素引起的心包脏层和壁层的炎症。除原发感染性心包炎外,还包括肿瘤、代谢性疾病、自身免疫性疾病、尿毒症等所致的非感染性心包炎。心包疾病占心脏疾病住院患者的 1.5%~5.9%。按病程心包炎可分为急性心包炎和慢性心包炎,急性心包炎常伴有心包积液,慢性心包炎常引起心包缩窄。临床上以急性心包炎和慢性缩窄性心包炎最为常见。

一、急性心包炎

急性心包炎(acute pericarditis)为心包脏层和壁层的急性炎症,可由细菌感染、病毒感染、自身免疫及物理、化学等因素引起。它可单独存在,也可是某种疾病的部分表现或并发症。

【病因及发病机制】

1.病因

(1)感染性 常见的有结核、病毒、细菌、真菌感染等。

(2)非感染性 常见的有急性非特异性心包炎、自身免疫疾病(风湿热、系统性红斑狼疮等)、肿瘤、代谢疾病(如尿毒症、痛风)、外伤或放射性等物理因素、心肌梗死或胸膜炎等邻近器官疾病。

2.发病机制 心包由脏层和壁层组成,两者之间为心包腔,其内含有30~50 ml液体,起润滑作用。当心包发生急性炎症反应时,在壁层和脏层有纤维蛋白、白细胞及少许内皮细胞的渗出,此时尚无明显液体积聚,称为纤维蛋白性心包炎。以后,渗出物中的水分增多,转为浆液纤维蛋白性渗出液,液体量可由100 ml至2~3 L不等,此时称为渗出性心包炎。病人发生急性心包炎,特别是心包积液较多时,可致心包腔内压力急骤升高,引起心脏受压,影响心室舒张期充盈,使心搏量下降;同时,静脉回流受阻,静脉压升高,导致外周静脉充血,构成急性心脏压塞的临床表现。

【临床表现】

1.症状

(1)心前区疼痛 是纤维蛋白性心包炎的主要症状,疼痛位于心前区或胸骨后,可放射至左肩、左臂、颈部等处;性质为闷痛或尖锐性痛,体位改变、深呼吸、咳嗽及卧位加重,坐位身体前倾时疼痛减轻。急性非特异性心包炎和感染性心包炎病人疼痛常较明显,而结核性或肿瘤性心包炎则不明显。

(2)呼吸困难 是心包积液时最突出的症状,病人可出现端坐呼吸、呼吸浅快、烦躁不安、紫绀、上腹胀痛甚至休克等。

(3)其他症状 发热、乏力,压迫气管、食管时可出现干咳、声音嘶哑、吞咽困难,压迫喉返神经出现声音嘶哑等。

2.体征

(1)心包摩擦音 是纤维蛋白性心包炎的特征性体征,在胸骨左缘第3、4肋间最为清晰,坐位且上身略前倾时较易听到,呈抓刮样粗糙音,在收缩期和舒张期均可听到。心包摩擦音可持续数小时、数天至数周,当积液增多时即消失。

(2)心包积液体征 心尖搏动减弱或消失,心浊音界向两侧扩大皆为绝对浊音界,心率增快,心音遥远。大量心包积液时可因收缩压下降导致脉压减小,严重时出现心脏压塞征,表现为颈静脉怒张、肝大、腹水、下肢水肿、奇脉、血压下降甚至休克。

【实验室及其他检查】

1.实验室检查 取决于原发病,感染性心包炎病人常有白细胞增高、血沉增快。

2.X射线检查 当心包积液量大于250 ml时,可呈现心影向两侧扩大,呈烧瓶样,心尖搏动减弱或消失。

3.心电图 常规12导联(除aVR导联外)有ST段弓背向下抬高,但无病理性Q波,常有窦性心动过速,各导联常呈低电压。

4.超声心电图　是检查心包积液的可靠手段,方法简便易行,可见明显的液性暗区。

5.心包穿刺　主要适用于心脏压塞和未明原因的心包炎。抽出一定量的积液可解除心脏压塞表现,穿刺液的细菌培养可帮助查找病因。

【诊断要点】

一般根据临床表现、X线检查及心电图、超声心动图检查作出诊断。

【治疗要点】

1.病因治疗　针对病因,应用抗生素、抗结核药物、化疗药物等。

2.对症治疗　胸痛时可用镇痛剂如阿司匹林、消炎痛等,心脏压塞时可行心包穿刺术。

3.心包切开引流　对于化脓性心包炎患者,除应用有效抗生素外,一般需行心包切开引流,达到彻底治疗的目的。

二、缩窄性心包炎

缩窄性心包炎(constrictive pericarditis)是指心脏被致密、增厚、纤维化的心包所包围,使心脏在舒张期不能充分扩展,致使心脏舒张期充盈受限而产生血液循环障碍的疾病。

【病因及发病机制】

缩窄性心包炎继发于急性心包炎,目前结核性心包炎仍是缩窄性心包炎的主要原因,其次为非特异性心包炎、化脓性心包炎、创伤性心包炎、尿毒症性心包炎等。急性心包炎的心包渗液多可在数周至数月内被吸收,但也可有心包渗液残留从而引起脏层和壁层大量的纤维组织增生,广泛的粘连、增厚和钙化,在心包上形成坚厚的瘢痕,使心包失去伸缩性,致使心脏舒张期充盈受限而产生血液循环障碍。

【临床表现】

起病缓慢,多于急性心包炎后数月至数年形成。

1.症状　早期症状为劳力性呼吸困难,由于心输出量不能随活动而相应增加所致。病人可出现不同程度的呼吸困难、乏力,食欲不振、上腹胀满或疼痛等。

2.体征　心尖搏动减弱或消失,心浊音界正常或稍增大,心率快,心音低而远。部分病人可在胸骨左缘第3、4肋间闻及心包叩击音。可触及奇脉,脉压减小。由于心脏舒张受限还可导致颈静脉怒张、肝大、腹水、胸腔积液及下肢水肿等体征。腹水常较水肿出现早且明显。

【实验室及其他检查】

1.X射线检查　心影大小可正常,左右心缘变直呈三角形,上腔静脉常扩张,部分病人可见心包钙化影。

2.心电图 可有 QRS 低电压、非特异性 S-T 改变,T 波低平或倒置。

3.超声心动图 提示心包增厚、腔静脉增宽,心腔容量变小、室间隔矛盾运动等,但均非特异而恒定的征象。

4.右心导管检查 血流动力学可有相应改变。

【诊断要点】

有急性心包炎病史,出现外周静脉淤血、奇脉、心包叩击音等,结合 X 射线、超声心动图及右心导管检查,诊断可以确立。

【治疗要点】

应早期行心包切除术,以避免心肌萎缩、心源性恶病质及严重肝功能不全等而失去手术的机会。但应在心包感染被控制、结核活动静止后手术,并在术后继续用药 1 年。

三、心包炎病人的护理

【护理评估】

1.健康史 询问心包炎病人发病前有无结核、病毒及化脓性细菌感染史,有无肿瘤、自身免疫性疾病、尿毒症及心肌梗死等病史。缩窄性心包炎病人应询问病前有无急性心包炎病史。询问有无呼吸困难、心前区疼痛等症状及程度。

2.身体评估 重点观察病人有无心包摩擦音、心包叩击音、心包积液及心脏受压等体征。

3.实验室及其他检查 重点评估超声心动图、X 射线及心电图等检查结果。

4.心理及社会评估 病人因病因诊断不明、病情重及疗效不佳等原因,可能会出现烦躁不安、焦虑等情绪反应。

【常见护理诊断/问题】

1.疼痛 与心包炎症有关。

2.气体交换受损 与肺淤血、肺或支气管受压等有关。

3.活动无耐力 与心排血量减少有关。

4.体温过高 与细菌、病毒等因素导致急性炎症反应有关。

5.体液过多 与渗出性、缩窄性心包炎有关。

6.焦虑 与病因诊断不明、病情重、疗效不佳等有关。

【护理目标】

1.疼痛减轻或消失。

2.呼吸困难等症状减轻。

3. 活动耐力增加。

4. 体温恢复正常,消肿减轻。

5. 能说出心包炎的病因,积液减少,水肿减轻。

6. 焦虑感减轻或消失。

【护理措施】

1. 病情观察　监测病人生命体征,观察心前区疼痛、呼吸困难等变化情况及程度,观察上述病情变化对病人日常生活的影响。观察病人是否出现心包压塞的表现。

2. 生活护理　应卧床休息,取半坐位以减轻呼吸困难症状。出现心脏压塞的病人往往取强迫前倾坐位,应给病人提供可依靠的、舒适的床头桌以节省体力并防止摔伤。应给予高热量、高蛋白、高维生素、易消化的半流食或软食,少量多餐,限制钠盐摄入。

3. 用药护理　遵医嘱用药,观察药物的疗效和副作用。

4. 对症护理　出现心前区疼痛、呼吸困难、心脏压塞等表现时,应做好相应的护理。如保持情绪和呼吸平稳,避免用力咳嗽及突然变换体位,必要时可遵医嘱使用镇痛药;防止呼吸道感染;给予氧气吸入;控制输液速度以减轻心脏负荷。配合医师行心包穿刺或切开引流术,准备好抢救器械和药物。术前应向病人做好解释工作,以减轻其不安情绪。术中应严密观察病人的生命体征,保持静脉通道畅通,按要求及时留送标本等。

5. 心理护理　焦虑、烦躁不安等可增加心肌氧耗量,加重心脏负担,护士应多与病人交流、沟通,帮助病人认识不良心态对疾病的影响,使之保持情绪稳定。

【健康教育】

1. 帮助病人了解疾病的性质、病程和治疗方案。病人应注意充分休息,防寒保暖,并加强营养。

2. 向病人说明坚持足够疗程的药物治疗,大部分急性心包炎患者经治疗后均能痊愈,若治疗不彻底可发展为缩窄性心包炎,增强其治疗疾病的信心及积极性。嘱定期检查肝肾功能,定期随访。

3. 向病人讲明缩窄性心包炎手术治疗的重要性,如及早施行手术,可使疾病痊愈或改善。若手术不及时则预后较差。

思考与练习

一、A1/A2 型题

1. 风湿性心脏病二尖瓣狭窄发生栓塞时,最常见的栓塞部位在(　　　)

A. 脾动脉

B. 肺动脉

C. 肾动脉

D. 脑动脉

E. 四肢动脉

2. 符合风湿性心脏病主动脉瓣狭窄的典型体征是( )

    A. 周围血管征阳性

    B. 主动脉瓣区舒张期喷射样杂音

    C. 主动脉瓣区收缩期隆隆样杂音

    D. 主动脉瓣区舒张期隆隆样杂音

    E. 主动脉瓣区收缩期喷射样杂音

3. 亚急性感染性心内膜炎的最常见致病菌是( )

    A. 幽门螺杆菌

    B. 金黄色葡萄球菌

    C. 草绿色链球菌

    D. Ⅱ型溶血性链球菌

    E. 肺炎链球菌

4. 感染性心内膜炎的基本病理变化是( )

    A. 滑膜炎

    B. 赘生物

    C. 粥样斑块

    D. 缺血坏死

    E. 抗原抗体复合物沉积

5. 心肌病最常见的类型是( )

    A. 扩张型

    B. 肥厚型

    C. 限制型

    D. 未定型

    E. 萎缩型

6. 扩张型心肌病彻底治疗的方法是施行( )

    A. 抗生素治疗

    B. 心脏移植术

    C. 抗凝治疗

    D. 溶栓治疗

    E. 介入治疗

7. 心包炎出现心包积液最突出的症状是( )

    A. 心悸

    B. 心前区疼痛

    C. 呼吸困难

    D. 声音嘶哑

    E. 吞咽困难

8. 缩窄性心包炎最常见的病因是( )

    A. 肿瘤

B. 结核

C. 类风湿

D. 高血压

E. 金黄色葡萄球菌感染

9. 患者,男性,62 岁,患风湿性心脏病十余年,近一年活动后易发生心悸、气短,医生诊断为"风湿性心脏病二尖瓣狭窄、心功能 II 级"。责任护士指导患者正确的活动和休息原则是(　　)

A. 需严格卧床休息

B. 以卧床休息为主,间断起床活动

C. 以卧床休息为主,限制活动量

D. 可起床轻微活动,需增加活动间歇时间

E. 可不限制活动,适当休息

10. 患者,女性,20 岁,2 周前发热,体温 38.6℃,伴咽痛、流涕,治疗后好转。2 天来感活动后心悸、胸闷、气促伴心前区不适。查体,心界扩大,体温 36.5℃,脉搏 108 次/min。心电图示普遍导联 ST-T 改变,III 度房室传导阻滞;化验红细胞沉降率增快,C 反应蛋白阳性,CPK 增高。其原因最可能是(　　)

A. 缩窄性心包炎

B. 病毒性心肌炎

C. 急性心肌梗死

D. 扩张型心肌病

E. 心脏神经官能症

二、A3/A4 型题

(11～13 题共用题干)

患者,女性,46 岁,风湿性心脏病、二尖瓣狭窄十余年。近一周来出现劳累后胸闷、心悸,休息后稍缓解。近两日来稍有体力活动即感呼吸困难,伴咳嗽、咳痰,昨日夜间睡眠中忽然因胸闷憋醒,今晨急诊入院。查体:P 68 次/min,HR 98 次/min,BP 14/10 kPa,R 18 次/min,双颧绀红,端坐位,听诊心尖部可闻及局限、不传导的低调隆隆样舒张中晚期杂音。

11. 入院后超声心动图检查二尖瓣口面积为 1.0 cm^2,该患者二尖瓣狭窄的程度是(　　)

A. 正常下限

B. 轻度狭窄

C. 轻中度狭窄

D. 中度狭窄

E. 重度狭窄

12. 明确和量化诊断二尖瓣狭窄的最可靠方法是(　　)

A. X 线检查

B. 心电图

C. 超声心动图检查

D. 介入检查

E. 主动脉造影

13. 为明确患者左心房是否存在附壁血栓,应采取的检查是(　　)

A. 二维超声心动图

B. 食管超声

C. 彩色多普勒血流显像

D. M 型超声心动图

E. 放射性核素心室造影

参考答案

1. D　　2. E　　3. C　　4. B　　5. A　　6. B　　7. C　　8. B　　9. D　　10. B

11. E　　12. C　　13. B

(余晓齐)

第十一节　休克

一、概述

休克(shock)是机体受到强烈有害因素侵袭后出现的、以有效循环血容量锐减为基本病理改变的一种临床危急综合征。由于有效循环血容量锐减导致机体组织器官灌注不足、细胞缺氧、代谢紊乱及器官功能障碍。休克患者常表现为神情淡漠、血压下降、脉搏细速、呼吸浅促和尿量减少等。休克发病急、病情重、进展快,若未能及时发现和治疗,可造成不可逆的病理改变而威胁患者的生命。

【病因与分类】

1. 按病因分类　根据引起休克的原因,可分为低血容量性、感染性、心源性、神经性和过敏性休克五类。低血容量性和感染性休克在外科中最为常见。

(1)低血容量性休克(hypovolemic shock)　包括创伤性、失血性和失液性休克。创伤性休克多由严重损伤如骨折、挤压综合征等引起;失血性休克常因大量失血如消化道大出血、肝脾破裂出血等所致;失液性休克可由大面积烧伤、急性肠梗阻、急性腹膜炎等引起。

(2)感染性休克(septic shock)　主要由细菌及毒素作用引起,常继发于严重胆道感染、弥漫性腹膜炎、绞窄性肠梗阻和脓毒症等。

（3）心源性休克（cardiogenic shock）　主要由心力衰竭引起，常见于大面积急性心肌梗死、急性心肌炎、心包填塞等。

（4）神经性休克（neurogenic shock）　常由剧烈疼痛、高位脊髓麻醉或脊髓损伤等引起。

（5）过敏性休克（anaphylactic shock）　常因接触、进食或注射某些致敏物质如油漆、花粉、药物、血清制剂等引起。

2. 按血流动力学特点分类　可分为低排高阻型休克和高排低阻型休克两类。

（1）低排高阻型休克　又称低动力型休克（hypodynamic shock），其血流动力学特点为心输出量降低，外周血管阻力升高。由于皮肤血管收缩，血流量减少，使皮肤温度降低，故又称冷休克（cold shock），本型休克在临床上最常见。低血容量性休克、心源性休克和大多数感染性休克（革兰阴性菌感染）均属此类。

（2）高排低阻型休克　又称高动力型休克（hyperdynamic shock），其血流动力学特点是心输出量高，外周血管阻力降低。由于皮肤血管扩张，血流量增多，使皮肤温度升高，故又称暖休克（warm shock）。部分感染性休克（革兰阳性菌感染）属于此类。

【病理生理】

各类休克共同的病理生理基础是有效循环血量锐减、组织灌注不足和炎症介质释放，以及由此导致的微循环障碍、代谢改变及内脏器官继发性损害。

1. 微循环的变化　在有效循环血量不足引起休克的过程中，占总循环血量20%的微循环也相应地发生不同阶段的变化。

（1）微循环收缩期　休克早期，由于有效循环血量急剧减少，引起循环血容量降低、动脉血压下降，刺激主动脉弓和颈动脉窦压力感受器引起血管舒缩中枢加压反射，交感-肾上腺轴兴奋导致大量儿茶酚胺释放以及肾素-血管紧张素分泌增加，使心跳加快、心排出量增加；选择性收缩外周和内脏的小血管，使循环血量重新分布，以保证心、脑等重要器官的有效灌注；毛细血管前括约肌强烈收缩，真毛细血管网内血流减少，压力降低，有助于组织液回吸收，一定程度补充了循环血量；动静脉短路和直捷通路开放，使回心血量增加。故此期称为休克代偿期。

（2）微循环扩张期　若休克继续进展，动静脉短路和直捷通路大量开放，流经毛细血管的血流继续减少，原有的组织灌注不足会更加严重。组织细胞因严重缺氧处于无氧代谢状态，并出现能量不足、乳酸类代谢产物蓄积及舒血管介质如组胺、缓激肽等的释放。这些介质可引起毛细血管前括约肌舒张，而后括约肌由于对其敏感性低仍处于收缩状态。结果大量血液淤滞于毛细血管，导致毛细血管网内静水压升高、管壁通透性增强，引起血浆外渗、血液浓缩和血液黏稠度增加，使回心血量进一步减少，心排出量继续下降，心、脑等重要器官灌注不足，休克加重并进入抑制期。

（3）微循环衰竭期　由于微循环内血液浓缩、血液黏稠度增加及酸性环境中血液的高凝状态等，使红细胞与血小板易发生聚集并在血管内形成微血栓，甚至引起弥散性血管内凝血（disseminated intravascular coagulation，DIC）。随着各种凝血因子的消耗，纤维蛋白溶解系统的激活，可出现出血倾向。此时，组织的血液灌注严重不足，细胞处于严重缺氧和缺乏能量状态,加之酸性代谢产物和内毒素的作用,使细胞内的溶酶体膜破裂,释放多种水解酶,引起组织细胞自溶和死亡,导致广泛的组织损害,甚至多器官功能受损。此期称为休克失代偿期。

2. 代谢变化

(1)代谢性酸中毒　休克时,组织灌注不足、细胞缺氧,体内葡萄糖以无氧酵解供能,产生的三磷酸腺苷(ATP)较有氧代谢时明显减少,而丙酮酸和乳酸生成增多;肝脏血液灌流量减少,处理乳酸的能力减弱,结果使乳酸在体内的清除率降低、血液内含量增多,出现代谢性酸中毒。

(2)能量代谢障碍　休克时,儿茶酚胺大量释放,可促进胰高血糖素生成并抑制胰岛素分泌,使肝糖原和肌糖原分解加速,同时刺激垂体分泌促肾上腺皮质激素,使血糖水平升高。儿茶酚胺和肾上腺皮质激素明显升高,还可抑制蛋白质合成、促进蛋白质分解,使血尿素氮、肌酐、尿酸含量增加。

3. 炎症介质释放和缺血再灌注损伤　休克可刺激机体释放过量炎症介质形成"瀑布样"连锁放大反应。炎症介质包括白介素、肿瘤坏死因子、集落刺激因子、干扰素和血管扩张剂一氧化氮(NO)等。活性氧代谢产物可引起脂质过氧化和细胞膜破裂。

代谢性酸中毒和能量不足还影响细胞各种膜的屏障功能。细胞膜受损后除通透性增加外,还出现细胞膜上离子泵的功能障碍如 Na^+-K^+泵、Ca^{2+}泵功能异常,表现为细胞内外离子及体液分布异常,如 Na^+、Ca^{2+}进入细胞内不能排出,K^+则在细胞外无法进入细胞内,导致血钠降低、血钾升高,细胞外液随 Na^+进入细胞内,引起细胞外液减少和细胞肿胀、死亡,而大量 Ca^{2+}进入细胞内后除激活溶酶体外,还导致线粒体内 Ca^{2+}浓度升高,并从多方面破坏线粒体。溶酶体膜破裂后除前面提到释放出许多引起细胞自溶和组织损伤的水解酶外,还可产生心肌抑制因子(MDF)、缓激肽等毒性因子。线粒体膜发生损伤后,引起膜脂降解产生血栓素、白三烯等毒性产物,呈现线粒体肿胀、线粒体嵴消失,细胞氧化磷酸化障碍而影响能量生成。

4. 内脏器官继发损害　休克时,内脏器官处于持续缺血、缺氧状态,细胞可发生变性、坏死,导致内脏器官功能障碍,甚至衰竭。若两个或两个以上的重要器官或系统同时或序贯发生功能障碍或衰竭,称为多器官功能障碍综合征(multiple organ dysfunction syndrome, MODS)或多器官功能衰竭(multiple organ failure, MOF),是休克病人死亡的主要原因。

(1)肺　低灌注和缺氧可损伤肺毛细血管内皮细胞和肺泡上皮细胞。内皮细胞损伤可致毛细血管壁通透性增加而引起肺间质水肿;肺泡上皮细胞损伤可使肺泡表面活性物质生成减少,肺泡表面张力升高,继发肺泡萎陷、局限性肺不张,进而出现氧弥散障碍,通气/血流比例失调,肺内分流和死腔样通气增加,临床表现为进行性呼吸困难和缺氧,称为急性呼吸窘迫综合征(acute respiratory distress syndrome, ARDS)。常发生于休克期内或休克稳定后 48~72 h 内。

(2)肾　正常生理状况下,80%的肾脏血流供应肾皮质肾单位。休克时儿茶酚胺、抗利尿激素、醛固酮分泌增加,引起肾血管收缩,肾血流量减少和肾小球滤过率降低,水、钠潴留,尿量减少。此时,肾内血流重新分布主要转向髓质,使肾皮质血流锐减,肾小管上皮细胞缺血坏死,引起急性肾衰竭(acute renal failure, ARF),表现为少尿或无尿等。

（3）心　冠状动脉灌流量的80%来源于舒张期，休克早期时由于心率过快、舒张期过短或舒张压降低，可使冠状动脉灌流量减少，心肌因缺血缺氧而受损。一旦心肌微循环内血栓形成，可引起局灶性心肌坏死和心功能衰竭。此外，缺血、再灌注损伤、酸中毒以及高血钾等均可加重心肌功能的损害，导致急性心力衰竭（acute heart failure，AHF）。

（4）脑　休克早期，由于机体血液的重新分布及脑血管对儿茶酚胺的作用不敏感，使脑血供基本能够得以满足。但休克晚期，持续性的血压下降，使脑灌注压和血流量下降，可出现脑缺血、缺 O_2、CO_2 潴留和酸中毒，引起脑细胞肿胀、血管壁通透性升高和血浆外渗，出现继发性脑水肿和颅内压增高（intracranial hypertension），表现为意识障碍，甚至出现脑疝。

（5）肝　肝细胞缺血、缺 O_2，肝血窦及中央静脉内微血栓形成，肝小叶中心区坏死。肝脏灌流障碍还可使网状内皮细胞受损，肝脏的解毒及代谢能力减弱，易发生内毒素血症，加重代谢紊乱及酸中毒。临床可出现黄疸、转氨酶升高，严重者表现为肝性脑病和肝衰竭。

（6）胃肠道　胃肠道黏膜缺血、缺 O_2 可使正常黏膜上皮细胞屏障功能受损，引起应激性溃疡（stress ulcer）或上消化道出血。此外，由于肠屏障和功能受损、肠道内细菌及毒素易位，患者可并发肠源性感染或毒血症。

【临床表现】

1.休克早期　相当于微循环收缩期。此期机体处于代偿阶段，表现为精神紧张、兴奋或烦躁不安；口渴；皮肤苍白、手足湿冷；呼吸急促、脉率增快；收缩压正常或略低、舒张压升高、脉压减小；尿量正常或减少。此期若能得到及时处理，休克可很快好转。

2.休克期　相当于微循环扩张期。此期机体失去代偿能力，表现为神情淡漠、反应迟钝；皮肤和黏膜发绀、四肢湿冷；呼吸浅快、脉搏细快；收缩压低于 90 mmHg、脉压小于 20 mmHg；浅静脉瘪陷、毛细血管充盈时间延长；尿量少于 30 ml/h。此期若能正确处理，休克尚有逆转的可能。

3.休克晚期　相当于微循环衰竭期。此期已经发展至弥散性血管内凝血和重要脏器功能衰竭阶段。表现为不同程度的意识障碍；皮肤、黏膜发绀加重或有花纹、四肢厥冷；脉搏微弱，甚至摸不清；血压进行性下降，甚至测不出；尿量进行性减少，甚至无尿；有出血症状如皮肤黏膜出血点或淤斑、呕血、便血等。此期病人常因继发多器官功能衰竭而死亡。

【实验室及其他检查】

1.一般检查

（1）精神状态　是脑组织血液灌流和全身循环状况的反映。例如病人神志清楚，对外界的刺激能正常反应，说明病人循环血量已基本足够；相反若病人表情淡漠、不安、谵妄或嗜睡、昏迷，则反映脑因血循环不良而发生功能障碍。

（2）皮肤温度、色泽　是体表灌流情况的标志。如病人的四肢温暖，皮肤干燥，轻压指甲或口唇时，局部暂时缺血呈苍白，松压后色泽迅速转为正常，表明末梢循环已恢复、休克好转；反之则说明休克情况仍存在。

（3）血压　维持稳定的血压在休克治疗中十分重要。但是，血压并不是反映休克程度最敏感的指标。在判断病情时，还应兼顾其他的参数进行综合分析。在观察血压情况时，还要强调应定时测量、比较。通常认为收缩压<90 mmHg、脉压<20 mmHg 是休克存在的表现；血压回升、脉压增大则是休克好转的征象。

（4）脉率　脉率的变化多出现在血压变化之前。当血压还较低，但脉率已恢复且肢体温暖者，常表示休克趋向好转。常用脉率/收缩压（mmHg）计算休克指数，帮助判定休克的有无及轻重。指数为 0.5 多提示无休克，>1.0～1.5 提示有休克，>2.0 为严重休克。

休克的临床表现和严重程度见表 3-7。

表 3-7　休克的临床表现和程度

	休克代偿期 轻度	休克抑制期	
		中度	重度
神志	神志清楚,伴有痛苦表情,精神紧张	神志尚清楚,表情淡漠	意识模糊,神志不清,昏迷
口渴	明显	很明显	非常明显,可能无主诉
皮肤黏膜色泽	开始苍白	苍白紫绀	显著苍白,肢端青紫
皮肤黏膜温度	正常或发凉	发冷	湿冷(肢端更明显)
脉搏	100 次/以下,尚有力	100～120 次/min	速而细弱或摸不清
血压	收缩压正常或稍升高,舒张压增高,脉压缩小	收缩压为 90～70 mmHg,脉压小	收缩压<70 mmHg 或测不到
体表血管	正常	表浅静脉塌陷,毛细血管充盈	毛细血管充盈更迟缓,表浅静脉塌陷
尿量	正常	少尿	少尿或无尿
估计失血量	<20%（<800 ml）	20%～40%（800～1 600 ml）	>40%（>1 600 ml）

*成人的低血容量性休克

（5）尿量　是反映肾血液灌注情况的有用指标。尿少通常是早期休克和休克复苏不完全的表现。尿量<25 ml/h、尿比重增加者表明仍存在肾血管收缩和供血量不足；血压正常但尿量仍少且尿比重偏低者，提示有急性肾衰竭可能。当尿量维持在 30 ml/h 以上时，则休克已纠正。

2.实验室检查

（1）血常规检查　失血性休克可见红细胞计数、血红蛋白含量及血细胞比容减低，感染性休克可见白细胞计数及中性粒细胞比例增高，甚至出现中毒颗粒。

（2）血生化检查　包括肝肾功能检查、动脉血乳酸含量测定，血尿素氮和肌酐检查，了解病人是否合并 MODS、细胞缺 O_2 等。

（3）凝血功能检查　对疑有 DIC 的病人，应测定其血小板的数量和质量、凝血因子的消耗程度及反映纤溶活性的多项指标。当下列 5 项检查中出现 3 项以上异常，结合临床上有休克及微血管栓塞症状和出血倾向时，便可诊断 DIC。5 项检查包括：①血小板计数低于 $80×10_9/L$；②凝血酶原时间比对照组延长 3 s 以上；③血浆纤维蛋白原低于 1.5 g/L 或呈进行性降低；④3P（血浆鱼精蛋白副凝）试验阳性；⑤血涂片中破碎红细胞超过 2% 等。

（4）动脉血气分析　休克时可因肺换气不足，出现体内 CO_2 聚积致 $PaCO_2$ 明显升高；相反，如病人原来并无肺部疾病，因过度换气可致 $PaCO_2$ 较低；若 $PaCO_2$ 超过 5.9~6.6 kPa（45~50 mmHg）时，常提示肺泡通气功能障碍；PaO_2 低于 8.0 kPa（60 mmHg），吸入纯氧仍无改善者则可能是 ARDS 的先兆。动脉血 pH 值正常为 7.35~7.45。通过监测 pH 值、碱剩余（BE）、缓冲碱（BB）和标准重碳酸盐（SB）的动态变化有助于了解休克时酸碱平衡的情况。碱缺失（BD）可反映全身组织酸中毒情况，反映休克的严重程度和复苏状况。

3. 辅助检查　包括以下多种血流动力学监测项目。

（1）中心静脉压（CVP）　CVP 代表了右心房或者胸腔段腔静脉内压力的变化，可反映全身血容量与右心功能之间的关系。CVP 的正常值为 0.49~1.18 kPa（5~12 cmH_2O）。当 CVP<0.49 kPa 时，表示血容量不足；高于 1.47 kPa（15 cmH_2O）时，则提示心力衰竭、静脉血管床过度收缩或肺循环阻力增高；若 CVP 超过 1.96 kPa（20 cmH_2O）时，则表示存在充血性心力衰竭。临床实践中，通常进行连续测定，动态观察其变化趋势以准确反映右心前负荷的情况。

（2）肺毛细血管楔压（PCWP）　应用 Swan-Ganz 漂浮导管可测得肺动脉压（PAP）和肺毛细血管楔压（PCWP），可反映肺静脉、左心房和左心室的功能状态。PAP 的正常值为 1.3~2.9 kPa（10~22 mmHg）；PCWP 的正常值为 0.8~2 kPa（6~15 mmHg），与左心房内压接近。PCWP 低于正常值反映血容量不足（较 CVP 敏感）；PCWP 增高可反映左心房压力增高，例如急性肺水肿时。因此，临床上当发现 PCWP 增高时，即使 CVP 尚属正常，也应限制输液量以免发生或加重肺水肿。此外，还可在作 PCWP 时获得血标本进行混合静脉血气分析，了解肺内动静脉分流或肺内通气/灌流比的变化情况。但必须指出，肺动脉导管技术是一项有创性检查，有发生严重并发症的可能（发生率 3%~5%），故应当严格掌握适应证。

（3）心排出量（CO）和心脏指数（CI）　CO 是心率和每搏排出量的乘积，可经 Swan-Ganz 导管应用热稀释法测出。成人 CO 的正常值为 4~6 L/min；单位体表面积上的心排出量便称作心脏指数（CI），正常值为 2.5~3.5 L/（min·m^2）。

【诊断要点】

诊断关键是应早期及时发现休克，要点是凡遇到严重损伤、大量出血、重度感染以及过敏病人和有心脏病史者，应想到并发休克的可能；临床观察中，对于有出汗、兴奋、心率加快、脉压差小或尿少等症状者，应疑有休克。若病人出现神志淡漠、反应迟钝、皮肤苍白、呼吸浅快、收缩压降至 90 mmHg 以下及尿少者，则标志病人已进入休克抑制期。

【治疗要点】

休克的治疗原则是尽早去除病因,迅速恢复有效循环血量,纠正微循环障碍,增强心肌功能,恢复机体正常代谢,防止并发症。

1. 紧急处理 主要包括安置休克卧位、控制出血、应用抗休克裤(military antishock trousers,MAST,图3-19)、保持呼吸道通畅、给氧、调节体温及镇静止痛等措施。

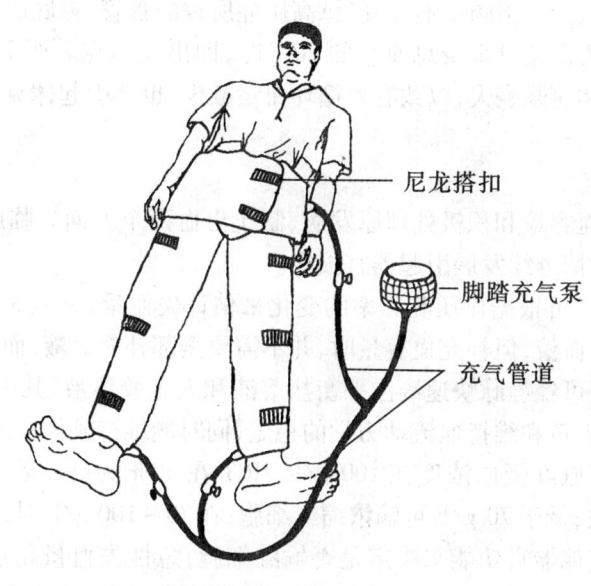

尼龙搭扣

脚踏充气泵

充气管道

图3-19 抗休克裤

2. 恢复有效循环血量 是抗休克的基本措施,也是纠正休克引起的组织低灌注和缺O_2的关键。

3. 积极处理原发病 在治疗休克中,消除引起休克的病因和恢复有效循环血量同等重要。

4. 纠正酸碱平衡失调 休克时微循环改变、细胞代谢异常和重要器官功能障碍,可引起酸碱平衡失调,应积极采取防治措施,维持机体的酸碱平衡。

5. 应用血管活性药物和强心剂 根据病情可应用血管活性药物,缓解周围血管舒缩功能的紊乱,以维持脏器的血液灌注。必要时使用强心剂。

6. 改善微循环 对诊断明确的DIC,可用肝素抗凝。必要时,使用抗纤维蛋白溶解药、抗血小板粘附聚集药等。

7. 应用抗菌药物 感染性休克,必须应用抗菌药物控制感染;低血容量性休克,病人机体抵抗力降低,加之留置各种导管,使感染的危险性增加,也应使用抗菌药预防感染。

8. 应用糖皮质激素 适用于严重休克,特别是感染性休克。其主要作用如下:①抑制炎性因子的产生,减轻全身炎症反应综合征,使微循环血流动力学恢复正常,改善休克状态;②稳定溶酶体膜,减少心肌抑制因子的形成;③扩张痉挛收缩的血管、增强心肌收缩力;④提高机体对细菌内毒素的耐受力。

9.应用其他药物 如三磷酸腺苷-氯化镁（ATP-MgCl$_2$）、纳洛酮、超氧化物歧化酶（SOD）、依前列醇（PgI$_2$）等，也有助于休克的治疗。

二、失血性休克

失血性休克（hemorrhagic shock）在外科休克中很常见，多见于大血管破裂、腹部损伤引起的肝脾破裂，胃、十二指肠出血，门静脉高压症所致的食管、胃底曲张静脉破裂出血等所致。通常在迅速失血超过全身总血量的 20% 时，即出现休克。严重的体液丢失，可造成大量的细胞外液和血浆丧失，以致有效循环血量减少，也会引起休克。

【治疗要点】

主要包括补充血容量和积极处理原发病、制止出血两个方面。临床治疗要注意两方面同时进行，以免病情继续发展引起器官损害。

1.补充血容量 可根据血压和脉率的变化来估计失血量，见表 3-8。虽然失血性休克时，丧失的主要是血液，但补充血容量时，并不需要全部补充血液，而应抓紧时机及时增加静脉回流。首先，可经静脉快速滴注平衡盐溶液和人工胶体液，其中，快速输入胶体液更容易恢复血管内容量和维持血流动力学的稳定，同时能维持胶体渗透压，持续时间也较长。一般认为，维持血红蛋白浓度在 100 g/L，HCT 在 30% 为好。若血红蛋白浓度大于 100 g/L 可不必输血；低于 70 g/L 可输浓缩红细胞；在 70~100 g/L 时，可根据病人的代偿能力、一般情况和其他器官功能来决定是否输红细胞；急性失血量超过总量的 30% 可输全血。输入液体的量应根据病因、尿量和血流动力学进行评估，临床上常以血压结合中心静脉压的测定指导补液。

表 3-8 中心静脉压结合血压与补液的关系

中心静脉压	血压	原因	处理原则
低	低	血容量严重不足	充分补液
低	正常	血容量不足	适当补液
高	低	心力衰竭或血容量相对过多	给强心药物，纠正酸中毒，舒张血管
高	正常	容量血管过度收缩	舒张血管
正常	低	心力衰竭或血容量不足	补液试验*

* 补液试验：取等渗盐水 250 ml，于 5~10 min 内经静脉注入。如血压升高而中心静脉压不变，提示血容量不足；如血压不变而中心静脉压升高 0.29~0.49 kPa（3~5 cmH$_2$O），则提示心力衰竭

随着血容量补充和静脉回流的恢复，组织内蓄积的乳酸进入循环，应给予碳酸氢钠纠正酸中毒。

2.止血 在补充血容量同时，如仍有出血，难以保持血容量稳定，休克也不易纠正。应在保持血容量的同时积极进行手术准备，及早施行手术止血。

三、感染性休克

感染性休克(septic shock)是外科多见和治疗较困难的一类休克。本病可继发于以释放内毒素的革兰阴性杆菌为主的感染,如急性腹膜炎、胆道感染、绞窄性肠梗阻及泌尿系感染等,称为内毒素性休克。内毒素与体内的补体、抗体或其他成分结合后,可刺激交感神经引起血管痉挛并损伤血管内皮细胞。同时,内毒素可促使组胺、激肽、前列腺素及溶酶体酶等炎症介质释放,引起全身性炎症反应,结果导致微循环障碍、代谢紊乱及器官功能不全等。然而,在确诊为感染性休克的病人中,可能未见明显的感染病灶,但已有全身炎症反应综合征(systemic inflammatory response syndrome, SIRS):①体温>38℃或<36℃;②心率>90 次/min;③呼吸急促>20 次/min 或过度通气,$PaCO_2$<4.3 kPa;④白细胞计数>$12×10^9$/L 或<$4×10^9$/L,或未成熟白细胞>10%。

感染性休克的血流动力学有高动力型和低动力型两种。前者外周血管扩张、阻力降低,CO 正常或增高(又称高排低阻型),有血流分布异常和动静脉短路开放增加,细胞代谢障碍和能量生成不足。病人皮肤比较温暖干燥,又称暖休克。低动力型(又称低排高阻型)外周血管收缩,微循环淤滞,大量血浆自毛细血管渗出致血容量和 CO 减少。病人皮肤湿冷,又称冷休克。表 3-9 列出了感染性休克的临床表现。

表 3-9　感染性休克的临床表现

临床表现	冷休克(低动力型)	暖休克(高动力型)
神志	躁动、淡漠或嗜睡	清醒
皮肤色泽	苍白、发绀或花斑样发绀	淡红或潮红
皮肤温度	湿冷或冷汗	比较温暖、干燥
毛细血管充盈时间	延长	1~2 s
脉搏	细速	慢、搏动清楚
脉压(mmHg)	<30	>30
尿量(ml/h)	<25	>30

实际上,"暖休克"较少见,仅是一部分革兰阳性菌感染引起的早期休克。"冷休克"较多见,可由革兰阴性菌感染引起;而且革兰阳性菌感染的休克加重时也成为"冷休克"。至晚期,病人的心功能衰竭、外周血管瘫痪,就成为低排低阻型休克。

【治疗要点】

感染性休克的病理生理变化比较复杂,治疗也比较困难。首先是病因治疗,原则是在休克未纠正以前,应着重治疗休克,同时治疗感染;在休克纠正后,则应着重治疗感染。

1. 补充血容量　此类病人休克的治疗首先以输注平衡盐溶液为主,配合适当的胶体液、血浆或全血,恢复足够的循环血量。一般应作 CVP 监测以维持正常 CVP 值,同时要求血红蛋白 100 g/L,血细胞比容 30%~35%,以保证正常的心脏充盈压、动脉血氧含量和较理想的血黏度。感染性休克病人,常有心肌和肾功能受损,故也应根据 CVP,调节输液量和输液速度,防止过多的输液导致不良后果。

2.控制感染　主要措施是应用抗菌药物和处理原发感染灶。对病原菌尚未确定的病人,可根据临床判断最可能的致病菌种应用抗菌药,或选用广谱抗菌药。如腹腔内感染多数情况下以肠道的多种致病菌感染为主,可考虑选用第三代头孢菌素,如头孢哌酮钠、头孢他啶,加用甲硝唑、替硝唑等,或加用青霉素或广谱青霉素等。已知致病菌种时,则应选用敏感而较窄谱的抗菌药。原发感染病灶的存在是发生休克的主要原因,应尽早处理,才能纠正休克和巩固疗效。

3.纠正酸碱平衡　感染性休克的病人,常伴有严重的酸中毒,且发生较早,需及时纠正。一般在纠正酸中毒、补充血容量的同时,经另一静脉通路滴注 5% 碳酸氢钠 200 ml,并根据动脉血气分析结果,再作补充。

4.心血管药物的应用　经补充血容量、纠正酸中毒而休克未见好转时,应采用血管扩张药物治疗,还可与以 α-受体兴奋为主,兼有轻度兴奋 β-受体的血管收缩剂和兼有兴奋 β-受体作用的 α-受体阻滞剂联合应用,以抵消血管收缩作用,保持、增强 β-受体兴奋作用,而又不致使心率过于增速,例如山莨菪碱、多巴胺等或者合用间羟胺、去甲肾上腺素,或去甲肾上腺素和酚妥拉明联合应用。

5.皮质激素治疗　糖皮质激素能抑制多种炎症介质的释放和稳定溶酶体膜,缓解 SIRS。但应用限于早期、用量宜大,可达正常用量的 10~20 倍,维持不宜超过 48 h。否则有发生急性胃黏膜损害和免疫抑制等严重并发症的危险。

6.其他治疗　包括营养支持,对并发的 DIC、重要器官功能障碍的处理等。

四、休克病人的护理

【护理评估】

1.健康史　了解引起休克的原因,如大面积烧伤、骨折、挤压综合征、消化道大出血、肝脾破裂、大血管损伤、急性胆道感染、急性弥漫性腹膜炎、绞窄性肠梗阻等。

2.身体评估

(1)意识和精神状态　反映患者脑供血的情况和缺氧程度。患者精神紧张、兴奋或烦躁不安,说明处于休克早期;若表情淡漠、反应迟钝,说明患者已进入休克期;若意识模糊或昏迷,则休克发展至晚期。

(2)皮肤色泽及温度　有无皮肤和黏膜苍白或发绀、手足湿冷、皮肤花斑等。

(3)生命体征　有无收缩压降低、脉压缩小或血压测不到等;有无脉率增快、脉搏细弱或测不到;有无呼吸浅促或不规则;有无高热或体温偏低。

(4)尿量及尿比重　有无尿量减少、尿比重异常;观察并记录 24 h 液体出入量。

(5)周围血管　有无浅静脉萎陷、毛细血管充盈时间延长。

3.实验室及其他检查　了解血常规、动脉血气分析、动脉血乳酸盐测定、凝血功能、血生化检查等结果,以估计休克的原因、严重程度及有无继发重要器官功能损害等。

4.心理及社会评估　观察病人及家属的情绪反应,了解其心理承受能力及对治疗和预后的知晓程度。休克起病急、病情重、变化快,加之抢救中使用的监测和治疗仪器较多,易使病人和家属产生遭受死亡威胁的感觉,出现不同程度的紧张、焦虑或恐惧心理。

【常见护理诊断/问题】

1.体液不足　与急性大量失血、失液有关。

2.组织灌注量改变　与循环血量不足、微循环障碍等有关。

3.心输出量减少　与冠状动脉供血减少、心肌缺氧和损害等有关。

4.气体交换受损　与肺萎陷、通气/血流比例失调、DIC 等有关。

5.体温过高或体温过低　与感染、毒素吸收或体表灌注减少等有关。

6.有感染的危险　与机体免疫力降低、留置导尿管和静脉导管等有关。

7.潜在并发症　褥疮、多系统器官功能障碍等。

【护理目标】

病人能维持充足的体液容量;血压、脉搏稳定,皮肤转暖,末梢循环改善;无发绀,呼吸平稳;体温维持在正常范围;住院期间未发生新的感染;未发生褥疮,多器官功能障碍得到有效防治。

【护理措施】

1.紧急救护　控制出血,立即采取压迫止血、加压包扎、上止血带、上止血钳等措施,控制活动性出血。有条件可使用抗休克裤,通过对腹部和下肢施加可测量和可控制的压力,使体内有限的血液实现最优分配,迅速改善心、脑的血供,同时可以控制腹部和下肢出血。

2.生活护理

(1)休息与卧位　提供安静、舒适的环境,安置患者平卧位或头和躯干抬高 20° ~ 30°、下肢抬高 15° ~ 20°卧位。

(2)保持呼吸道通畅、吸氧　及时清理口鼻分泌物、异物;改善缺氧状态,吸氧浓度一般为 40%~50% 、流量为 6~8 L/min。严重呼吸困难者,尽早行气管插管或气管切开,使用呼吸机辅助呼吸。

(3)营养支持护理　对不能进食或进食不足者,应遵医嘱给予肠内或肠外营养。

(4)保暖　多数患者体温偏低,应采取保暖措施,但禁忌体表加温(如使用热水袋保暖),以防血管扩张加重休克。

3.心理护理　安慰患者及家属,做好必要地解释工作,使其能安心地接受治疗和护理。抢救过程中做到严肃认真、细心沉稳、忙而不乱、快而有序,通过各种护理行为使患者和家属产生信任感和安全感,减轻焦虑和恐惧心理,树立战胜疾病的信心。

4.病情观察　休克患者病情危重,病情变化快,应置于危重症监护室,密切观察患者意识、生命体征、皮肤黏膜的色泽和温度、周围静脉瘪陷和毛细血管充盈时间、尿量及尿比重、中心静脉压、实验室检查等。

(1)意识和精神状态　反映患者脑供血的情况和缺氧程度。患者精神紧张、兴奋或烦躁不安,说明处于休克早期;若表情淡漠、反应迟钝,说明患者已进入休克期;若意识模糊或昏迷,则休克发展至晚期;如果经处理后患者转为安静、清醒,说明脑供血恢复。

(2)皮肤色泽及温度　有无皮肤和黏膜苍白或发绀、手足湿冷、皮肤花斑等。

(3)生命体征　有无血压异常或降低、脉压缩小或血压测不到等,有无脉率增快、脉搏细弱或测不到,有无呼吸浅促或不规则,有无高热或体温偏低。

(4)尿量及尿比重　有无尿量减少、尿比重异常。

(5)周围血管充盈情况　有无浅静脉萎陷、毛细血管充盈时间延长。

(6)实验室检查　监测血常规、血生化、凝血功能检查指标。

(7)中心静脉压　正常值 0.49 ~ 1.18 kPa(5 ~ 12 cmH_2O),低于 0.49 kPa,说明血容量不足;中心静脉压高而血压低时,则表明有心力衰竭或充血性心衰。

5.对症护理　保持患者安静,必要时遵医嘱给予镇静、止痛药物。高热者给予物理降温。

6.用药护理

(1)补充血容量　是抗休克的关键措施。尽快建立静脉通路,快速补充血容量,有时需至少两条静脉通路,一路用于各种药物滴入,一路用于快速扩容,扩容时首选平衡盐溶液,以后根据情况补充胶体溶液如全血、血浆、白蛋白等。

(2)应用血管活性药物　常用的血管收缩剂有去甲肾上腺素、间羟胺、多巴胺、异丙肾上腺素等,常用的扩血管剂有酚妥拉明、阿托品、硝普钠等。使用血管活性药物时,应注意以下问题。

1)从低浓度、慢滴速开始用药。

2)使用缩血管药物时,应慎防药液外渗。若出现脉搏细速、四肢厥冷、出冷汗、尿量减少,应停止用药,以防因血管收缩而加重器官功能损害。

3)扩血管药物只有在血容量补足的情况下方可使用。

4)用药期间应严密观察血压、脉搏、尿量、末梢循环等变化。

(3)维持心功能　遵医嘱给强心药。

(4)维持呼吸功能　保持呼吸道通畅、吸氧,必要时采用气管插管,辅助呼吸甚至呼气末正压通气等。

(5)维护肾功能　尽快恢复有效循环血量,适时使用利尿剂。

(6)病因治疗　遵医嘱配合医生进行休克病因的治疗及处理。如失血性休克有效止血,过敏性休克抗过敏治疗等。

(7)其他　遵医嘱使用三磷酸腺苷-氯化镁、肝素、抗纤维蛋白溶解药(如氨甲苯酸)、抗血小板粘附和聚集药物(如低分子右旋糖酐)、糖皮质激素、抗菌药物等。

【健康教育】

重点是教育人们识别可能导致休克的原因,当自己或他人遭遇下列情况,应及时到医院救治,以防发生休克或延误休克的抢救时机。①严重损伤,如大面积烧伤、长骨骨折或严重挤压伤、胸腹部损伤、骨盆损伤;②大出血,如大量呕血或便血、大血管破裂出血或体表开放性损伤大量出血;③严重感染,如胆道感染、弥漫性腹膜炎、绞窄性肠梗阻等;④严重腹泻、呕吐或脱水等。

（胡　倩）

第十二节　先天性心脏病

先天性心脏病(congenital heart disease)简称先心病,是小儿最常见的心脏病。母亲怀孕期间因某种因素使胚胎心脏的发育部分停顿、发育不全或者应该退化的部分没有退化,可造成心脏形态和结构的异常。根据患儿患病早期是否有紫绀可以把先心病分为非紫绀性先心病和紫绀性先心病,非紫绀性先心病常见的是动脉导管未闭、室间隔缺损与房间隔缺损;紫绀性先心病常见的是法洛四联症。

一、动脉导管未闭

动脉导管是胎儿期连接降主动脉峡部与左肺动脉根部之间的正常结构,经此通道胎儿血液由肺动脉流入主动脉。由于出生后肺动脉阻力下降,前列腺素 E_1 及 E_2 显著减少和血液氧分压增高,约85%正常婴儿在出生后 2 个月内动脉导管闭合,成为动脉韧带,逾期不闭合者即成为动脉导管未闭(patent ductus arteriosus,PDA),占先心病发病率的 12% ~ 15%。根据未闭动脉导管的粗细、长短和形态,分为管型、漏斗型和窗型 3 种常见类型。动脉导管未闭可单独存在,也可合并主动脉缩窄、室间隔缺损、法洛四联症等先天性心血管畸形。

【病因】

与胎儿的宫内环境异常或遗传因素有关。

【病理生理】

动脉导管未闭的患儿,出生以后主动脉压升高,肺动脉压降低,主动脉收缩压和舒张压始终超过肺动脉压,动脉导管未闭使主动脉血持续流向肺动脉,形成左向右分流。分流量大小与未闭导管的粗细及主动脉、肺动脉之间的压力阶差有关。左向右分流的血量增加了肺循环血量,使左心容量负荷增加,导致左心室肥大,甚至左心衰竭。肺循环血量增加使肺动脉压力升高,并引发肺小动脉反应性痉挛,长期痉挛导致肺小动脉管壁增厚和纤维化,造成右心阻力负荷加重和右心室肥大。随着肺循环阻力的进行性增高,当肺动脉压力接近或超过主动脉压力时,呈现双向或右向左分流,病人可出现发绀,形成艾森曼格

(Eisenmenger)综合征,最终导致右心衰竭而死亡。

【临床表现】

1. 症状

(1)导管口径较细、分流量小者常无明显症状,常在体检时发现。

(2)导管口径较粗、分流量大者出现气促、咳嗽、乏力、多汗和心悸等症状,也可有喂养困难、发育不良等临床表现。

(3)若肺血管发生器质性变化并出现双向分流时,病人轻度活动即可发生左心衰竭而致死亡。

2. 体征

(1)心脏 胸骨左缘第2肋间可闻及粗糙的连续性机器样杂音。杂音占据整个收缩期和舒张期,以收缩末期最为响亮,并向颈部、背部传导,常能扪及震颤。肺动脉压增高或长期分流所致肺动脉高压者,仅能发现收缩期杂音或杂音消失,肺动脉瓣第二心音亢进;左向右分流量大时,可因相对性二尖瓣狭窄闻及心尖部舒张中期隆隆样杂音。

(2)周围血管 由于动脉舒张压降低,常出现脉压增大,甲床毛细血管搏动,水冲脉和股动脉枪击音等周围血管征。当肺动脉压超过主动脉压所致右向左分流时,出现下半身发绀和杵状趾,称为差异性发绀。

【实验室及其他检查】

1. 心电图 正常或左心室肥大,肺动脉高压时则左、右心室肥大。

2. X射线检查 心影增大,左心缘向左下延长;主动脉结突出,呈漏斗状;肺动脉圆锥平直或隆出,肺血管影增粗。

3. 超声心动图 左心房和左心室内径增大,二维切面可显示未闭动脉导管,多普勒超声能发现异常血流信号。

【治疗要点】

主要为手术治疗。早产儿、婴幼儿反复发生肺炎、呼吸窘迫、心力衰竭或喂养困难者应及时手术治疗。无明显症状者,多主张学龄前择期手术,近年亦有主张更早期手术。而艾森曼格综合征则是手术禁忌证。

手术方法包括以下几种。

1. 结扎或钳闭术 经后外侧切口或电视胸腔镜技术进入左侧胸腔进行手术。

2. 切断缝合术 充分游离动脉导管和暂时降低血压后,用两把导管钳或 Pott-Smith 钳钳闭动脉导管,在两钳之间连续缝合主动脉和肺动脉切缘。

3. 内口缝合法 深低温下暂时降低或停止体外循环灌注,经肺动脉切口显露并直接缝闭动脉导管内口。

4. 导管封堵术 应用心导管释放适当的封堵器材闭塞动脉导管。

【常见护理诊断/问题】

1. 有感染的危险 与机体免疫力低下有关。
2. 低效性呼吸型态 与手术、麻醉、应用呼吸机、体外循环、术后伤口疼痛有关。
3. 潜在并发症 术后高血压、喉返神经损伤等。

【护理措施】

1. 非手术及术前护理

(1)病情观察 观察气促、咳嗽、乏力、多汗、心悸及心衰等症状。

(2)生活护理 酌情活动,提供合理膳食,保持室内空气新鲜,注意保暖防寒,避免受凉后感冒。

(3)加强呼吸道护理 帮助和指导病人进行腹式深呼吸、有效咳嗽咳痰。给予氧气和雾化吸入,避免呼吸道分泌物黏稠不易咳出。病人采取半坐卧位,定时扶病人坐起、拍背。密切观察呼吸频率、节律、幅度和双肺呼吸音。指导病人吹气球或应用深呼吸训练器,促进肺扩张。必要时遵医嘱给予抗菌药。

(4)心理护理 态度温和,向患儿及家属介绍心脏手术的相关知识,消除其恐惧心理。

2. 术后护理

(1)预防感染 注意预防呼吸道感染、伤口感染,必要时遵医嘱使用抗生素。

(2)加强呼吸道护理 帮助和指导病人进行腹式深呼吸、有效咳嗽咳痰。给予氧气和雾化吸入,避免呼吸道分泌物黏稠不易咳出。病人采取半坐卧位,定时扶病人坐起、拍背。密切观察呼吸频率、节律、幅度和双肺呼吸音。指导病人吹气球或应用深呼吸训练器,促进肺扩张。必要时遵医嘱给予抗菌药。

(3)术后并发症的预防和护理

1)高血压 手术结扎导管后导致体循环血流量突然增大,术后可出现高血压,甚至因持续状态而导致高血压危象,所以术后应密切监测血压变化。若血压高达 142/101 mmHg(19/13.5 kPa)或比术前增高 38 mmHg(4.5 kPa)以上时,遵医嘱及时给予降压药物硝普钠或酚妥拉明等。给药后,密切观察血压变化、疗效和不良反应,准确记录用药量;根据血压变化随时调整剂量。使用硝普钠时应现配现用,避光,4 h 后应更换药液,以免药物分解,影响疗效。

2)喉返神经损伤 左侧喉返神经自迷走神经分出后,紧绕导管下缘,向后沿食管、气管沟上行,手术中极易误伤。术后应密切观察病人发音情况,术后 1~2 d 若出现单纯声音嘶哑,则可能是因为手术中牵拉、挤压喉返神经或局部水肿所致,告知病人应禁声和休息,一般 1~2 个月后可逐渐恢复。

二、房间隔缺损

房间隔缺损(atrial septal defect,ASD)是心房间隔先天性发育不全所致的左右心房间异常交通。根据胚胎学与病理解剖学特点,房间隔缺损可分为原发孔(第一孔)未闭型缺损和继发孔(第二孔)未闭型缺损,以后者居多。原发孔房间隔缺损位于冠状静脉窦的前下方,缺损下缘靠近二尖瓣瓣环,常伴有二尖瓣大瓣裂缺。继发孔房间隔缺损位于冠状静脉窦后上方,依据解剖位置可分为中央型(卵圆孔型)、上腔型(静脉窦型)、下腔型和混合型,绝大多数为单孔,少数为多孔,缺损直径一般为 2~4 cm。如伴有肺静脉异位引流入右心房,称为部分性肺静脉异位引流。

【病理生理】

正常左心房压力(8~10 mmHg)超过右心房压力(3~5 mmHg),左心房血液经房间隔缺损向右心房分流。左向右分流量多少取决于缺损大小、两侧心房压力差和两侧心室充盈阻力,原发孔房间隔缺损的分流还与二尖瓣反流程度有关。分流所致的长期容量负荷增加造成右心房、右心室和肺动脉扩张。肺循环血量增加使肺动脉压力升高,并引发肺小动脉反应性痉挛,长期痉挛使肺小动脉管壁增厚和纤维化,最终导致梗阻性肺动脉高压。当右心房压力高于左心房时,出现右向左分流,引起发绀,发生艾森曼格(Eisenmenger)综合征,最终因右心衰竭而死亡。继发孔房间隔缺损的病程进展较慢,原发孔房间隔缺损常伴有二尖瓣反流,其病理生理改变较重,病程进展也较快。

【临床表现】

1. 症状

(1)原发孔缺损症状主要有轻度劳动后气急、心悸或反复呼吸道感染等;有的病人症状出现早而重,常发生在婴儿和儿童期,病程进展也较快,早期出现明显的心脏扩大和严重的肺部充血等现象。

(2)儿童期继发孔房间隔缺损多无明显症状,一般到青年期,才逐渐出现劳力性气促、心悸、乏力等症状。

2. 体征

(1)右心室明显肥大,左侧前胸廓略膨隆。可触及心搏增强,少数可触及震颤。

(2)肺动脉瓣区,胸骨左缘第 2~3 肋间闻及 Ⅱ~Ⅲ 级吹风样收缩期杂音,肺动脉瓣第二心音亢进、固定分裂,分流量大者心尖区尚可听到柔和舒张期杂音。原发孔房间隔缺损伴二尖瓣裂缺者,在心尖区能闻及 Ⅱ~Ⅲ 级收缩期杂音。病程晚期可发现心音强弱快慢不等,脉搏短促等心房纤颤表现。

(3)可出现肝大、腹水、下肢水肿等右心衰竭体征。

【实验室及其他检查】

1. 心电图 继发孔房间隔缺损心电轴右偏,不完全性或完全性右束支传导阻滞,P 波高大,右心室肥大。原发孔房间隔缺损心电轴左偏,P-R 间期延长,可有左室高电压和左心室肥大。晚期出现心房纤颤。

2. X 射线检查 主要表现为右心增大,肺动脉段突出,主动脉结小,呈典型梨形心。肺充血透视下可见肺门"舞蹈"征。原发孔缺损可见左心室扩大,肺门血管影增粗。

3.超声心动图　继发孔缺损可明确显示缺损位置、大小、心房水平分流的血流信号，右心房、右心室扩大。原发孔缺损可见右心、左心扩大，二尖瓣裂缺及其所致的二尖瓣反流。

【治疗要点】

以手术治疗为主，适宜的手术年龄为 3～5 岁。原发性房间隔缺损和继发性房间隔缺损合并肺动脉高压者应尽早手术。50 岁以上高龄、心房纤颤和内科治疗能控制的心力衰竭不是手术禁忌证。艾森曼格综合征是手术禁忌证。

手术方法是在体外循环心脏停跳或跳动下切开右心房，直接缝合或使用自体心包片或涤纶织片修补缺损。近年开展的导管伞封堵术，不需开胸，创伤小，手术后恢复快，适用于有选择的病例。

【常见护理诊断/问题】

1.活动无耐力　与氧气的供需失调有关。
2.低效性呼气型态　与缺氧、手术、麻醉、应用呼吸机、体外循环、术后伤口疼痛有关。
3.潜在并发症　急性左心衰竭和肺功能不全等。

【护理措施】

1.术前护理
(1)卧床休息　嘱病人减少活动量，密切观察其有无心力衰竭、感冒或肺部感染等症状。
(2)加强呼吸道管理　吸氧，提高肺内氧分压，利于肺血管扩张、增加肺的弥散功能，纠正缺氧。

2.术后护理
(1)充分给氧，特别是吸痰前后应增加给氧浓度，以维持充分的氧合状态，防止低氧血症对各主要器官的损害，又能降低肺动脉压。
(2)预防和处理术后并发症
1)急性左心衰竭　加强观察，当病人表现为呼吸困难、发绀和咳泡沫痰时，应警惕急性肺水肿，需及时报告医师。遵医嘱及时应用吗啡、强心剂、利尿剂、血管扩张剂，并吸出气管内分泌物。应用呼吸机辅助呼吸者，采用呼气末正压呼吸（PEEP）。
2)肺功能不全　应用呼吸机辅助呼吸者，若血气分析结果仍表现为肺通气或弥散功能异常，或不能脱离呼吸机者，即为呼吸功能不全，应继续采用呼吸机治疗，并根据血气分析结果和医嘱，协助调整各项参数或采用 PEEP，同时加强呼吸道管理。
3)其他　术后应 24 h 持续监测心率和心律变化，出现心率过缓或过速、室性期前收缩、房室传导阻滞等应及时通知医师处理。

三、室间隔缺损

室间隔缺损(ventricular septal defect,VSD)是胎儿期室间隔发育不全所致的心室间异常交通,引起血液自左向右分流,导致血流动力学异常。

【病理生理】

心脏收缩期左右心室间压力阶差大,室间隔缺损处左向右分流主要发生在心脏收缩期。缺损大小决定分流量多少和有无临床症状。小缺损分流量少,稍微增加的左心室容量负荷不影响病人自然寿命,但感染性心内膜炎的发生率明显增加。大缺损分流量多,左心室容量负荷加重,左心房、左心室扩大。由于肺循环血流量过高,肺小动脉痉挛产生肺动脉高压,右心室阻力负荷增大导致右心室肥大。随病程进展形成梗阻性肺动脉高压,最后导致右向左分流,出现艾森曼格综合征。

【分类】

根据缺损解剖位置不同,分为膜部缺损、漏斗部缺损和肌部缺损三大类型及若干亚型,其中膜部缺损最为常见,其次为漏斗部缺损,肌部缺损较少见。绝大多数室间隔缺损为单个缺损,肌部缺损有时为多个。

【临床表现】

1.症状　室间隔缺损小,分流量小者,一般无明显症状。分流量大者出生后即出现症状,表现为反复呼吸道感染、充血性心力衰竭、喂养困难和发育迟缓。能度过婴幼儿期的较大室间隔缺损则表现为活动耐力较同龄人差,劳累后气促、心悸,甚至逐渐出现发绀和右心衰竭。室间隔缺损病人易并发感染性心内膜炎。

2.体征

(1)心前区轻度隆起。

(2)胸骨左缘第2~4肋间隙闻及Ⅲ级以上粗糙响亮的全收缩期杂音,常伴有收缩期震颤。心脏杂音位置变化与室间隔缺损的解剖位置有关。肺动脉高压者,心前区杂音变得柔和、短促,肺动脉瓣区第二心音明显亢进,并可能伴有肺动脉瓣关闭不全的舒张期杂音。分流量大者,心尖部可闻及柔和的舒张中期杂音。

【实验室及其他检查】

1.心电图　缺损小者显示正常心电图或有电轴左偏。缺损大者示左室高电压,左心室肥大。肺动脉压高者表现为双心室肥大、右心室肥大或伴劳损。

2.X射线检查　缺损小,分流量小者,X射线改变轻。缺损较大者,心影扩大,左心缘向左下延长,肺动脉段突出,肺血增多。梗阻性肺动脉高压时,肺门血管影明显增粗,肺外周纹理减少,甚至肺血管影呈残根征。

3.超声心动图　左心房、左心室内径扩大,或双室扩大,二维超声可显示室间隔缺损部位及大小。多普勒超声能判断血液分流方向和分流量,并可了解肺动脉压力。

【治疗要点】

约有半数的室间隔缺损在 3 岁以前可能自然闭合,且多发生在 1 岁以内,以膜部缺损最为多见。无症状和房室无扩大的小缺损可长期观察,加强预防感染性心内膜炎。缺损和分流量大,婴幼儿期即有喂养困难、反复肺部感染、充血性心力衰竭或肺动脉高压,应尽早手术。缺损较小、已有房室扩大者需在学龄前手术。肺动脉瓣下缺损易并发主动脉瓣叶脱垂所致主动脉瓣关闭不全,应及时手术。艾森曼格综合征是手术禁忌证。

手术方法:导管伞堵法是治疗室间隔缺损的新方法,这种方法创伤小,但目前仅适用于严格选择的病例,远期效果尚待进一步评估。

【常见护理诊断/问题】

参见本节房间隔缺损部分的相关内容。

【护理措施】

参见本节房间隔缺损部分的相关内容。

四、法洛四联症

法洛四联症(tetralogy of Fallot)是右室漏斗部或圆锥发育不全所致的一种具有特征性肺动脉狭窄和室间隔缺损的心脏畸形,主要包括四种解剖畸形:肺动脉狭窄、室间隔缺损、主动脉骑跨和右心室肥厚。肺动脉狭窄可发生在右室体部、漏斗部、肺动脉瓣及瓣环、主肺动脉和左右肺动脉等部位,狭窄部位可以是单处也可是多处。随年龄增长,进行性肌束肥大和纤维环、心内膜增厚,会加重右室流出道梗阻,甚至造成漏斗部闭锁。主动脉骑跨的程度与室间隔缺损的位置和大小有关,右心室肥厚则由肺动脉狭窄所致。法洛四联症常见的合并畸形有房间隔缺损、右位主动脉弓、动脉导管未闭和左位上腔静脉。

【病理生理】

肺动脉狭窄使右心室排血障碍,右心室压力升高,右心室肥大。肺动脉狭窄程度决定右心室压力高低。右室压高低、室间隔缺损部位与大小决定右向左分流血量大小。右向左分流血量多少与主动脉骑跨程度则决定动脉血氧饱和度和发绀程度。持久的低氧血症刺激骨髓造血系统,使红细胞和血红蛋白增多。体循环血管阻力骤然下降或右心室漏斗部肌肉强烈收缩导致肺部血流骤减,可引起缺氧发作。

【临床表现】

1.症状

(1)发绀 由于动脉血氧饱和度降低,新生儿即可发绀,哭闹时更为显著,且随年龄增大而逐年加重。

(2)气促和呼吸困难 患儿步行后可出现气促,喜爱蹲踞是特征性姿势,蹲踞时发绀和呼吸困难有所减轻。严重者常在活动后突然呼吸困难、发绀加重、昏厥,甚至抽搐死亡。

2.体征

(1)多伴生长发育迟缓,口唇、眼结膜和肢端发绀,杵状指(趾)。

(2)胸骨左缘第2~4肋间闻及Ⅱ~Ⅲ级喷射性收缩期杂音,肺动脉瓣区第二心音减弱或消失,严重肺动脉狭窄者,杂音很轻或无杂音。

(3)胸前区心搏增强。

【实验室及其他检查】

1.心电图 电轴右偏,右心室肥大。

2.X射线检查 心影正常或稍大,肺血减少,肺血管纹理纤细。肺动脉段凹陷,心尖圆钝,呈"靴状心",升主动脉增宽。

3.超声心动图 右室流出道、肺动脉瓣或肺动脉主干狭窄,右心室增大,室壁增厚,室间隔连续性中断。升主动脉内径增宽,骑跨于室间隔上方。多普勒超声显示心室水平右向左分流的血流信号。

4.实验室检查 红细胞计数、红细胞比容与血红蛋白增高,且与发绀成正比。动脉血氧饱和度降低。重度发绀病人的血小板计数和全血纤维蛋白原均明显减少,血小板收缩能力差,凝血时间和凝血酶原时间延长。

【治疗要点】

1.矫治手术 低温体外循环下修补室间隔缺损,解除肺动脉狭窄。

2.姑息手术 婴儿期严重缺氧、屡发呼吸道感染和昏厥者,可先行姑息手术,即锁骨下动脉-肺动脉吻合术或右心室流出道补片扩大术,以增加肺循环血流量,改善缺氧,待条件成熟后再做矫治手术。

【常见护理诊断/问题】

1.活动无耐力 与氧气的供需失调有关。

2.低效性呼吸型态 与缺氧、手术、麻醉、应用呼吸机、体外循环和术后伤口疼痛有关。

3.潜在并发症 低心排出量综合征。

【护理措施】

1.术前护理

(1)休息 严格限制病人活动量,注意休息,减少急性缺氧性昏厥的发作。

(2)加强呼吸道管理

1)吸氧,为避免病人严重缺氧,提供其吸氧,氧流量4~6 L/min,每日2~3次,每次20~30 min。

2)改善微循环,纠正组织严重缺氧,必要时遵医嘱输注改善微循环的药物,如低分子右旋糖酐等,并嘱病人适当多饮水。

3)保暖,预防呼吸道感染。

2.术后护理

(1)维持循环稳定 遵医嘱使用多巴胺或多巴酚丁胺,调整血容量,适当补充晶体液。

(2)维持有效呼吸 给予呼吸机辅助呼吸,并充分供氧。及时吸痰以保持呼吸道通畅,严防低氧血症的发生和CO_2潴留;吸痰时注意无菌操作,动作应轻柔;注意观察痰液的颜色、性质、量以及唇色、胸廓起伏情况、甲床颜色、血氧饱和度、心率、血压等。

(3)并发症的预防及护理

1)灌注肺 是矫正术后的一种严重并发症,可能发生的原因是肺动脉发育差,体-肺侧支多或术后输液过多。临床表现为急性呼吸困难、发绀、血痰及难以纠正的低氧血症。主要护理措施包括:①呼气末正压通气;②促进气体交换;③严格限制液体入量。

2)低心排血量综合征 病人由于术前肺血减少和左心室发育不全,术后易出现低心排血量综合征,表现为低血压、心率快、少尿、多汗、末梢循环差和四肢湿冷等。应密切观察其生命体征、外周循环及尿量等,遵医嘱给予强心、利尿药物,并注意保暖。

(胡 倩 余晓齐)

第十三节 周围血管疾病

周围血管疾病种类繁多,常见的有静脉回流障碍(如下肢静脉曲张)、动脉与静脉的狭窄闭塞(如血栓闭塞性脉管炎、深静脉血栓形成)及动静脉间的异常交通(动静脉瘘)等三类。局部出现感觉异常、形态变化、皮肤改变或组织破坏等是周围血管疾病病人的共性临床表现。

一、原发性下肢静脉曲张

下肢静脉曲张(varicosity of lower extremity)是指下肢浅静脉伸长、迂曲、扩张而呈现的一种状态,主要发生在大隐静脉,其次为小隐静脉或二者同时发生。

【病因】

1.先天发育异常 先天性静脉壁薄弱和静脉瓣膜缺陷,是全身支持组织薄弱的一种表现,与遗传因素有关。

2.血柱重力增加 如长期站立工作、重体力劳动、妊娠等,都可使血柱重力增加,此时静脉瓣膜承受较重的压力而逐渐松弛、正常关闭功能受到破坏,致血液倒流;静脉腔内压力持久升高,致瓣膜相对关闭不全,血流由上向下、由深向浅倒流,致下肢浅静脉伸长、迂曲、扩张。

【病理生理】

下肢浅静脉扩张,皮肤毛细血管压力升高、通透性增加,血液中的大分子物质渗入组织间隙,并沉积在毛细血管周围,从而阻碍皮肤和皮下组织细胞摄取氧气和营养,导致皮肤和皮下组织水肿、纤维化、皮下脂肪硬化和皮肤萎缩、坏死、溃疡等。

【临床表现】

早期症状不明显,久站后可出现患肢发胀、酸痛、容易疲劳。后期则经常感到发胀、酸痛、痒感,甚至出现溃疡,经久不愈。检查发现小腿前内侧或外侧浅静脉隆起、扩张、迂曲成团,似蚯蚓状,站立时更明显;可出现踝部轻度肿胀和足靴区皮肤营养不良,表现为皮肤萎缩、色素沉着、弹性降低、脱屑,甚至出现皮肤和皮下组织硬结、湿疹或溃疡等。

【实验室及其他检查】

1. 一般检查　主要有大隐静脉瓣膜功能试验(trendelenburg test)、深静脉通畅试验(perthes test)及交通静脉瓣膜功能试验(pratt test)等。

(1)大隐静脉瓣膜功能试验:病人平卧,患肢抬高,使曲张的静脉排空,在大腿根部扎止血带,以阻止大隐静脉血液,然后让病人站立,仔细观察大隐静脉充盈情况。如在未放开止血带前,止血带下方的静脉在30 s内已充盈,则表明交通静脉瓣膜关闭不全;如在30 s内不充盈,放松止血带后10 s内出现自上而下的静脉逆向充盈,表示交通支瓣膜功能良好而大隐静脉入股静脉处瓣膜功能不全;如在未放开止血带前,止血带下方的静脉在30 s内已充盈,释放止血带后充盈更明显,提示大隐静脉入股静脉瓣膜和交通支瓣膜均功能不全(图3-20)。应用同样的原理,在腘窝部扎止血带,可以检测小隐静脉瓣膜的功能。

(2)深静脉通畅试验　病人站立,待下肢静脉充盈后,在大腿根部扎止血带,阻断大隐静脉,嘱病人用力做踢腿或下蹲运动,连续10～15次。此时,由于小腿肌泵收缩,迫使浅静脉血液向深静脉回流,若静脉曲张消失或明显减轻,表明深静脉通畅;如活动后浅静脉曲张更为明显,张力增高,甚至有胀痛,则表明深静脉不通畅(图3-21)。

(3)交通静脉瓣膜功能试验　病人仰卧,患肢抬高,在大腿根部扎止血带。然后从足趾向上至腘窝缠第一条弹力绷带,再从止血带处向下缠第二条弹力绷带至膝上,两条绷带之间留有一定间隙。让病人站立,一边松解第一条弹力绷带,一边向下续缠第二条弹力绷带,若在两条弹力绷带之间的间隙内出现曲张静脉,则表示该处交通静脉功能不全(图3-22)。

2. 特殊检查　包括下肢静脉造影和超声多普勒检查。

(1)下肢静脉造影术　能够观察到深静脉是否通畅、静脉的形态改变、瓣膜的位置和形态。

(2)超声多普勒检查　超声多普勒血流仪能确定静脉反流的部位和程度,超声多普勒显像仪可以观察瓣膜的关闭活动及其有无逆向血流。

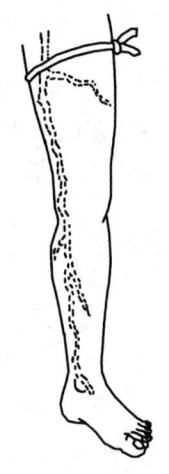
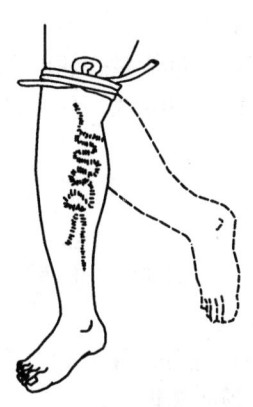
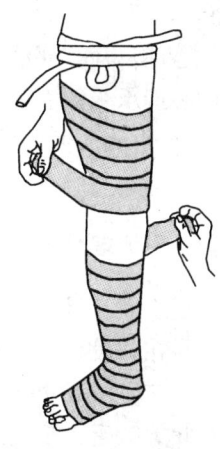

图 3-20　trendelenburg 试验　　　图 3-21　perthes 试验　　　图 3-22　pratt 试验

【治疗要点】

1. 非手术治疗　适用于:①病变局限、症状较轻者;②妊娠期间发病,分娩后症状可消失者;③症状虽然明显,但不能耐受手术者。

(1)弹力袜或弹力绷带压迫　患肢穿弹力袜或用弹力绷带包扎,使曲张的静脉处于萎瘪状态。还应注意休息,间歇抬高患肢,避免久站、久坐。

(2)注射硬化剂　适用于病变范围小而局限者,也可作为手术的辅助治疗。将硬化剂注入曲张的浅静脉内造成化学性静脉内皮损伤和炎症,使静脉内血栓形成、纤维性闭塞,防止血管再通。常用的硬化剂有 5% 鱼肝油酸钠、酚甘油液等。

2. 手术治疗　是治疗原发性下肢静脉曲张的根本方法。适用于症状较重、深静脉通畅、无手术禁忌证者。

(1)传统方法　做大隐静脉或小隐静脉高位结扎加曲张静脉分段剥脱术,并结扎功能不全的交通静脉。

(2)微创疗法　如静脉腔内激光治疗、内镜筋膜下交通静脉结扎术、旋切刀治疗、静脉内超声消融治疗等。微创手术创伤小、恢复快,有替代传统治疗方法的趋势。

【护理评估】

1. 健康史　了解病人是否从事长期站立工作、重体力劳动或久坐少动,有无妊娠及慢性咳嗽、习惯性便秘等。

2. 身体评估　了解有无患肢酸胀、乏力、瘙痒及其程度,有无足靴区皮肤外观改变及经久不愈的溃疡。检查下肢有无伸长、迂曲、扩张、形似蚯蚓状或成团的血管;有无踝部肿胀和足靴区皮肤萎缩、色素沉着、弹性降低、脱屑、皮肤和皮下组织硬结、湿疹或溃疡等。大隐静脉瓣膜功能试验是否显示大隐静脉和(或)交通静脉瓣膜功能不全;深静脉通畅试验是否显示深静脉通畅;交通静脉瓣膜功能试验是否显示静脉瓣膜功能不全。

3.实验室及其他检查 查看下肢静脉造影和无创性血管检查结果,以了解病变浅静脉的具体情况。

4.心理及社会评估 了解病人和家属对本病的认识,对治疗方法的知晓程度,对手术治疗的心理承受能力等。轻症病人可能对疾病的重视程度不够,不能按照要求进行非手术治疗;严重病人尤其是合并慢性溃疡或需要手术治疗的病人,又可能出现紧张不安和焦虑心理。

【常见护理诊断/问题】

1.组织灌流量改变 与下肢静脉血液淤积有关。
2.潜在并发症 溃疡、出血。
3.潜在(术后)并发症 出血、感染、深静脉血栓形成等。
4.知识缺乏 缺乏本病的预防知识。

【护理目标】

病人下肢静脉淤血现象减轻或消失;潜在并发症得以预防或发生时能被及时发现,并得到积极治疗;能叙述本病的预防知识。

【护理措施】

1.非手术治疗病人的护理

(1)病人的教育 指导病人在站立或行走前,先卧床抬高患肢,从足背至大腿缚缠弹性绷带或穿弹力袜,以促进静脉回流;坐位时双膝不要交叉,站立时应注意活动下肢,避免长时间固定于一个体位而影响静脉回流;卧床时应将患肢抬高,以促进静脉、淋巴回流,以减轻患肢水肿;消除慢性便秘、排尿困难等能引起腹内压增高的因素;保护下肢皮肤,避免搔抓或其他损伤,以防引起感染或出血。

(2)皮肤溃疡的护理 皮肤有溃疡者应抬高患肢,定时换药,促进创面愈合。

(3)配合硬化剂注射治疗 准备5%鱼肝油酸钠、2%利多卡因、注射器、消毒用品及弹力绷带等。注射时安置病人平卧;注射后压迫针眼1~2 min,缚缠弹力绷带后再让病人起床。告知病人弹力绷带包扎至少2周,如有松脱应随时缠好,必要时可重复注射。

2.手术治疗病人的护理

(1)手术前护理 除非手术治疗的护理措施外,还应仔细做好皮肤准备。备皮范围按腹股沟部手术备皮范围加同侧整个下肢,直达足趾;对术中需植皮者,还应同时做好供皮区的皮肤准备。对下肢皮肤溃疡者,应取创面分泌物做细菌培养和药物敏感试验;创面加强换药,用生理盐水或1:5 000呋喃西林溶液湿敷;全身应用抗生素;术日晨做最后一次换药,换药后用无菌巾包裹,以防污染手术野。

(2)手术后护理

1)休息与活动 术后患肢抬高20°~30°,卧床休息1~2 d,期间进行下肢肌肉收缩与舒张锻炼和踝关节功能锻炼;术后2~3 d,指导和协助病人下床活动,以促进静脉回流,预防深静脉血栓形成。

2）观察病情　除生命体征外,还应重点观察敷料有无渗血,切口有无疼痛、肿胀、压痛等感染表现,患肢有无疼痛、肿胀及体温升高等深静脉血栓形成征象。一旦发现上述情况,应及时通知医生,并协助处理。

3）病人的教育　告知病人术后弹力绷带包扎至少2周,若拆除弹力绷带后下床活动出现下肢酸胀、疼痛且不能忍受,可适当延长包扎时间直至上述症状减轻或消失为止。卧床时,应抬高患肢,并进行下肢各关节的功能锻炼。

【健康教育】

教育人们预防下肢静脉曲张,如适当参加体育锻炼;避免长时间站立;坐位时两膝交叉不要过久;休息时可抬高肢体;保持大便通畅、防止体重超标等。对患者的教育,见非手术治疗和手术后病人的教育。

二、血栓闭塞性脉管炎

血栓闭塞性脉管炎(thromboangitis obliterans)又称 Buerger 病,是一种累及中、小动脉及静脉的非化脓性、节段性、周期性发作的慢性闭塞性炎症性疾病。该病主要是侵袭四肢,尤其是下肢血管。好发于男性,青壮年多见。

【病因】

病因尚未明确,可能与以下两方面因素有关。

1.外在因素　主要有吸烟、寒冷与潮湿、外伤、病原体(如 HB 病毒、立克次体等)感染。其中,主动或被动吸烟与本病的发生、发展有确定关系,多数病人有吸烟史,戒烟可使病情缓解,再度吸烟常使病情加重。

2.内在因素　主要为自身免疫功能紊乱、性激素及前列腺素失调、遗传基因异常等。病人血清中可查出抗核抗体,病变动脉中发现免疫球蛋白和 C_3 复合物,故免疫功能紊乱可能是本病发病的重要因素。

【病理生理】

本病通常起始于动脉,然后可累及伴行的静脉,一般由远端向近端发展。病变呈节段性分布,两段之间的血管比较正常。早期,血管壁发生全层非化脓性炎症,内皮细胞和成纤维细胞增生、淋巴细胞浸润、管腔狭窄和血栓形成。后期,血管壁炎症消退,血栓机化,有新生毛细血管形成,动脉周围有广泛纤维组织形成,常包埋静脉和神经;虽然有侧支循环建立,但不足以代偿,因而闭塞血管远端的组织可出现缺血性改变,甚至坏死。静脉受累时发生的病理改变与病变动脉相似。

【临床表现】

本病起病隐匿,进展缓慢,呈周期性发作。临床按肢体缺血程度和表现,分为4期。

1.Ⅰ期　无明显症状,或只有患肢麻木、发凉、针刺等异常感觉,患肢皮肤温度稍低,色泽较苍白,足背和胫后动脉搏动减弱。此期患肢动脉已有局限性狭窄病变。

2.Ⅱ期(间歇性跛行) 以患肢活动后出现间歇性跛行为突出症状,患者步行一段距离后出现患肢疼痛,停下来休息一会儿疼痛可缓解,再步行一段距离又出现疼痛。患肢皮肤温度降低、色泽更为苍白,同时出现皮肤干燥、指甲增厚变形;小腿肌萎缩,足背或胫后动脉搏动消失。狭窄的范围与程度均超过Ⅰ期,患肢依靠侧支循环维持血供。

3.Ⅲ期(静息痛期) 以缺血性静息痛为主要症状。患肢出现持续性剧烈疼痛,夜间更甚,迫使病人日夜屈膝抚足,不能入睡。动脉广泛、严重狭窄,仅靠侧支循环无法代偿肢体静息时的血供,检查发现患肢皮肤温度显著降低,明显苍白或出现紫斑,皮肤干燥、无汗,趾(指)甲增厚、变形;小腿肌肉萎缩,足背和(或)胫后动脉搏动消失。组织濒临坏死。

4.Ⅳ期(坏死期) 以出现趾端发黑、干瘪、坏疽和溃疡为主要症状。临床症状继续加重,疼痛剧烈。若继发感染,则由干性坏疽转为湿性坏疽,病人可有高热、烦躁等全身中毒症状,病程长者伴消瘦、贫血。此期,侧支循环供血已不能维持组织的存活。

【实验室及其他检查】

1.一般检查 包括皮温测定、肢体抬高试验及减张试验等。

(1)皮肤温度测定 测量两侧肢体对应部位的皮肤温度,若相差2℃以上,提示皮温降低侧肢体动脉血流减少。

(2)肢体抬高试验(Buerger试验) 是检查动脉供血不足的重要方法。病人平卧,受试肢体抬高70°~80°持续1 min,若出现麻木、疼痛、皮肤苍白或蜡黄等则为阳性;让病人坐起,受试肢体自然垂于床缘下45 s,若足部皮肤出现潮红或发绀等也为阳性。阳性结果说明肢体动脉供血不足。

(3)解张试验 采用蛛网膜下隙或硬膜外隙阻滞,对比阻滞前后下肢温度的变化。若阻滞后皮肤温度明显升高,提示肢体供血不足为动脉痉挛所致;若阻滞后皮温无明显改变,提示肢体供血不足为动脉严重狭窄或完全闭塞所致。

2.特殊检查 包括肢体血流图、超声多普勒检查及动脉造影等。

(1)肢体血流图 有助于了解肢体血流通畅情况。血流波形平坦或消失,提示血流量明显减少,动脉严重狭窄。

(2)超声多普勒检查 可显示动脉的形态、直径、流速和血流波形等,血流波幅降低或呈直线状态,表示动脉血流减少或动脉闭塞。同时还能做节段动脉压测定,了解病变的部位和缺血的程度。

(3)动脉造影 可以明确患肢动脉阻塞的部位、程度、范围及侧支循环建立等情况。典型征象为中、小动脉多节段狭窄或闭塞。

【治疗要点】

重点是防止病变发展,改善和促进患肢血液循环,减轻患肢疼痛,促进溃疡愈合。

1.非手术治疗

(1)一般疗法 严禁吸烟,防止受冷、受潮和外伤,肢体保暖,但不做热疗,以免组织需氧量增加而加重症状;疼痛严重者,给予镇静、止痛;适度患肢锻炼,以促使侧支循环的建立。

（2）药物治疗 适用于早、中期病人。常用药物有：①扩张血管和抑制血小板聚集药物，如前列腺素 E_1（PGE_1）、妥拉苏林、硫酸镁、低分子右旋糖酐等；②抗菌药物，根据细菌培养结果选择有效的抗菌药物；③中医中药，如毛冬青注射液、复方丹参注射液等。

（3）高压氧疗法 通过高压氧治疗，提高血氧含量，促进肢体的血氧弥散，改善组织缺氧状况。

（4）创面处理 对干性坏疽创面，应消毒后包扎，以预防感染；对感染创面应给予湿敷和换药处理。若组织坏死已有明确界限，应行手术治疗。

2. 手术治疗

（1）腰交感神经切除术 适用于腘动脉远侧狭窄、腰交感神经阻滞后皮温提高 1 ~ 2℃ 的病人。切除病变同侧第 2 ~ 4 腰交感神经节和神经链，以解除血管痉挛，促进侧支循环建立。

（2）动脉重建术 ①旁路转流术，适用于主干动脉闭塞，闭塞动脉的近侧和远侧仍有通畅的动脉通道的病人；②血栓内膜剥脱术，适用于短段动脉闭塞的病人。

（3）大网膜移植术 适用于动脉广泛闭塞的病人。将游离的大网膜血管与股部血管吻合，并将裁剪延长的大网膜通过皮下隧道延伸至小腿下段，借助网膜血流和藉此建立的侧支循环为下肢远端供血。

（4）分期动静脉转流术 适用于动脉广泛闭塞并且无流出道的病人。在下肢建立人为的动-静脉瘘，通过静脉的逆向灌注，向远端肢体提供动脉血。4 ~ 6 个月后再手术结扎瘘近侧的静脉。

【护理评估】

1. 健康史 了解病人有无吸烟嗜好，有无受寒或外伤史，家族中有无此类病人。

2. 身体评估 了解患肢有无麻木、怕冷、针刺感，有无间歇性跛行或静息痛；了解以上症状出现的时间、严重程度、缓解方法等。检查患肢皮肤温度、颜色、足背和胫后动脉搏动等情况；有无趾（指）甲增厚和变形、小腿肌肉萎缩等营养障碍表现；有无患肢肿胀，患肢趾（指）端发黑、干瘪、坏疽、溃疡等；有无体温升高、烦躁等全身中毒症状及消瘦、贫血等慢性消耗体征。

3. 实验室及其他检查 了解皮肤温度测定、肢体抬高试验、解张试验及肢体血流图、超声多普勒检查等结果，以判断有无肢体血供不足及血管病变的位置、范围和严重程度等。

4. 心理及社会评估 因病变呈慢性持续发展，周期性发作，加之疼痛剧烈或需要截肢或截指（趾）治疗等，病人常有焦虑、恐惧、悲观等心理反应，甚至对生活丧失信心。应了解家庭对病人的支持程度及有无可利用社会资源等。

【常见护理诊断/问题】

1. 疼痛 与肢体组织缺血有关。
2. 焦虑/恐惧 与患肢剧烈疼痛、久治不愈、需要截肢或截指（趾）等有关。

3.有皮肤完整性受损的危险　与组织缺血及营养障碍有关。

4.潜在并发症　感染、术后继发性血栓等。

5.知识缺乏　缺乏本病的基本常识及患肢功能锻炼的知识。

【护理目标】

病人肢体疼痛减轻或消失;焦虑、恐惧程度减轻;住院期间未发生皮肤破损;潜在并发症得以预防或被及时发现和妥善治疗;了解本病的基本常识,并会进行患肢功能锻炼。

【护理措施】

1.非手术治疗病人的护理

(1)病人的教育

1)绝对戒烟　向吸烟的病人说明吸烟与本病的利害关系,劝其绝对戒烟。

2)保护患肢　告知病人要妥善保护患肢,做好保暖,防止受冷、受潮和外伤,但不要使用热疗。应选择舒适的平跟鞋,鞋子不要过紧也不要松;穿棉制或羊毛制的袜子,每日更换,以预防真菌感染。

3)肢体运动　对无肢体溃疡或坏疽、无动脉或静脉血栓形成的病人,应指导其进行伯格(Buerger)运动和行走锻炼,利用改变姿势来增进外周血液循环,促进侧支循环的建立。Buerger 运动方法:①平卧,将双脚抬高45°～60°,可架在棉被或倒置在椅背上,维持2～3 min;②坐位,坐在床沿或椅子上,双腿自然下垂,脚跟踏在地面上,踝部做背屈、跖屈、左右摆动动作,同时将脚趾向上翘并尽量伸开,再往下收拢,练习2～3 min;③恢复平卧,同时进行踝部和足趾运动2～3 min。如此反复练习5遍为一组,每日进行3～4次。

4)高压氧治疗　向病人说明高压氧治疗的目的和作用,指导病人按时到高压氧舱接受治疗。

(2)止痛　早期轻症病人可应用血管扩张剂;疼痛较重者,可使用吲哚美辛等。吗啡止痛效果较好,但要注意防止成瘾;也可经硬膜外隙插管,应用镇痛泵镇痛。

(3)遵医嘱用药　遵医嘱给予前列腺素 E_1(PgE_1)、妥拉苏林、硫酸镁、低分子右旋糖酐、抗菌药物、毛冬青注射液、复方丹参注射液等,以达到扩张血管,防止血小板凝集,改善微循环,促进侧支循环建立和防治感染等目的。

(4)换药　根据肢体创面情况,采用适当的方法处理和包扎创面。经久不愈的溃疡,应避免受压和刺激,控制感染;干性坏疽应保持创面干燥,避免继发感染;湿性坏疽应去除坏死组织,积极控制感染。坏疽边界清楚后,做好手术治疗准备。

2.手术治疗病人的护理

(1)手术前护理　除做好非手术治疗病人的护理措施外,还要按常规做好术前准备,需植皮者,做好供皮区的皮肤准备。溃疡创面护理同大隐静脉曲张,遵医嘱给予抗菌药物。

(2)手术后护理

1)休息与活动　安置病人平卧,对施行动脉内膜剥脱术、自体大隐静脉或人造血管旁路移植等动脉重建的病人,患肢应平置并制动2周,期间坚持做踝关节伸屈运动,以促进小腿静脉回流。

2)观察病情 应观察患侧肢体的皮肤温度、颜色、感觉及脉搏强度等情况。测量皮温时应选择两侧肢体的相同部位。若动脉重建病人出现肢端疼痛、麻木、苍白、动脉搏动减弱或消失等,应考虑手术部位血管痉挛或继发性血栓形成,及时报告医生,并做好急诊手术探查准备。对接受抗凝治疗的病人,应观察有无伤口渗血或全身出血倾向。

3)防治感染 遵医嘱应用抗菌药物,并注意观察药物的不良反应。保持切口敷料清洁干燥,定时更换敷料,观察有无切口感染征象,一旦出现发热,切口疼痛、红肿、压痛,伴白细胞计数及中细粒细胞比例增高,应考虑切口感染,按感染伤口护理。

3.心理护理 应同情、关心、体贴病人,做好安慰和解释工作,在精神上给予鼓励和支持,稳定病人的情绪,减轻其焦虑和恐惧心理,使其能以积极的心态配合治疗和护理。

【健康教育】

对非手术治疗的病人,应教育其戒烟;妥善保护患肢,防止受冷、受潮和外伤,穿着柔软、舒适、大小合适的鞋和袜;坚持患肢做 Buerger 运动和行走锻炼。对截肢术后病人,应教育其加强残肢功能锻炼,防止关节僵硬和畸形,为安装假肢做好准备。

三、深静脉血栓形成

深静脉血栓形成(deep venous thrombosis)是指血液在深静脉内不正常地凝结、阻塞管腔,导致静脉回流障碍。该病可累及全身主干静脉,尤以下肢静脉多见。若未及时治疗,将造成不同程度的慢性深静脉功能不全,甚至致残。

【病因】

静脉壁损伤、血流缓慢和血液高凝状态是导致深静脉血栓形成的三大因素,其中血液高凝状态是最重要的因素。静脉壁损伤时内膜下层及胶原裸露,从而启动内源性凝血系统,若同时存在血流缓慢和高凝状态,则使血小板和血细胞容易聚集、黏附和沉积在内膜上形成血栓。静脉注射刺激性药物、静脉穿刺或置管等是静脉壁损伤的主要原因;长期卧床、手术后、产后、肢体制动是血流缓慢的主要原因;妊娠、产后、手术后、创伤、肿瘤、长期服用避孕药物等为血液高凝状态的主要原因。

【病理】

典型的血栓包括头部的白血栓,颈部的混合性血栓和尾部的红血栓。血栓形成后可以向主干静脉近端和远端滋长蔓延,随后可在纤溶酶的作用下溶解消散或与静脉壁粘连并逐渐机化,最终形成边缘毛糙、管径粗细不一的再通静脉,同时可造成继发性深静脉功能不全。

【临床表现】

因血栓的位置不同,临床表现各异。主要表现为血栓远端静脉回流障碍引起的症状和体征。

1.上肢深静脉血栓形成 ①腋静脉血栓,表现为前臂和手部肿胀、疼痛,手指活动受限;②腋-锁骨下静脉血栓,表现为整个上肢肿胀,伴有上臂、肩部、锁骨上和患侧前胸壁的浅静脉扩张,上肢处于下垂位时上述症状加剧。

2.上、下腔静脉血栓形成 ①上腔静脉血栓,除有上肢静脉回流障碍的表现外,还有面颈部和眼睑肿胀,球结膜充血水肿;颈部、胸部和肩部浅静脉扩张;常伴有头痛、头胀及其他神经系统和原发疾病的症状;②下腔静脉血栓,多为下肢深静脉血栓向上蔓延所致,表现为双下肢深静脉回流障碍症状和躯干的浅静脉扩张。

3.下肢深静脉血栓形成 最为常见。临床表现依血栓的部位、病程及临床分型不同而不同。

(1)中央型 血栓发生于髂-股静脉,左侧比右侧多见。表现为起病急骤,患侧髂窝、股三角区有疼痛和触痛,浅静脉扩张,全下肢肿胀明显,皮温及体温均升高。

(2)周围型 包括股静脉和小腿深静脉血栓形成。前者主要表现为大腿肿痛,下肢肿胀不严重。后者主要表现为突发小腿剧痛、肿胀伴深压痛,患足不能着地踏平,行走时疼痛加重;踝关节过度背屈可引起小腿剧痛,称为霍曼(Homans)征阳性。

(3)混合型 即全下肢深静脉血栓形成。主要表现为整个患侧下肢明显肿胀、剧痛、苍白、压痛,常伴体温升高和脉率增快,称股白肿。若病情进一步发展,整个下肢静脉几乎全部阻塞,可出现动脉受压或动脉痉挛,致使下肢血供不足,足背动脉和胫后动脉搏动消失,下肢肿胀和疼痛加重,皮肤紧张发亮、出现水疱、呈青紫色,皮温明显降低,称股青肿;严重者可发生肢体坏疽。

【实验室及其他检查】

1.超声多普勒检查 通过测定静脉最大血流率可判断股、腘主干静脉是否有阻塞。

2.深静脉造影检查 可直接显示下肢深静脉的形态,有无血栓及血栓的形态、位置、范围和侧支循环等情况。

3.放射性核素检查 可显示深静脉血栓形成的部位、范围等。

【治疗要点】

1.非手术治疗

(1)休息与活动 急性期卧床休息,抬高患肢,适当使用利尿剂,以减轻肢体肿胀。当全身症状和局部压痛缓解后,可进行轻微活动。若为下肢静脉血栓形成,下床活动时应穿弹力袜或使用弹性绷带绑缠肢体。

(2)溶栓疗法 适用于发病不超过 72 h 者。常用药物为尿激酶,维持 7～10 d。

(3)抗凝疗法 适用于血栓范围较小者。利用肝素和香豆素类抗凝剂预防血栓的繁衍和再生。一般以肝素开始,然后使用香豆素衍生物(如华法林),至病人恢复正常生活,一般维持治疗 2 个月。

(4)祛聚疗法 给予右旋糖酐、阿司匹林、双嘧达莫(潘生丁)和丹参等,既能扩充血容量、稀释血液、降低血液黏稠度,又能防止血小板凝聚,是常用的辅助疗法。

2.手术治疗　适用于发病不超过 48 h 者。但对于病情继续加重或已出现股青肿征象者,即使发病时间较长,也应采用手术治疗,力求挽救肢体。手术方法主要采用 Fogarty 导管取栓术,即通过病变对侧大隐静脉分支插入第一根 Fogarty 导管至下腔静脉,气囊充气阻断血流通道,防止血栓脱落后造成栓塞(图 3-23A);然后切开病变侧股静脉插入第二根 Fogarty 导管至血栓近侧,气囊充气后再缓慢地向外牵拉导管取出血栓,第一根导管气囊放气,恢复血流通道(图 3-23B)。术后辅用抗凝、祛聚疗法 2 个月。

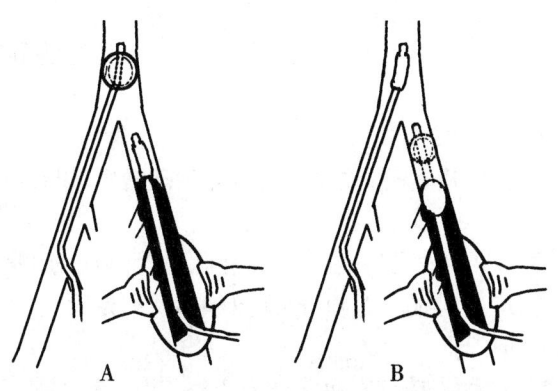

图 3-23　髂-股静脉血栓形成,Fogarty 导管取栓术

【护理评估】

1.健康史　了解病人有无外伤、手术、妊娠、分娩、感染史;有无长期卧床、静脉输入刺激性药物史;有无出血性疾病史。

2.身体评估　了解肢体疼痛、肿胀的部位、范围和程度;检查患肢肿胀、压痛、皮肤颜色、皮肤温度等情况,注意有无浅静脉扩张、皮肤水泡等;检查桡动脉、足背动脉、胫后动脉搏动情况;有无体温升高、脉率改变等。

3.实验室及其他检查　了解超声多普勒检查、深静脉造影检查、放射性核素检查等结果,以了解血栓形成的部位、范围和血管阻塞程度等。

4.心理及社会评估　了解病人和家属对本病的认识程度,家属对病人的支持程度等;观察病人和家属的心理反应,有无因突发肢体剧痛和肿胀而引起的焦虑、恐惧、无助感等。

【常见护理诊断/问题】

1.疼痛　与深静脉血栓形成致肢体肿胀有关。
2.潜在并发症　栓塞、出血。
3.知识缺乏　缺乏本病的预防知识。

【护理目标】

病人肢体疼痛减轻或消失;潜在并发症能得到预防或被及时发现妥善处理;能叙述深静脉血栓形成的预防知识和具体方法。

【护理措施】

1. 预防措施

(1)增加活动　手术、分娩、长期卧床等是引发深静脉血栓形成的重要因素,故对手术后病人和产后妇女,应指导其早期进行床上活动,包括深呼吸,四肢肌肉和关节的被动与主动活动,若病情允许,应尽早离床活动;对长期卧床病人,应协助其定时翻身,进行四肢肌肉和关节的被动与主动活动。

(2)避免血液淤滞　避免在膝下垫硬枕、过度屈髋,以免影响静脉回流;避免用过紧的腰带、吊袜和紧身衣物。

(3)预防静脉壁受损　对接受长时间静脉注射者,应避免在同一静脉的同一部位反复穿刺;静脉注射刺激性药物后,应再注射一定量的生理盐水,以冲洗血管,防止药物对静脉壁造成损伤。

(4)勤观察、早发现　早期发现存在引发深静脉血栓形成的因素,应勤观察,若出现肢体沉重、疼痛、肿胀等,应及时报告医师,以便及早诊断和处理。

2. 非手术治疗病人的护理

(1)卧床休息　急性期病人应绝对卧床休息 10 ~ 14 d,床上活动时避免幅度过大。

(2)患肢护理　患肢宜高于心脏平面 20 ~ 30 cm,以促进血液回流,防止静脉淤血,并可降低静脉压,从而减轻水肿与疼痛。疼痛严重者,遵医嘱给予止痛药物。叮嘱病人禁忌按摩患肢,以防血栓脱落导致肺动脉栓塞。对下肢深静脉血栓形成的病人,应指导其下地活动时穿弹力袜或用弹力绷带缚缠下肢并至少坚持 3 个月,甚至需要更长时间。

(3)生活护理　指导病人戒烟,因烟中尼古丁可引起静脉收缩,影响血液循环;选择进食低脂、富含纤维素的食物,保持大便通畅,防止因排便困难致腹内压增高,影响下肢静脉回流。

(4)遵医嘱用药　遵医嘱按疗程、定时定量给予尿激酶、肝素、华法林、右旋糖酐、阿司匹林、双嘧达莫和丹参等,以达溶栓、抗凝、祛聚等目的。

(5)病情观察　观察患肢疼痛、肿胀、皮肤颜色、皮肤温度、脉搏、体温等变化,以判断病情有无好转或加重;抗凝治疗期间,每日检查凝血时间或凝血酶原时间,观察有无出血倾向。若病人出现胸痛、呼吸困难、咯血、咳嗽、血压下降、脉率增快等症状时,应考虑并发肺栓塞的可能,立即使病人平卧,嘱其避免深呼吸、咳嗽和剧烈翻动,同时给予高浓度氧气吸入,并报告医生,积极配合抢救。

3. 手术治疗病人的护理

(1)手术前护理　除做好常规准备外,对年老体弱者还应全面了解重要脏器功能,了解出凝血功能,并训练卧床大小便;术前晚灌肠,排空结肠,以防术后过早排便。

(2)手术后护理

1)体位与活动　术后卧床,抬高患肢30°,指导病人尽早活动。恢复期病人逐渐增加活动量,以促进深静脉再通和侧支循环的建立。

2)观察病情　观察患肢远端皮肤的温度、色泽、感觉和脉搏强度,以判断血管通畅情况。

3)遵医嘱用药　给予抗菌药物预防感染,给予抗凝药物以防血栓再发。应用抗凝药物治疗时,应观察有无切口渗血和出血倾向,并根据每日测定的凝血酶原时间调节药物剂量,以使凝血酶原时间保持在25~30 s,凝血酶原活性保持在20%~30%为宜。

【健康教育】

1.生活指导　指导病人戒烟;进食低脂、富含纤维素的食物,保持大便通畅。

2.指导运动　指导外伤、手术、分娩、长期卧床等病人,应多进行肢体肌肉和关节活动,病情允许时,应尽早离床活动;若出现肢体沉重、疼痛、肿胀等应及时通知医生。

3.保护肢体　急性期遵医嘱卧床10~14 d,抬高肢体,避免床上大幅度的活动,禁止按摩肢体;告知下肢深静脉血栓形成者下床活动时穿弹力袜或用弹力绷带缚缠下肢。

4.遵医嘱用药　指导病人遵医嘱坚持用药至规定时间,以防再次发生深静脉血栓形成。

（胡　倩）

第十四节　循环系统常见诊疗技术及护理

一、人工心脏起搏

人工心脏起搏(artificial cardiac pacing)是通过人工心脏起搏器发放一定频率的脉冲电流暂时或长期刺激心肌,从而替代心脏自身起搏点,控制心脏按脉冲电流频率有效搏动的治疗方法。该方法主要用于治疗缓慢性心律失常,亦用于治疗快速性心律失常。起搏治疗的目的是通过不同的起搏方式纠正心率和心律的异常,来提高病人的生存质量,减少病死率。

人工心脏起搏器是一种医用电子仪器,由脉冲发生器、电极及其导线、电源3部分组成。其基本功能是由脉冲发生器发放电脉冲,通过电极管的传导,刺激电极所接触的心肌以维持正常的心脏节律。

【心脏起搏器的功能及类型】

1.起搏器命名代码　目前临床上常用国际NBG编码,用五位字母代码为起搏命名,自左向右各个位置字母代表的意义如下。

(1)第一位　表示起搏的心腔。A、V、D、S分别代表心房、心室、心房和心室双心腔、心房或心室。

（2）第二位　表示感知的心腔。分别由 A、V、D、S 代表，另用 O 代表无感知功能。

（3）第三位　表示起搏器感知后的反应方式，有 T（触发型）、I（抑制型）、D（兼有触发和抑制型）和 O（无感知反应）。

（4）第四位　代表起搏器程序控制调节功能的程度。分别有 P（1～2 项简单程控）、M（两种以上参数的多项程控）和 O（无程控功能）、C（遥测）和 R（频率调整）。

（5）第五位　代表抗快速心律失常的功能，有 P（起搏方式）、S（电击）、D（兼有起搏和电击）、O（无抗快速心律失常功能）。

由于起搏治疗技术进展迅速，第四位和第五位的代码现在已少用或弃用。

2.起搏器的种类　根据起搏器电极导线植入的部位分为以下 3 种。

（1）单腔起搏器　只有一根电极导线置于一个心腔。其中最常见的是 VVI 型起搏器（电极导线植入右心室）和 AAI 型起搏器（电极导线植入右心房），前者用于刺激心室，带动心室率缓慢病人的心搏，后者用于刺激心房，带动心房率缓慢病人的心搏。

（2）双腔起搏器　有两根电极导线分别置于心房和心室，其特点是心房和心室能顺序起搏，更合乎生理要求。如双腔按需起搏器（DVI 型）、全自动型起搏器（DDD 型）。

（3）三腔起搏器　目前主要分为双房+右室三腔起搏器治疗房室传导阻滞合并阵发性房颤和右房+双室三腔起搏器治疗心力衰竭。

根据心脏起搏器应用的方式分为临时心脏起搏（采用体外携带式起搏器）和植入式心脏起搏（起搏器一般埋植于病人胸部的皮下组织内）两种。

【适应证】

1.严重心脏传导阻滞，症状明显者。

2.病态窦房结综合征，尤其是伴有阿-斯综合征者。

3.反复发作的颈动脉窦性昏厥和心室停搏。

4.心脏病的诊断，协助进行心脏电生理检查。

【起搏方式】

目前常用的是两种经静脉心内膜起搏法。

1.临时性心脏起搏　采用双电极导线经周围静脉（常用股静脉或锁骨下静脉）送到右心室，电极接触心内膜，起搏器置于体外。用于暂时性和急需起搏救治的病人，放置时间不宜过久，一般不能超过 1 个月，以免局部发生感染。

2.植入式心脏起搏　如是单腔起搏电极导线从头静脉、锁骨下静脉或颈内静脉等处送到右心室内，脉冲发生器多埋在前胸壁胸大肌皮下组织中。如是双腔起搏一般将心房起搏电极导线置于右心房，心室起搏电极置于右心室。适用于所有需长期起搏的病人。

【护理】

1.术前护理

（1）心理护理　向病人及家属讲解安装人工心脏起搏器的必要性和意义，介绍手术过程及安全性，使病人及家属有充分的思想准备，减轻心理压力，消除顾虑，避免手术时病人精神过度紧张,引起肌肉和血管的痉挛。

(2)协助检查　指导病人完成必要的检查,如血常规、尿常规、出凝血时间、胸部 X 射线、心电图等。

(3)做好各项术前准备　如备皮、抗生素皮试等。

2. 术中配合

(1)严密监测心率、心律、呼吸及血压的变化,发现异常立即通知医生。

(2)及时了解病人术中感受,并做好安慰解释工作,使手术顺利完成。

3. 术后护理

(1)术后立即做 12 导联体表心电图、严密心电监护 48～72 h,观察心率、心律、心电图、起搏阈值、起搏频率、起搏信号与 P 波或 QRS 波的关系等,以了解心脏起搏器的工作情况。

(2)植入式起搏器者术后绝对卧床休息 5～7 d,上肢不能大幅度活动,一般取仰卧位或左侧卧位。临时性起搏术后除按上述体位卧床休息至拔除起搏电极外,并适当限制插入导管电极侧肢体活动,防止电极脱位。

(3)密切观察生命体征变化,防止并发症的发生。同时注意观察肢体活动及有无栓塞症状,特别是肺栓塞、气胸、血胸等;认真观察有无手术后咳嗽、胸闷、呼吸困难、呼吸音减弱或消失、移动性浊音等,观察心肌缺血情况。

(4)术后局部可放置 500 g 沙袋,压迫止血 6 h,每小时活动沙袋一次,防止压迫时间过长引起局部组织缺血坏死,在活动沙袋的同时,注意观察刀口有无渗血、出血,有无皮下血肿,要保持敷料的清洁、干燥,防止刀口感染。若伤口无渗血无红肿,则不需要换药,若局部有红肿者,则每天换药 1 次。必要时可全身用抗生素 3～7 d 以防感染,术后 7～10 d 拆线。

【健康教育】

1. 病人应妥善保管起搏器植入卡并随身携带,因其上写明何时安装起搏器及其类型,可在必要时提供给医师,以便于治疗。

2. 定期复查、自查,检查起搏器系统工作是否正常,如有异常及时通知医师。

3. 教会病人自测脉搏,若脉搏小于设置频率或出现安装前的症状,立即就诊。

4. 避免接触、靠近高压电、无线电发射机(高功率)、雷达、微波炉等带强磁性物体。

5. 如置入起搏器的部位需要接受放射线治疗时,应将起搏器重新变换位置。

6. 安装起搏器后避免剧烈运动。

7. 乘坐飞机对起搏器无大影响,但需随身带有起搏器安装证,以便登机前顺利通过金属检测仪的检查。

8. 定期随访测定起搏器功能,最初半年每 1～2 个月随访一次,以后每半年随访一次,当电池即将耗尽前每周随访一次。

二、心脏电复律

心脏电复律(cardioversion)是在短时间内用高压强电流,使心肌瞬间同时除极,从而使快速异位心律失常转为窦性心律的方法。最早用于消除心室颤动,故也称心脏电除颤(defibrillation)。

【适应证】

适用于各种严重的甚至危及生命的恶性心律失常,以及各种持续时间较长的快速型心律失常。

1. 心室颤动和扑动　是电复律的绝对指征。

2. 心房颤动和扑动。

3. 药物或其他方法治疗无效以及有严重血流动力学障碍的阵发性室上性心动过速、室性心动过速、预激综合征伴快速心律失常者。

【禁忌证】

1. 病史较长(>1年)、心脏(尤为左心房)明显增大、同时伴有二度Ⅱ型或三度房室传导阻滞的心房颤动或扑动。

2. 洋地黄类药物所致快速异位心律失常及洋地黄类药物中毒或低血钾。

3. 伴有病态窦房结综合征的异位性快速心律失常。

【电复律种类】

1. 非同步电复律　电复律器可在任何时间放电,仅用于病人心电图的 R 波不能分辨时,即心室颤动/扑动的治疗。将两个电极涂导电糊或垫以生理盐水浸湿的纱布分别置于胸骨右缘第 2～3 肋间和胸前心尖区,充电功率一般用 360 J 左右,按非同步放电按钮放电,此时病人身躯四肢抽动一下,通过心电示波器观察病人的心律是否转为窦性心律。

2. 同步电复律　电复律器的同步触发装置能利用病人心电图的 R 波来触发放电,使电流仅在心动周期的绝对不应期中发放,避免诱发心室颤动,可用于转复心室颤动以外的各类快速异位心律失常,如房颤、房扑、室上性或室性心动过速。

【护理】

1. 复律前护理

(1) 做好病人的思想准备工作,向择期复律的病人介绍电复律的意义、必要性,解除思想顾虑,消除恐惧心理,以取得病人的合作。

(2) 遵医嘱停用洋地黄类药物 1～3 d,给予改善心功能、纠正低钾血症和酸中毒的药物,术前查血钾、pH 值,纠正低血钾和酸中毒。

(3) 复律前 1～2 d 口服奎尼丁,预防转复后复发,服药前做心电图,观察 QRS 波时限及 Q-T 间期变化。

(4)复律术当日晨禁食,排空膀胱。

(5)物品准备　检查除颤器、心电图、示波器及联接线路是否完备;检查除颤器同步性能,并充电备用;备齐其他抢救物品如抢救车、各种抢救药物(如抗心律失常药物等)、气管插管、呼吸器、氧气管、临时起搏器等。

2. 复律中配合

(1)让病人平卧在绝缘的硬板床上,取下假牙、松解衣扣与裤带,开放静脉。

(2)行同步电复律时,先连接好心电图机及示波器,术前做全导心电图,选 R 波较大的导联测试电复律仪的同步性能。

(3)清醒病人给予静脉注射地西泮 $0.3 \sim 0.5$ mg/kg,直到病人入睡,睫毛反射开始消失为止。

(4)两电极板上均匀涂满导电糊或包以生理盐水浸湿的纱布,分别置于胸骨右缘第 $2 \sim 3$ 肋间和心尖部。

(5)用于同步电复律时,大多充电 $150 \sim 200$ J;用于室颤时,充电 $300 \sim 350$ J。

(6)同步电复律时,按下同步按钮放电,室颤时按非同步按钮。当病人躯干和四肢抽动一下后,立刻移取电极。

(7)观察心电示波,如仍未恢复窦性心律,间隔 $3 \sim 5$ min 后,可酌情重复上述过程。但一般病人连续电击不超过 3 次。

3. 复律后护理

(1)绝对卧床休息 24 h。监护时间至少 24 h,每半小时记录心电监测仪上的心率、心律并测血压一次,共 6 次。

(2)清醒后 2 h 内避免进食,以免恶心、呕吐。

(3)按医嘱继续服用奎尼丁、洋地黄或其他抗心律失常药物以维持窦性心律。

(4)观察电击局部皮肤有无损伤,并给予处理。

(5)注意是否有动脉栓塞、肺水肿等并发症发生。

【健康教育】

电复律较药物治疗效果好而快,成功率高,但电复律本身无维持窦性心律的作用,故应指导病人复律后还必须坚持依靠药物来维持疗效。此外,复律术后复发率高,病人应有思想准备,以免影响情绪。

三、心导管检查术

心导管检查术是通过心导管插管术(cardiac catheterization)将不能透过 X 射线的心脏导管在 X 射线透视下送入心脏各腔和大血管,进行有关血流动力学的检查,其目的是明确诊断心脏和大血管病变的部位与性质,病变是否引起了血流动力学改变及其程度,为采用介入性治疗或外科手术提供客观依据。包括右心导管检查与选择性右心造影、左心导管检查与选择性左心造影。

【适应证】

1. 需作血流动力学监测者,从静脉置入漂浮导管至右心及肺动脉。

2. 心内电生理检查。

3. 室壁瘤需了解瘤体大小与位置以决定手术指征。

4. 先天性心血管病,特别是有心内分流的先心病诊断,了解病变的严重性,以决定是否适应手术治疗。

5. 静脉及肺动脉造影。

6. 选择性冠状动脉造影术。

7. 心肌活检术。

【禁忌证】

1. 感染性疾病,如感染性心内膜炎、败血症、肺部感染等。

2. 严重心律失常及严重的高血压未得到有效控制者。

3. 严重出血性疾病。

4. 外周静脉血栓性静脉炎。

5. 严重肝肾损害者。

【方法】

一般采用 Seldinger 经皮穿刺法,局麻后自股静脉或股动脉插入导管到达相应部位。整个检查均在 X 射线透视下进行,并作连续的心电和压力监测。

【护理】

1. 术前护理

(1)做好术前解释工作,以解除病人及家属思想顾虑和精神紧张,必要时手术前夜口服地西泮 5 mg,保证充足的睡眠。

(2)术前禁食 12 h,进行阴部及两侧腹股沟备皮。

(3)青霉素和碘过敏试验。

(4)检查各项抢救设备(如除颤器等)及药品准备情况。

(5)穿刺动脉者应检查两侧足背动脉搏动情况并标记,以便与术中、术后对照观察。

(6)术前半小时给予苯巴比妥 0.1 g,肌内注射。

2. 术后护理

(1)穿刺侧肢体制动 8 h,血管穿刺局部以沙袋压迫 2～4 h,直至确信无出血。

(2)持续监测生命体征、心律及其他表现,注意有无心律失常,必要时协助医师给予抗心律失常处理。每半小时测血压、心率一次,共 3 次,如病人心脏明显扩大或手术时曾发生过心力衰竭和严重心律失常,术后 24 h 应严密观察心率、心律、血压及呼吸的变化。

(3)检查足背动脉搏动是否减弱或消失,观察肢体颜色与温度、感觉与运动功能有无变化等。

（4）常规给予抗生素预防感染,一般用青霉素640万U静脉滴注,连续3 d。

（5）注意观察及防止穿刺部位出血、血管栓塞及感染等并发症,协助医师给予压迫止血、溶栓等处理。

四、射频消融术

射频消融术（RFCA）是通过心导管将一种高频电磁波的射频电流引入心脏以消融特定部位的心肌细胞,使心肌细胞内水分蒸发、干燥,形成范围小、边界清楚的圆形或椭圆形的凝固性坏死,消除病灶,但不破坏周围正常组织的治疗心律失常的方法。由于具有高频特性,不刺激神经、肌肉纤维,致心律失常作用轻,无左心功能受抑,不需在麻醉下进行,创伤范围小,因而并发症少,安全有效。

【适应证】

1. 伴有症状、发作频繁和（或）药物治疗无效的房室折返性或房室结折返性心动过速。

2. 伴有心房颤动且心室率快速的预激综合征。

3. 药物治疗不能满意控制心室率的心房颤动或扑动,可消融房室结产生完全性房室传导阻滞,再植入埋藏式起搏器以改善其血流动力学。

4. 伴有症状、单一形态的持续性室速,药物治疗无效或不能耐受,或不愿长期服药治疗的病人。

【禁忌证】

同心导管检查术。

【方法】

行电生理检查以明确诊断和所需消融的病灶部位。选用大头导管引入射频电流。消融左侧房室旁路时,大头导管经股动脉逆行置入;消融右侧房室旁路或改良房室结时,大头导管经股静脉置入。

【护理】

术前准备、术后护理同心导管检查术。术后还需每日复查心电图（3～5 d内）;遵医嘱口服抗血小板聚集药物,如阿司匹林;注意观察有无局部血管出血、血栓形成、房室传导阻滞、心脏压塞等并发症。

五、经皮球囊二尖瓣成形术

经皮球囊二尖瓣成形术（PBMV）是用介入手段对狭窄的二尖瓣膜进行扩张解除狭窄病变的一种非外科手术方法,该方法具有创伤性小,相对安全,术后恢复快等优点,疗效也较好。但伴有二尖瓣关闭不全和风湿活动、左心房内有血栓形成或既往有体循环栓塞史者应视为禁忌。

【适应证】

1.中、重度二尖瓣狭窄而瓣膜较柔软,无明显钙化和瓣下结构异常,心功能Ⅱ~Ⅲ级者。

2.窦性心律,无体循环栓塞史。

3.有明确的临床症状,无风湿活动。

【禁忌证】

1.伴有中至重度二尖瓣或主动脉瓣反流、主动脉瓣狭窄。

2.伴有风湿活动。

3.左心房内有血栓形成或既往有体循环栓塞史者。

【方法】

经皮穿刺股静脉或切开大隐静脉,置入右心导管和房间隔穿刺针,将特制的球囊导管从股静脉送入右心房,通过房间隔穿刺,将球囊导管送入左心房并到达二尖瓣瓣口,加压后使球囊扩张以达到扩张二尖瓣的目的。

【护理】

术前与术后护理同心导管检查术。但术后还应观察有无二尖瓣反流、瓣叶撕裂或穿孔等并发症。一旦穿刺心房间隔引起心包积血而造成心脏压塞时,需作紧急引流或外科手术修补。

六、冠状动脉介入性诊断及治疗

(一)冠状动脉造影术

冠状动脉造影术(CAG)是目前诊断冠状动脉畸形和狭窄性病变的定位、程度的主要方法,有助于选择最佳治疗方案,是目前诊断冠心病最可靠的方法,也是目前诊断冠状动脉疾病的"金标准"。

【适应证】

1.心绞痛反复发作药物治疗效果不佳者,明确动脉病变情况以及考虑介入性治疗或旁路移植手术。

2.胸痛高度怀疑心绞痛而未确诊者。

3.中老年病人心脏增大、心力衰竭、心律失常,疑有冠心病而未确诊者。

【禁忌证】

除与心导管术相同外,还有以下几种。

1.严重心力衰竭。

2.外周动脉血栓性脉管炎。

3.造影剂过敏。

4.严重心动过缓者应在临时起搏保护下手术。

【方法】

将心导管经皮穿刺插入股动脉或肱动脉,推送至主动脉根部,使导管顶端进入左、右冠状动脉开口,注入造影剂而使其显影。常用造影剂为76%泛影葡胺及其他非离子型碘造影剂,如优维显。

【护理】

除与心导管术基本相同外,还需做好以下工作。

1.术前12 h禁食,但不禁药。

2.术前进行血常规检查、尿常规检查、出血时间、凝血时间、电解质、肝肾功能、心电图或运动心电图等检查。有条件应做超声心动图及胸片检查。训练床上排尿及连续咳嗽动作。

3.术后动脉穿刺部位加压包扎,沙袋压迫6~8 h;病人平卧24 h。

4.注意观察有无伤口出血、血肿等,保持足背动脉搏动良好。

(二)经皮腔内冠状动脉成形术(PTCA)及冠状动脉内支架植入术

PTCA是冠状动脉介入治疗的最基本手段,是指经导管通过一特定大小的球囊扩张狭窄的冠状动脉,解除其狭窄,缓解症状,改善心肌缺血及心功能的一种非外科手术的治疗方法。冠状动脉内支架植入术是在PTCA基础上发展而来的,目的是为防止和减少PTCA后急性冠状动脉闭塞和后期再狭窄,以保持血流畅通,改善冠心病介入治疗的效果。

【PTCA 的适应证】

1.冠状动脉不完全狭窄,狭窄程度>75%。

2.冠状动脉单支或多支近端、孤立、向心性、局限、长度<15 mm 的无钙化病变。

3.心绞痛经药物治疗症状不能控制者。

4.有临床症状的 PTCA 术后再狭窄。

5.新近发生的单支冠状动脉完全阻塞。

6.冠状动脉手术后移植血管狭窄。

【PTCA 的禁忌证】

1. 无明显血流动力学意义的冠状动脉病变。
2. 慢性完全阻塞性伴严重钙化的病变。
3. 多支广泛弥漫性病变。
4. 病变狭窄程度≤50%。
5. 左冠状动脉主干狭窄>50%而未作过旁路移植保护以及医院内没有心脏外科作为支持。

【PTCA 的方法】

先作冠状动脉造影,然后将指引导管送至待扩张的病变处,再将带球囊导管置入,通过冠脉内导引钢丝引至欲扩张的病变处,根据病变的性质采用不同的压力进行扩张(一般在 4 ~ 10 个大气压),扩张的时间为 30 ~ 120 s,使狭窄的冠状动脉扩张膨胀,待血管已经扩张后减压,将球囊抽成负压状态撤出。

【冠状动脉内支架植入术的适应证】

1. 冠状动脉分支起始部或近端病变。
2. 凡作 PTCA 后夹层形成和弹性回缩病变。
3. 血管直径≥3.0 mm。

【冠状动脉内支架植入术的禁忌证】

无绝对禁忌证,但血管直径≤2.5 mm,位于主要分支血管的分叉部,血管严重迂曲的病变不宜选用。

【冠状动脉内支架植入术的方法】

先作冠状动脉造影,当冠状动脉狭窄病变被球囊导管较满意地扩张后,将球囊导管撤出,然后将指引导管送至冠状动脉病变处,在病变血管部位植入一金属支架。

【护理】

1. 术前护理基本与冠状动脉造影术相同。介绍有关 PTCA 及冠状动脉内支架植入术的注意事项。作 PTCA 前必须口服抗血小板聚集药物,如阿司匹林、抵克力得。
2. 术后护理
(1)持续心电监护 24 h,严密观察病人神志、心率、心律、血压、体温等,观察有无心律失常、心肌缺血、心肌梗死等急性期并发症。如有并发症应酌情延长监测时间。
(2)PTCA 术后绝对卧床 48 h,支架植入术后卧床 72 h,保持患侧平放,保持动脉鞘管勿打折。加强生活护理,将呼叫器及常用药品放在病人易取处,以保证病人基本需要。
(3)给予低盐、低脂、易消化、不含高维生素 K 的饮食。术后保证病人的液体入量,防止血液过于黏稠,并给予病人饮水 500 ml 左右。

(4)术毕拔除鞘管后,以手指压迫止血30 min,压迫点在皮肤穿刺上方1~2 cm处,确认无出血后,以弹力绷带加压包扎并用1 kg沙袋压迫6~8 h,右下肢制动24 h,防止出血。

(5)观察伤口情况,遵医嘱常规使用抗生素3~5 d,预防感染。

(6)抗凝治疗的护理　术后遵医嘱给予抗凝剂肝素以预防血栓形成和栓塞而致血管闭塞和急性心肌梗死等并发症。观察有无伤口渗血、牙龈出血、鼻出血、血尿、血便、呕血等出血倾向。观察双下肢皮肤温度、颜色、动脉搏动情况。用微量注射泵准确控制药量,精确配置药液,密切注意注射泵运转是否正常,及时排除故障。

(7)拆除绷带后嘱病人逐渐增加活动量,起床下蹲时动作应缓慢,不要突然用力,防止伤口再度出血。术后1周内避免抬重物,1周后有可能恢复日常生活与轻体力工作。

(8)术后负性效应的观察与护理

1)腰酸、腹胀　多数由于术后要求平卧、术侧下肢伸直24 h的体位所致。应告诉病人起床活动后腰酸与腹胀会自然消失,可适当活动另一侧肢体,严重者可热敷、适当按摩腰背部以减轻症状。

2)穿刺局部损伤　包括局部出血或血肿。预防和处理方法为:嘱病人术侧下肢保持伸直位,须在拔管24 h后方可活动;病人咳嗽及需用力小便时压紧穿刺点;术后严密观察伤口情况,如有出血应重新包扎;对于局部血肿及淤血者,可用50%硫酸镁湿热敷或理疗。

3)栓塞　栓子可来源于导管或导丝表面的血栓,或因操作不当致粥样硬化斑块脱落等。因此,术后应注意观察双下肢足背动脉搏动情况及皮肤颜色、温度、感觉改变,下床活动后肢体有无疼痛或跛行等,发现异常及时告知医师。

4)尿潴留　系因病人不习惯床上排便而引起。因此术前应训练床上排便;做好心理疏导,解除床上排便时的紧张心理;诱导排尿,如用温水冲洗会阴部、听流水声、热敷等,或按摩膀胱并适当加压。以上措施均无效时可行导尿术。

5)低血压　为伤口局部加压后引发迷走神经反射所致,少数为硝酸甘油滴速过快引起。应密切观察血压变化;学会判断迷走神经反射性低血压。常表现为血压下降伴心率减慢、恶心、呕吐、出冷汗,严重时心跳停止。一旦发生则立即报告医师,给予阿托品1 mg静脉注射;静脉滴注硝酸甘油时要严格掌握滴速,并监测血压。

6)造影剂反应　极少数病人注入造影剂后出现皮疹或有寒战感觉,经使用地塞米松后可缓解。肾功能损害及严重过敏反应罕见。

7)心肌梗死　由于病变处血栓形成导致急性闭塞所致。故术后要经常了解病人有无胸闷、胸痛症状,并注意有无心肌缺血的心电图表现。

8)继续按医嘱服用硝酸酯类、钙通道阻滞剂、ACE-I类药物,继续口服抗血小板聚集药物,如阿司匹林、抵克力得。

9)定期监测血小板、出凝血时间的变化,各种操作要轻柔,嘱病人不要用硬尖物剔牙、挖鼻孔或耳道。

10)PTCA术后3~6个月约有30%的病人发生再狭窄,支架植入后半年内约20%的病人再狭窄,故应定期门诊随访。

七、监测中心静脉压

中心静脉压(central venous perssure,CVP)是指右心房及上、下腔静脉胸腔段的压力(用 kPa 为单位,0.098 kPa=10 mmH$_2$O),是反映右心前负荷的指标。它可判断病人血容量、心功能及血管张力等综合情况。

【适应证】

1. 急性循环衰竭患者,测定 CVP 可以帮助判断是否血容量不足还是心力衰竭。

2. 需要大量补液、输血时,可以动态监测血容量的变化,防止发生循环负荷超重的危险。

3. 拟行大手术的危重患者,监测血容量可以维持在最适当水平,更好耐受手术。

4. 血压正常而伴少尿或无尿时,帮助鉴别少尿为肾前性因素(脱水)还是肾性因素(肾功能衰竭)所致。

【操作方法】

常采用局部麻醉后经皮穿刺法。经锁骨下静脉或右颈内静脉穿刺插管至上腔静脉,经右侧腹股沟大隐静脉插管至下腔静脉。一般认为上腔静脉测压较下腔静脉测压更能准确反映右房压力,尤其在腹内压增高等情况下。

1. 备齐用物,携至病人床旁,将输液瓶和测压管固定于输液架上。

2. 向患者解释测量的目的与操作过程。

3. 协助病人取仰卧位并暴露穿刺、插管部位,常用部位有颈内静脉、锁骨下静脉和股静脉,常规消毒皮肤、铺治疗巾。

4. 打开静脉穿刺或切开包,术者戴无菌手套,在局麻下行静脉切开或静脉穿刺法插入导管,若经锁骨下静脉穿刺,穿刺侧上臂外展 80°~90°。用 5 ml 注射器盛生理盐水 3~5 ml,连接 13~14 号粗针头,在锁骨内中 1/3 交界处下方 1 cm 处,与胸壁皮肤呈 20°~30°,针头朝向胸锁关节进针,约进入 3 cm,可回抽大量暗红色血液。注入液体局部不肿,取下注射器,用手指堵住针头,插入导管,一般插管深度约为 15 cm,如经股静脉插管至下腔静脉与右心房交界处,插管深度一般约为 40 cm。导管末端通过"Y"形管与测压装置的输液胶管和测压计相连接,使测压计的零点与右心房在同一水平(即仰卧时腋中线第四肋间水平);体位变动时给予调整。

5. 测压 先将插向静脉一端的导管夹紧,松开连接输液瓶一侧的导管并连通测压计侧的导管,输液瓶与测压计相通,并使输液瓶内液体充满测压管,然后将连接输液瓶一侧的导管夹紧,松开插向静脉侧的导管,测压计与静脉导管相通,此时测压管内的液面迅速下降,当液面达到一定水平不再下降时,测压计刻度即为 CVP 值。测压后,立即将输液管与导管相通,使生理盐水将导管内血液全部压回血管内(图 3-24)。CVP 的正常值为 5~12 cmH$_2$O。

如果 CVP<5 cmH$_2$O,提示血容量不足,应用扩张血管的药物等也会使 CVP 降低;CVP

>15 cmH$_2$O,提示右心衰竭或血容量超负荷,胸腔压力增加、腹腔压力增加、使用血管升压药物及输液治疗时 CVP 也会升高。重症患者输液时,为保证心肺安全,常需根据血压、CVP 监测结果调整治疗方案。

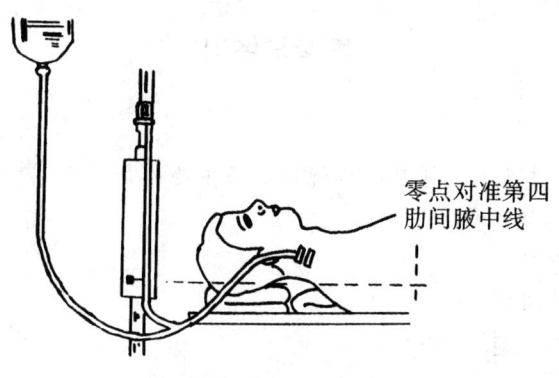

零点对准第四
肋间腋中线

图 3-24 监测 CVP 示意图

【临床意义】

1. CVP 正常值为 5 ~ 12 cmH$_2$O(0.49 ~ 1.18 kPa),评价 CVP 高低的意义,应当从血容量、心功能及血管状态三方面考虑。当血容量不足而心力衰竭时,CVP 可正常。

2. CVP<5 cmH$_2$O(0.49 kPa),提示血容量不足,应迅速补充血容量。

3. CVP>10 cmH$_2$O(0.98 kPa)则表示容量血管过度收缩或有心力衰竭的可能,需采用增加心肌收缩力的药物,如西地兰或多巴酚丁胺并严格控制入量。

4. CVP>15 ~ 20 cmH$_2$O(1.47 ~ 1.96 kPa),表示有明显的心力衰竭,且有发生肺水肿的危险,应暂停输液或严格控制输液速度,并给予速效洋地黄制剂、利尿剂或血管扩张剂等处理。

5. 低 CVP 也可见于败血症、高热所致的血管扩张。必须指出,CVP 的临床意义需结合临床综合判断。

【护理】

1. 应在静息时测定,如在吸痰后、朦胧状态下或躁动、寒战、抽搐等特殊情况下测定的结果,要注释加以说明。

2. 测量时应将测压计的零点调到右心房水平,如体位有变动则随时调整。

3. 严密监测 CVP 数值并记录。如测压过程中发现 CVP 值突然出现显著波动性升高时,提示导管尖端进入右心室,应立即退出一小段后再测,这是因心室收缩时压力明显升高所致。

4. 每次测压倒流入测量管内的血液需冲洗干净,以保持静脉导管通畅。若导管阻塞无血液流出,应用输液瓶中液体冲洗导管或变动其位置;若仍不通畅,则用肝素或枸橼酸钠冲洗。

5.应用注射器抽吸,以防导管尖端附着的血栓脱落形成栓塞。

6.测压管留置时间,一般不超过5 d,时间过长易发生静脉炎或血栓性静脉炎,故留置3 d以上时,需用抗凝剂冲洗,以防血栓形成。

思考与练习

一、A1/A2 型题

1.目前认为导致先天性心脏病的环境因素最主要的是(　　　)

　　A.宫内细菌感染

　　B.宫内病毒感染

　　C.宫内支原体感染

　　D.母亲妊娠毒血症

　　E.胎盘早剥

2.患儿,男,2岁,患有法洛四联症。护士应向家长解释,患儿喜蹲踞是因为(　　　)

　　A.心脑供血量增加

　　B.缓解漏斗部痉挛

　　C.腔静脉回心血量增加

　　D.休息,缓解疲劳

　　E.增加体循环阻力、减少右向左分流血量

3.4岁男孩,婴儿期开始发现发绀,逐渐加重,有昏厥及抽搐史。查体:胸骨左缘第3肋间有Ⅱ级收缩期杂音,P_2减弱,有杵状指。最可能的诊断是(　　　)

　　A.房间隔缺损

　　B.室间隔缺损

　　C.动脉导管未闭

　　D.法洛四联症

　　E.肺动脉狭窄

4.患儿,女,3岁,生后即发现心脏有杂音,婴儿期喂养困难,易疲乏。经常咳嗽,因肺炎入院治疗。查体:生长发育落后,心前区隆起,心界向左下扩大,心率160次/min,胸骨左缘第3、4肋间有Ⅵ级粗糙收缩期杂音,P_2亢进,诊断为室间隔缺损。该患儿面临的主要护理问题是(　　　)

　　A.气体交换受损

　　B.清理呼吸道无效

　　C.潜在的并发症:心力衰竭

　　D.活动无耐力

　　E.营养失调

5.患者,男性,34岁,计算机工程师,近期感觉久坐后下肢沉重、酸胀,容易疲劳。护士指导其在工作期间定时站立和活动下肢以促进下肢血液循环,其原理是利用(　　　)

　　A.小腿肌泵收缩功能

B. 胸腔吸气期负压

C. 心脏舒张期负压

D. 静脉瓣膜向心单向开放

E. 地心对血柱的吸引力

6. 某患者因血栓闭塞性脉管炎来院就诊,被确定为营养障碍期,护士最可能观察到该患者特征性的表现是(　　)

A. 静息痛

B. 肢体坏疽

C. 间歇性跛行

D. 足背静脉搏动减弱

E. 游走性浅静脉炎

7. 护士对血栓闭塞性脉管炎患者进行患肢保暖的健康教育,正确的内容是(　　)

A. 室内温度宜保持在 15℃ 以上

B. 暴露肢体于寒冷环境中以提高其抗寒能力

C. 将热水袋紧贴患肢皮肤

D. 可用 50℃ 的热水泡脚

E. 脚冷时将热水袋放于腹部

8. 护士在监护一急性心肌梗死患者时发现,该患者经漂浮导管测量的肺毛细血管楔压(PCWP)为 2.7 kPa,提示该患者可能发生了(　　)

A. 肺栓塞

B. 左心功能不全

C. 右心功能不全

D. 全心功能不全

E. 肺动脉高压

9. 为房颤行电复律术后患者实施护理过程中,不妥的是(　　)

A. 绝对卧床 24 h

B. 持续 24 h 心电监护

C. 吸氧

D. 注意电击局部皮肤有无灼伤

E. 停用抗心律失常药物

二、A3/A4 型题

(10 ~ 12 题共用题干)

患者,男性,38 岁,患血栓闭塞性脉管炎,处于局部缺血期。

10. 此期的病因是(　　)

A. 血管痉挛,以功能性病变为主

B. 血栓形成,部分堵塞血管

C. 血管闭塞,侧支循环补充血供

D. 血管完全闭塞,侧支循环不能满足肢体需要

E. 血管壁和血管周围广泛纤维化

11. 此期的典型表现是(　　)

A. 静息痛

B. 间歇性跛行

C. 屈膝抱足而坐

D. 患肢胫后和足背动脉搏动消失

E. 肢体远端形成经久不愈的溃疡

12. 护士对患者日常生活中的健康指导内容正确的是(　　)

A. 少吸烟

B. 减少体位改变,尽量维持同一姿势

C. 坚持勃格运动

D. 出现溃疡或坏疽时应增加患肢活动量

E. 患肢疼痛时可任意服用止痛药

参考答案

1. B　　2. E　　3. D　　4. C　　5. A　　6. A　　7. E　　8. B　　9. E　　10. A

11. B　　12. C

(郑　蔚)

参考文献

[1] 尤黎明,吴瑛. 内科护理学[M].5 版. 北京:人民卫生出版社,2012.

[2] 陆再英,钟南山. 内科学[M].7 版. 北京:人民卫生出版社,2008.

[3] 倪居,云琳. 内科护理学[M].上海:同济大学出版社,2008.

[4] 王兴华,李平. 外科护理学[M]. 上海:同济大学出版社,2008.

[5] 李乐之,路潜. 外科护理学[M].5 版. 北京:人民卫生出版社,2012.

[6] 余晓齐. 外科护理学[M].郑州:河南科学技术出版社,2010.

[7] 尤黎明.吴瑛. 内科护理学[M].4 版. 北京:人民卫生出版社,2006.

[8] 曹伟新,李乐之. 外科护理学[M].4 版. 北京:人民卫生出版社,2006.

[9] 吴在德,吴肇汉. 外科学[M].7 版. 北京:人民卫生出版社,2010.

[10] 叶志香,倪洪波,王秋颖. 外科护理技术[M].武汉:华中科技大学出版社,2010.

[11] 邸淑珍. 老年护理[M].北京:人民军医出版社,2010.

[12] 化前珍. 老年护理学[M].2 版. 北京:人民卫生出版社,2006.

[13] 吴之明. 老年护理[M].北京:高等教育出版社,2005.

[14] 于雁. 老年护理学[M].郑州:河南科学技术出版社,2012.

[15] 夏晓萍. 老年护理学[M].北京:人民卫生出版社,2004.

[16] 叶任高,陆再英. 内科学[M].6 版. 北京:人民卫生出版社,2004.

[17] 全国卫生专业技术资格考试专家委员会.2013 年全国卫生专业技术资格考试指导——护理学[M].北京:人民卫生出版社,2013.